STIGMATES DYSTROPHIQUES

DE

L'HÉRÉDO-SYPHILIS

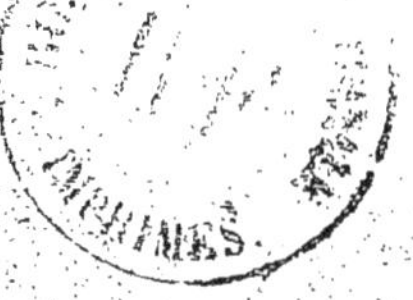

PAR

Le Dr Edmond FOURNIER

LICENCIÉ ÈS SCIENCES NATURELLES

ANCIEN INTERNE DES HOPITAUX DE PARIS

PARIS
RUEFF ET Cie, ÉDITEURS
106, BOULEVARD SAINT-GERMAIN

1898

STIGMATES DYSTROPHIQUES

DE

L'HÉRÉDO-SYPHILIS

1426-98. — Corbeil. Imprimerie Éd. Crété.

STIGMATES DYSTROPHIQUES

DE

L'HÉRÉDO-SYPHILIS

PAR

Le Dr Edmond FOURNIER

LICENCIÉ ES SCIENCES NATURELLES

ANCIEN INTERNE DES HOPITAUX DE PARIS

PARIS

RUEFF ET Cie, ÉDITEURS

106, BOULEVARD SAINT-GERMAIN

1898

La syphilis a deux modes de conséquences héréditaires, à savoir :

1° La transmission de la syphilis *en nature*, *en substance*, de l'ascendant au descendant;

2° La transmission de l'ascendant au descendant de divers caractères pathologiques n'ayant plus rien de syphilitique en soi et consistant soit en des infériorités natives de constitution, de tempérament, de résistance vitale, soit en des retards, des arrêts, des imperfections, voire des déviations du développement physique ou intellectuel, soit en des malformations organiques, soit même en des monstruosités.

La première de ces hérédités constitue l'*hérédite syphilitique* proprement dite.

La seconde a reçu les noms divers, mais synonymes, d'hérédité *parasyphilitique*, *dystrophique, toxinique,* etc.

Ces deux modalités de l'hérédité spécifique n'ont rien d'incompatible de l'une à l'autre; et, en effet, on les observe souvent associées sur un même sujet. Mais elles sont indépendantes et peuvent s'exercer isolément.

C'est l'hérédité *dystrophique* que je me suis donné pour tâche d'étudier dans ce travail.

Ai-je à dire qu'elle comporte des intérêts multiples et de divers ordres? A savoir : intérêt de clinique spéciale, cela va de soi ; — intérêt de médecine générale, de par le parallèle à établir entre les résultats de l'hérédité syphilitique et ceux d'autres hérédités infectieuses; — intérêt anatomo-pathologique et tératologique, de par les lésions, les arrêts de développement, les malformations de tout ordre que réalise fréquemment l'hérédité spécifique; — intérêt philosophique et même social, de par les dégénérescences qu'elle inflige à l'individu et à la race; — enfin, et surtout, intérêt *diagnostique*. — Besoin ici est de préciser.

En définitive, la visée pratique, utilitaire, de tous les travaux institués ou à instituer sur la question, c'est le diagnostic de la *syphilis héréditaire tardive*.

Or, ce diagnostic repose (sans parler des caractères de la lésion) sur les trois ordres d'éléments séméiologiques que voici: renseignements d'anamnèse, empruntés soit aux antécédents personnels du sujet, soit à l'état de santé spéciale (j'entends syphilitique ou non syphilitique) de ses ascendants et de ses collatéraux; — stigmates dits *acquis*, dérivant d'accidents syphilitiques antérieurs; — et stigmates *natifs* ou *dystrophiques*, procédant de l'hérédité.

Alors que deux ou trois de ces éléments se rencontrent associés, le diagnostic d'hérédo-syphilis devient à la fois facile et sûr. Mais il arrive souvent que tel ou tel des deux premiers soit déficient. Ainsi, les données d'anamnèse font fréquemment défaut, voire, sur les malades d'hôpital, presque toujours. De leur côté, les stigmates d'accidents syphilitiques antérieurs sont d'ordre tout à fait contingent. En sorte qu'assez nombreux se présentent, en pratique, les cas où, pour des raisons diverses, les stigmates dystrophiques deviennent indispensables à la confirmation d'un diagnostic qui, sans eux, resterait indécis ou incomplet; en sorte même que les cas ne sont pas rares où ces mêmes stigmates constituent les *seuls* éléments d'où puisse procéder le diagnostic.

Clinicien, je m'attacherai surtout, dans l'exposé qui va suivre, à rechercher les services que ces dystrophies d'hérédité spécifique sont susceptibles de rendre à la pratique. C'est dire que je les étudierai surtout en tant que *stigmates*, en tant que stigmates propres tant à fixer le diagnostic qu'à déterminer les indications curatives ou préventives qui peuvent en dériver.

Mais, avant d'aller plus loin, il m'incombe le devoir d'inscrire ici de nombreuses dettes de reconnaissance que j'ai contractées au cours de mes études médicales.

J'adresse d'abord le plus respectueux tribut de regrets à la mémoire de mon bien-aimé maître, M. le Dr Hanot. M. Hanot n'avait pas été seulement pour moi un maître; il m'avait admis dans son intimité; il m'honorait d'une affection quasi paternelle. Son souvenir reste profondément gravé dans mon cœur.

M. le professeur Raymond ne m'a pas fait seulement l'honneur d'accepter la présidence de cette thèse. Rendant sans compter au fils l'affection qu'il savait tenir du père, il m'a témoigné un intérêt et une bienveillance dont je me souviendrai non moins que de ses savantes leçons.

Je prie mes maîtres dans les hôpitaux, M. le Dr Millard, M. le professeur Tillaux, M. le professeur agrégé Duguet, M. le docteur Balzer, M. le professeur agrégé Sébileau, de trouver ici l'expression de ma bien vive gratitude pour les précieux enseignements que j'ai reçus d'eux, et aussi pour les témoignages d'affection qu'ils m'ont prodigués.

Je n'aurais pas osé aborder un sujet aussi complexe que celui dont j'ai fait choix pour mon travail inaugural, si je ne m'étais senti aidé, soutenu par mon père, si je n'avais été autorisé par lui à fouiller dans ses notes, à *piller* dans les précieuses archives scientifiques qu'il a accumulées depuis de longues années.

C'est surtout avec les matériaux recueillis par lui que j'ai pu composer un travail dont il reste l'inspirateur et l'auteur anonyme. Je lui offre aujourd'hui la maquette d'un édifice qui est son œuvre, me doutant bien qu'il saura trouver sous chaque pierre tout ce qu'un fils reconnaissant peut penser et dire d'un père tel que lui.

Je n'aurai garde d'oublier la pléiade de mes « collaborateurs », s'ils me permettent de les qualifier ainsi pour un seul instant. Je m'explique.

Pour démontrer la vérité que je cherchais à établir, à savoir l'influence dystrophique de l'hérédo-syphilis, j'avais besoin avant tout de documents, et de documents puisés aux sources les plus sûres. Or, des documents de cet ordre m'ont été fournis libéralement et en grand nombre, comme on le verra par ce qui va suivre.

Que M. le docteur Hervieux, MM. les professeurs Lannelongue, Cornil, Pinard, Landouzy, Budin, Moncorvo, Spillmann, Carrieu, Gémy, MM. les professeurs agrégés Bar, Kirmisson, Ribemont-Dessaignes, Maygrier, Régnier, Tuffier, Broca, Sébileau, Ménétrier, MM. les Drs Porak, Barthélemy, Legrain, Jacquet, Perrin (de Marseille), Gastou, Fochier, Galezowski, Bernheim, Françon, Keim, Henri de Rothschild et Gallard, veuillent donc trouver ici mes bien vifs remercîments pour les faits si intéressants et si curieux qu'ils ont eu la complaisance de me communiquer.

Enfin, qu'il me soit encore permis d'évoquer ici le souvenir des heureuses années que j'ai passées dans les laboratoires de la Sorbonne et des enseignements si élevés que j'y ai reçus de la part de mes maîtres en sciences naturelles, MM. les professeurs de Lacaze-Duthiers et Yves Delage. Que ces deux maîtres éminents veuillent bien agréer les sentiments de reconnaissance du respectueux transfuge qui a bien pu les quitter, mais qui ne les a pas oubliés.

Les tares héréditaires de la syphilis qui n'affectent pas la modalité syphilitique vraie, qui ne sont pas syphilitiques à proprement parler, revêtent, pour l'immense majorité, le caractère de manifestations *dystrophiques*.

Elles consistent en effet, presque toutes, sous des formes variées à l'infini, en des défaillances natives du développement, aboutissant à des imperfections, à des incorrections organiques, à des formations enrayées ou défectueuses, à des déviations de type, etc., voire, dans leur degré le plus élevé, à des monstruosités véritables.

De là, pour l'individu, un amoindrissement de vitalité et de résistance vitale; de là, pour lui, une *infériorisation*, à des degrés naturellement très variés, par rapport aux individus mieux doués que lui, mieux armés que lui pour le *struggle for life*; de là, en définitive, un acheminement, à des degrés proportionnels, vers la *dégénérescence*. Aussi bien a-t-on souvent donné aux dystrophies que je vais décrire la dénomination de stigmates « de dégénérescence », dénomination heureusement excessive pour la grande majorité d'entre elles, mais légitime à la rigueur, puisque toute défaillance d'organisation par rapport au type atavique constitue par elle-même, et cela pour l'individu comme pour l'espèce, une infériorité réelle, possiblement destinée à devenir l'origine d'une déchéance.

Pour les besoins d'un exposé méthodique et, d'ailleurs, assez naturellement, je pense, les dystrophies d'origine hérédo-syphilitique peuvent être réparties en trois groupes, de la façon suivante :

1° Les unes constituent des modalités d'ordre *général*, qui portent sur tout l'être, qui l'affectent d'ensemble et dans toutes ses parties ;

2° Les autres n'intéressent l'individu que d'une façon relativement *partielle*, en l'affectant dans un système, dans un segment de système, voire dans un seul organe, isolément;

3° D'autres, enfin, sans pouvoir être nettement définies, se caractérisent par l'excès même de la malformation, par l'exagération de l'anomalie, et constituent ce qu'on appelle les *monstruosités*.

C'est à l'exposé de ces trois ordres de dystrophies que sera con sacrée la première partie de ce travail.

I

DYSTROPHIES D'ORDRE GÉNÉRAL

I. — HABITUS, FACIÈS, CONSTITUTION.

I. — C'est surtout, c'est presque exclusivement à une époque plus ou moins rapprochée de la naissance que la tare hérédo-syphilitique s'affirme par des témoignages authentiques des plus accentués, des plus accusateurs. Ce qui la traduit alors, c'est, au total, la *chétivité native*, sous ses diverses formes.

Cette chétivité native, cette dystrophie de tout l'être, acquiert son apogée dans ce singulier état indéfini et vraiment indéfinissable auquel mon père a donné le nom d'*inaptitude à la vie*.

Dans les cas de cet ordre, les enfants succombent d'une façon singulièrement rapide. Les uns ne voient le jour que pour mourir presque séance tenante, en quelques minutes ou quelques heures. D'autres persistent quelques jours, et d'autres encore un peu plus longtemps. Mais leur propre à tous (et c'est là ce qui caractérise ces morts bizarres), c'est de mourir *sans raison*, si je puis ainsi parler, c'est-à-dire sans symptômes spécifiques de nature à expliquer leur mort, comme aussi sans maladie banale surajoutée, voire parfois sans lésions appréciables à l'autopsie. A ce point qu'on en a dit : « Ce sont des enfants qui meurent *de rien*. » En réalité, ils succombent par le fait de l'infection native, par le fait d'une *dystrophie générale* qui les a privés du degré de force, d'énergie, de résistance organique nécessaire à la vie. Ils sont comme enrayés d'emblée dans leur développement vital par cette sorte de dystrophie originelle qui caractérise de façons si variées l'hérédo-syphilis. (A. Fournier.) A proprement parler, ils meurent parce qu'ils n'ont pas la force de vivre.

Bien plus souvent, l'enfant issu de souche syphilitique naît avec des apparences ou médiocres, ou passables, ou même moyennes, voire presque satisfaisantes quelquefois. Et alors, de trois choses l'une, cliniquement :

Ou bien cet enfant, né malingre et chétif, ne fait que dépérir et perdre de poids ; progressivement, il s'émacie, s'atrophie et succombe.

Ou bien il se développe à peu près normalement pour un temps, s'accroît de poids d'une façon presque régulière, semble presque prospérer ; puis, tout à coup, il périclite et décline, dépérit bientôt à vue d'œil et meurt d'une façon singulièrement hâtive, presque inexplicable en certains cas. — Cela n'est que d'observation relativement rare.

Ou bien, enfin (et nous voici en regard de l'ordre de cas de beaucoup le plus commun), l'enfant, après s'être accru d'une façon à peu près normale pendant quelques semaines, se met à « ne plus profiter », suivant l'expression vulgaire ; il reste stationnaire comme poids, puis décline, et cela soit en coïncidence avec l'explosion d'une poussée spécifique qui se fait sur la peau, les muqueuses ou les viscères, soit en l'absence même (ce qui est plus rare) de toute manifestation spécifique. Il ne fait plus alors que dépérir graduellement ; il s'affaiblit, s'émacie, se ride ; finalement, il tombe dans un état cachectique qui prélude à la mort.

C'est dans ce dernier ordre de cas, plus spécialement, que l'influence héréditaire se dénonce objectivement par un faciès qu'on a considéré comme caractéristique, voire « pathognomonique » de la syphilis. Chacun connaît le portrait tant de fois reproduit du petit syphilitique, sous forme « d'un avorton rabougri, atrophié, chétif, débile au point de ne plus pouvoir ni teter, ni crier, à voix presque éteinte, à visage ridé offrant l'aspect d'une décrépitude, d'une sénilité lamentable. C'est un petit vieux, a-t-on dit, un vieillard en miniature, à face ridée, à peau terreuse, bistrée, flasque, plissée et comme trop grande pour ce qu'elle contient. C'est même, a-t-on dit aussi, un *Simien*, tant son visage rappelle celui du singe, étant donné surtout l'excès de proportion de la bouche et des yeux par rapport aux autres parties de la face ».

Ce faciès et cet habitus général ne sont, à vrai dire, que le faciès et l'habitus de l'*athrepsie* portée à un très haut degré. Il n'est donc rien là, quoiqu'on ait prétendu le contraire, qui appartienne en propre à la syphilis, en dehors des traits particuliers que peut lui ajouter la syphilis de son fait. Mais ce qui est vrai et ce qui intéresse surtout la clinique, c'est que, dans le tout jeune âge, cet ensemble objectif et spécialement cet aspect sénile sont réalisés par la syphilis bien plus souvent que par n'importe quelle autre maladie, bien plus souvent même que par toutes les autres maladies réunies. D'où l'importance pour le diagnostic d'un signe qui devient de la sorte un véritable *stigmate* d'hérédo-syphilis infantile.

II. — Dans un âge plus avancé, notamment dans la seconde

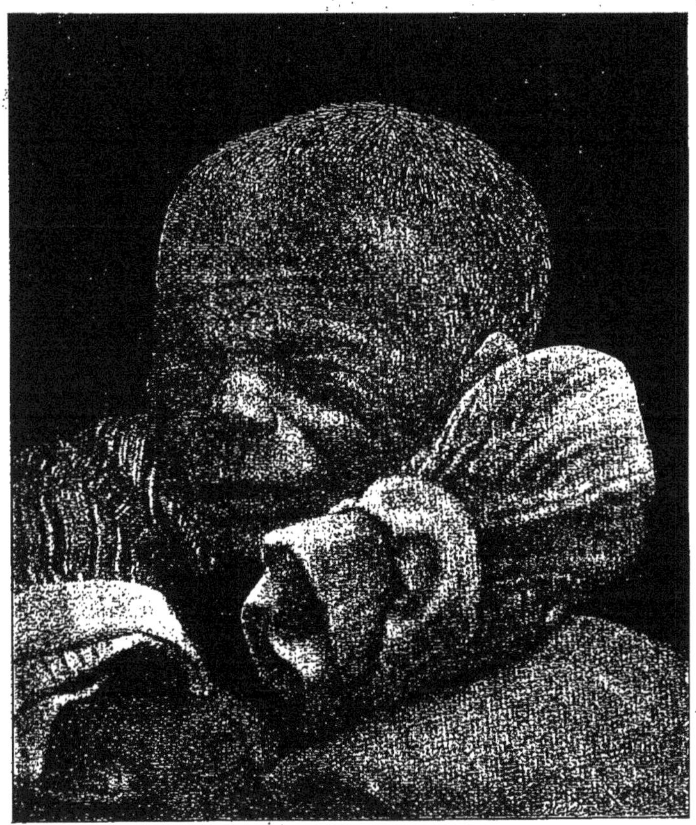

Fig. 1.

enfance, la tare héréditaire n'a plus d'expression aussi accentuée et, conséquemment, de signification aussi précise.

Assurément, il est bon nombre de sujets hérédo-syphilitiques chez lesquels la chétivité originelle continue à se traduire par l'ensemble symptomatologique que constitue tout état de détérioration, de déchéance de l'organisme. Ainsi les observations abondent où je trouve dépeints ces sujets comme des enfants malingres, débiles, maigres, pauvrement musclés, languissants d'aspect, délicats, maladifs, ne sortant d'une maladie que pour tomber dans une autre (1), voire « valétudinaires », dormant mal et pleurant beaucoup, difficiles à élever, au point qu'en certains cas « on désespérait de les élever », etc. Très fréquemment aussi, on les signale comme remarquables par un teint spécial, moins anémique que grisâtre, terne et comme terreux, particularité qui, pour ma part, m'a frappé plusieurs fois.

Mais, d'une part, ces divers attributs ne constituent en rien une physionomie spéciale et propre à la syphilis. Ils se rencontrent, en effet, sur quantité d'enfants rendus malingres, souffreteux et maladifs par le fait de nombreuses affections n'ayant rien de commun avec la syphilis, la tuberculose, par exemple.

Et, d'autre part, ils sont loin d'être constants. Car il n'est pas rare de rencontrer des enfants ou des adolescents qui, bien qu'affectés de telles ou telles lésions d'hérédo-syphilis, se présentent avec des antécédents de santé moyenne et avec un état actuel n'offrant rien qui diffère notablement de la normale usuelle.

En revanche, un caractère négatif doit trouver place ici. Il est relatif à l'*absence du faciès et de l'habitus scrofuleux chez les hérédo-syphilitiques.*

L'enfant hérédo-syphilitique non entaché de tare scrofuleuse reste exempt des stigmates de la scrofule. Il ne les présente qu'au titre de coïncidence ou de complication, alors qu'il est issu d'une souche strumeuse.

Cette remarque, certes, ne m'appartient pas; mais il me sera permis du moins de la confirmer en disant que, sur aucun des petits malades que j'ai vus affectés d'une tare hérédo-syphilitique *exclusive*, je n'ai jamais observé ni le glandage cervico-maxillaire, ni la teinte rosée et floride du visage, ni l'hypertrophie diffuse de la lèvre supérieure, ni la rougeur cyanique des mains (mains dites à engelures), ni tel ou tel autre de ces symptômes qui sont les attributs courants de la scrofule.

III. — Enfin, dans l'âge adulte et au delà, l'estampille originelle de

(1) C'est à de tels enfants que s'applique l'expression populaire : « Ils ont toujours quelque chose. »

la tare héréditaire continue généralement à s'atténuer, à s'effacer, puis à devenir inappréciable, cela sans doute sous l'influence du temps et de modifications de tout ordre. Aussi bien est-il presque exceptionnel de rencontrer des sujets hérédo-syphilitiques qui, dans un âge plus ou moins avancé, se trahissent par quelque particularité d'habitus, de faciès, de constitution. Il y a plus même : c'est que, parfois, ces sujets se présentent sous des allures vraiment favorables.

Comme exemple du genre, je puis citer le cas d'une jeune fille de vingt ans qui, bien qu'affectée ces derniers temps de lésions hérédo-syphilitiques sérieuses, n'en offre pas moins les apparences d'une santé florissante et d'une constitution robuste, sans parler d'un teint rosé et d'une beauté peu commune.

II. — RETARDS ET IMPERFECTIONS DU DÉVELOPPEMENT PHYSIQUE.

1. — INFANTILISME.

D'une façon non pas constante, mais absolument commune, les enfants entachés d'hérédo-syphilis présentent dans leur développement physique des troubles, des imperfections qui se traduisent soit par des retards, soit par des arrêts plus ou moins complets de l'évolution de tout ou partie de leur être.

Il est en effet d'observation courante, lorsque l'on interroge les familles, d'apprendre que de tels enfants ont *grandi* lentement et comme « à regret » ; — qu'ils ont *marché* très tard, vers deux, trois ou quatre ans seulement ; — qu'ils n'ont commencé à *parler* que vers cette même époque ; — tout comme ils ont fait leurs *dents* en retard de plusieurs mois, voire de plusieurs années sur la date d'apparition normale.

Plus tard, ce retard s'observe fréquemment encore sur d'autres organes, qui peuvent ou bien être entravés momentanément dans leur évolution, subir, pour ainsi dire, un temps d'arrêt, ou bien être frappés définitivement d'imperfection, « rester en route » dans leur évolution et demeurer pour toujours imparfaits, *infantiles*.

C'est ainsi que l'on voit, chez de tels individus, les testicules rester petits, rudimentaires, analogues à ceux d'un jeune enfant; — que l'on voit de même la verge rester petite, rudimentaire en quelques cas, atteignant à peine la grosseur du petit doigt.

Chez la jeune fille, l'arrêt de développement se traduit d'une façon analogue par le retard dans l'instauration des règles qui apparaissent seulement vers dix-sept, dix-huit, vingt ans et même au delà; — voire par l'absence totale des règles, absence liée à l'état atrophique ou même au non-développement de l'utérus et de ses annexes.

De cela, voici une observation démonstrative que je relève dans les notes de mon père :

Obs. 1 (Professeur **A. Fournier**) (inédite). — *Absence de menstruation sur une jeune fille née d'un père syphilitique. — Utérus rudimentaire.*

« Un de mes anciens camarades d'études m'a raconté son observation personnelle, se résumant en ceci :

« Il a contracté la syphilis dans sa vie d'étudiant et s'en est fait traiter par M. Ricord, puis par un élève de ce grand maître. Il n'en a éprouvé, du moins originairement, que des accidents très bénins, érosion chancreuse, roséole, et, d'une façon prédominante, plaques muqueuses buccales entretenues par le tabac. — Il s'est marié prématurément, vers la fin de la seconde année de l'infection. — Il est resté, depuis lors, indemne de tout accident; et sa femme, scrupuleusement surveillée par lui, n'a jamais présenté le moindre symptôme suspect. — De ce mariage est née une enfant, dont il va être bientôt question. — Pour en finir avec l'histoire de ce regretté confrère, j'ajouterai que, quatorze ans après le début de sa maladie, il a été pris, sans doute sous l'influence d'un double surmenage physique et intellectuel, d'accidents graves de syphilis cérébrale qui l'ont rapidement emporté.

« L'enfant née de ce mariage, très minutieusement observée par son père, n'a jamais été affectée du moindre symptôme afférent à la syphilis. Elle a joui d'une santé moyenne; mais elle s'est mal développée; elle est restée petite, notablement petite. De plus, elle est disgracieusement conformée, en ce sens qu'elle présente, avec une petite tête et des membres relativement grêles, un thorax d'une ampleur peu commune. — Pas de malformations rachitiques, cependant.

« Devenue jeune fille, elle n'a jamais été menstruée. Des médications multiples et de tout ordre ont été prescrites en vue de provoquer le flux menstruel, mais les règles en sont encore à faire leur première apparition (1898).

« A vingt ans, elle fut demandée en mariage. A cette occasion, la mère, qui avait eu connaissance de la maladie de son mari, me pria d'organiser une consultation à laquelle furent convoqués deux de nos accoucheurs les plus renommés. La jeune fille fut alors soumise à un examen qui, pratiqué avec les plus expresses précautions de rigueur, révéla sur elle une indéniable malformation utérine. L'utérus, très bas, fut trouvé étonnamment petit, « rudimentaire », en même temps que très dur et comme scléreux. D'un avis unanime, le mariage fut interdit, et notre prescription observée. »

Ce trouble dans l'apparition des règles a très généralement pour symptômes connexes le retard ou même l'absence du développement des seins, le retard ou même l'absence du développement pileux aux régions génitales et axillaires.

Cette dernière anomalie du système pileux se traduit chez le garçon par l'absence de moustaches, de barbe, de poils au pubis et aux aisselles.

La *croissance* de ces mêmes sujets s'effectue péniblement et avec une lenteur extrême; si bien qu'à l'âge où elle est accomplie et parvenue à son taux définitif, ces sujets se présentent avec une *taille petite*, exiguë, au-dessous, souvent bien au-dessous de la moyenne. Ils ont le corps petit, les membres petits. Ils sont grêles de formes et semblent réduits de toutes proportions; — en sorte que, par l'exiguïté de leur taille, par le retard général intervenu dans le développement de leurs organes et de leurs fonctions, ces individus entachés d'hérédo-syphilis restent des enfants, sont encore des enfants à l'âge où ils devraient être des adolescents, voire des hommes faits. Ils ne « paraissent pas leur âge », et on leur donne toujours cinq, six, huit et dix ans de moins qu'ils n'ont.

Tout cet ensemble clinique se résume par un mot devenu classique et traduisant toutes ces imperfections du développement général : c'est celui d'INFANTILISME.

Ces cas d'infantilisme sont maintenant monnaie courante dans l'histoire de l'hérédo-syphilis; je veux pourtant, comme spécimens, en citer quelques observations.

A la policlinique de Saint-Louis, dans le service de mon père, j'ai relevé les trois observations suivantes :

Obs. 2 (inédite). — Enfant de treize ans, issu de parents syphilitiques; — ayant eu dans l'enfance des convulsions et de l'otorrhée chronique; — n'ayant parlé et marché que très tard. — Érosions dentaires multiples.

Testicules petits et durs; verge toute petite.

Très petit de taille.

Obs. 3 (inédite). — Fille de treize ans, issue de parents syphilitiques. (La mère a eu douze enfants, dont neuf sont morts en bas âge d'accidents convulsifs.)

Convulsions dans l'enfance; — actuellement, implantation vicieuse des dents; — persistance des dents de lait; — surdité profonde depuis l'âge de sept ans; — intelligence nulle.

Taille excessivement réduite. — Rétrécissement mitral.

Obs. 4 (empruntée à la thèse inaugurale du Dr Barasch. Paris, 1896). — Pas de renseignements sur le père. — La mère paraît indemne; elle a eu deux fausses couches, un enfant mort-né, et trois enfants vivants.

L'aîné, âgé de onze ans, est chétif, malingre; il présente différents stigmates de syphilis héréditaire : érosions dentaires; absence de plusieurs dents incisives et canines; palais ogival; asymétrie faciale; strabisme. — Mesure à peine 1m,20, alors que la taille normale moyenne d'un enfant de son âge est de 1m,32.

Le second, âgé de sept ans et demi, a marché à dix-sept mois; a parlé à deux ans et demi; implantation vicieuse et amorphisme des dents; absence d'une incisive; nez aplati à la base; crâne volumineux.

Le dernier est mort à dix-huit mois; convulsions; cicatrices péritrochantériennes; n'avait aucune dent; ne marchait ni ne parlait.

J'emprunterai encore à mon père l'observation suivante, que je trouve relatée dans son livre sur la *Syphilis héréditaire tardive*.

Obs. 5. — Mère syphilitique, contaminée par son mari.

« Enfant de quatorze ans, fille, présentant différentes manifestations d'hérédo-syphilis.

« A première vue, je lui donne six à sept ans; elle en avait quatorze!

« La taille (que, par respect pour l'affliction de la mère, je n'ai pas osé mesurer) était dérisoirement petite. Le corps et les membres se présentaient à l'avenant. Les bras, par exemple, maigres, fluets, sans reliefs musculaires, avaient positivement la forme et le diamètre d'un manche à balai. D'allure et d'ensemble, l'enfant semblait presque un bébé, tant elle était grêle de toutes proportions, comme atrophiée d'une façon générale, comme réduite, ratatinée, étriquée de toute sa personne. »

De même, M. le Dr Lancereaux a observé, sur une femme de quarante ans, née d'un père syphilitique et ayant présenté divers accidents de syphilis héréditaire, un remarquable arrêt du développement général, avec un arrêt plus spécial et plus complet dans le développement des organes génitaux. — Voici ce cas.

Obs. 6 (M. le Dr **Lancereaux**). — « Non seulement cette femme était de petite taille et peu développée, mais ses seins, à quarante ans, étaient ceux d'une jeune fille non encore pubère. Elle n'avait jamais été menstruée. Le pénil était complètement glabre. La vulve était remarquablement étroite. Le vagin permettait difficilement l'introduction du petit doigt, etc... La malade ayant succombé, on constata à l'autopsie un état d'atrophie ou plutôt de non-développement de l'utérus, qui était très petit et comparable à l'utérus d'une jeune fille de dix ans. Les ovaires rudimentaires ne contenaient même pas de vésicules de De Graaf (1). »

(1) *Traité de la syphilis*, 2e édit., p. 330.

J'ai relevé, d'autre part, dans les *Annales de dermatologie et de syphiligraphie*, nombre d'autres exemples de réduction de la taille et d'infantilisme. Par exemple, cette observation du Dr Tissier :

Obs. 7. — Garçon de dix-neuf ans, manifestement hérédo-syphilitique, présentant des cicatrices péribuccales et lombaires, des hyperostoses fémorales, un gros foie, une grosse rate, etc. ; tout à fait infantile. Absence de barbe et de poils ; verge minuscule ; monorchidie ; testicule petit et très dur. Taille : 1m,30 (1).

Puis encore cette autre du Dr Tenneson :

Obs. 8. — Garçon de dix-neuf ans, issu de parents syphilitiques ; deux frères morts en bas âge. Lui-même présente les stigmates suivants :

Implantation vicieuse des dents ; érosions et malformations dentaires ; cornée droite opaque ; tibias en lames de sabre ; exostose médio-palatine ; sarcocèle ; nombreuses cicatrices tégumentaires ; asymétrie faciale ; infantilisme très accusé, à savoir : membres très grêles ; verge très petite. Taille : 1m,36 (2).

Puis, ces deux observations recueillies dans le service de mon père par MM. Leloir et Perrin, toutes deux relatives à des jeunes filles non réglées et infantiles.

Obs. 9. — Fille de dix-neuf ans ; neuf frères ou sœurs, dont cinq morts en bas âge ; nombreux stigmates d'hérédo-syphilis, à savoir : érosions dentaires ; taies de la cornée ; exostoses tibiales ; gommes cutanées très nombreuses, etc. ; intelligence presque nulle ; absence de seins ; absence de poils ; non réglée. Taille : 1m,36. Poids : 32 kilos.

Obs. 10. — Fille de seize ans (issue d'une mère actuellement affectée de lésions de syphilis tertiaire) ; elle-même présente les stigmates suivants : érosions dentaires ; kératite ; choroïdite ; perforation du tympan ; coryza ; gommes de l'aisselle et du bras ; symptômes actuels de syphilis cérébrale. Infantilisme très accentué ; pas de seins ; absence de poils ; pas de règles. Taille : 1m,42 (3).

Et tant d'autres encore que je m'abstiendrai de citer, telles que celles de MM. Brocq et Lavergne ; — Trousseau ; — Besnier ; — Hallopeau ; — d'Heilly ; — de Saint-Germain ; — Ferras ; — Feulard ; — Sabrazès ; — Gosselin ; — Milian et Chapon, etc., etc. (toutes insé-

(1) *Annales de dermat. et de syphil.*, 1885.
(2) *Annales de dermat. et de syphil.*, 1889.
(3) *Annales de dermat. et de syphil.*, 1883.

rées dans les *Annales françaises de dermatologie et de syphiligraphie*).

Les deux cas suivants, dont je dois communication à la bienveillance de M. le professeur Cornil, témoignent dans le même sens. On y remarquera ceci : dans l'un et l'autre, jeunes gens réformés du service militaire pour défaut de taille ; — et, dans le second, trois enfants d'une même famille restés notablement petits.

Obs. 11 et 12 (inédites). — 1° M. X.. a contracté la syphilis trois ou quatre ans avant son mariage. — Sa femme est restée saine ; — trois enfants.

Premier enfant : né avant terme ; a présenté divers accidents de syphilis.

Deuxième enfant : *resté tout petit* ; a été *réformé pour défaut de taille*.

Troisième enfant : de taille moyenne ; bien portant, intelligent.

2° M. X... a contracté la syphilis plusieurs années avant son mariage. Mère restée saine ; — six enfants.

Premier enfant : fille vivante, bossue. Scoliose ayant débuté à l'âge de quatre ans.

Deuxième enfant : fille grande, bien faite et bien portante.

Troisième enfant : garçon, *petit*, *réformé pour défaut de taille*.

Quatrième enfant : fille, *petite*.

Cinquième enfant : fille, *petite*.

Sixième enfant : garçon, assez grand.

A ces différentes observations déjà si démonstratives, je veux encore en ajouter plusieurs recueillies dans la littérature étrangère, pour témoigner que le fait en question a frappé les cliniciens de toutes nationalités.

Obs. 13 (M. le Dr **Thomas Barlow**). — Alice C..., âgée de neuf ans, admise à l'hôpital des Enfants-Malades. Elle est la dernière de six enfants, dont deux mort-nés et trois venus au monde prématurément (à sept mois) et morts en bas âge. Elle-même offre un état très accusé et très remarquable d'*infantilisme*. Elle présente en outre des bosses frontales énormes, des dents d'Hutchinson, de la cophose et de la kératite interstitielle (1).

Obs. 14 (M. le professeur **J. Hoffmann** [de Heidelberg]). — Père syphilitique. La mère a eu d'abord deux fausses couches ; troisième enfant mort à quinze jours, après avoir présenté une « éruption ».

Le quatrième enfant, Jean R..., a eu dans l'enfance une « éruption ». Actuellement âgé de quatorze ans, il présente : des bosses frontales très saillantes ; des lésions dentaires multiples ; des stigmates oculaires ; un arrêt de développement : *il est excessivement petit* ; arrêt de développement de l'intelligence ; rigidité spasmodique des membres inférieurs, ayant

(1) *Transactions of the Pathological Society of London*, 1879, XXX, p. 351.

débuté à l'âge de douze ans et commençant à envahir les membres supérieurs.

Obs. 15 (M. le Dr **A. Post**). — Père mort, dans un asile d'aliénés, de paralysie générale. Pas de renseignements sur la mère. — Enfant de dix ans, hérédo-syphilitique (fille), présentant un front olympien; souffrant depuis l'âge de quatre ans d'une nécrose étendue des deux tibias. Remarquable surtout par un arrêt de développement physique et mental. Elle paraît à peine cinq ou six ans; elle est de plus chétive, rabougrie, et réalise un type achevé d'*infantilisme* (1).

Obs. 16 (M. le Dr **Lewin**). — Père et mère syphilitiques. Enfant actuellement âgé de dix-huit ans. Dents d'Hutchinson; kératite interstitielle; destruction du voile du palais; hyperostose des deux tibias, etc.

Infantilisme très marqué; ressemble à peine à un enfant de dix ans; pas de poils au pubis; testicules nains; n'a jamais eu ni érections ni pollutions (2).

Obs. 17 (M. le Dr **E. Schwimmer**). — Pas de renseignements sur les parents.

Fille de vingt-trois ans, présentant de nombreux stigmates d'hérédo-syphilis et tout à fait *infantile.*

Aspect général et taille d'un enfant de treize à quatorze ans; pas de seins; pas de poils aux parties génitales.

Insuffisance aortique (3).

Voilà pour l'infantilisme. Mais ce n'est pas tout. Car les choses peuvent aller plus loin; la réduction de la taille et l'exiguïté des formes peuvent s'exagérer encore. Et alors, sans arriver jusqu'au *nanisme* vrai, que je me propose d'étudier plus loin, on voit l'hérédo-syphilis produire des individus remarquablement réduits de toutes proportions, exigus de taille, rapetissés, menus, grêles, rabougris, étriqués, véritablement déchus.

De cela témoigneront les quelques observations suivantes, entre beaucoup d'autres que j'aurais à produire.

Je citerai d'abord un cas très curieux de *fœtus nain*, cas que j'ai trouvé dans la collection de mon père.

Obs. 18 (Professeur **A. Fournier**). — *Fœtus nain, issu d'un père syphilitique.*

« Un jeune homme de mes clients commet la faute de se marier, malgré mes avis réitérés, au cours de la deuxième année d'une syphilis très incomplètement traitée. — Sa femme reste indemne. Elle devient bientôt

(1) *Boston Medical and Surgical Journal*, 1887, CXVII, p. 493.
(2) *Berliner klinische Wochenschrift*. Berlin, 1876, XIII, p. 32.
(3) *Orvosi hetil.* Budapest, 1877, XXI, p. 825.

enceinte et accouche, *au huitième mois accompli*, d'un enfant que je ne saurais qualifier d'un autre nom que celui de *fœtus nain* et qui vécut seulement quelques minutes.

« Cet enfant était si petit que toute la famille en fut émue et que le père « ne voulut pas le laisser voir à sa femme ». On me fit mander aussitôt pour me le montrer. C'était un véritable *avorton* qui me donna l'impression d'un fœtus d'environ cinq mois, bien que la grossesse, je le répète, remontât certainement à huit mois. Sa taille était absolument exiguë; sa tête pouvait être comparée à une mandarine de petit volume, et ses membres étaient si grêles qu'ils ne dépassaient guère le volume du petit doigt. — Sa peau offrait, dans toute son étendue, une teinte d'un rouge foncé, livide même sur plusieurs points, et l'épiderme y semblait à peine constitué. — Il était, du reste, régulièrement conformé et indemne de toute manifestation extérieure de syphilis.

« Quelques années plus tard, le père de cet enfant était pris de crises épileptiques et succombait à divers accidents de syphilis cérébrale (1) ».

L'observation suivante du Dr Rivington nous dépeint comme « naine » une jeune fille hérédo-syphilitique qui, à l'âge de seize ans, paraissait « en avoir six ».

Obs. 19 (M. le Dr **Rivington**). — M. D..., indemne de syphilis, se marie une première fois. — De ce mariage naît une fille qui, actuellement âgée de vingt-deux ans, est très bien portante.

Devenu veuf, M. D... contracte la syphilis. Il se remarie quelque temps après et contamine sa femme. De ce second mariage naissent :

Un second enfant; mort en bas âge.

Un troisième enfant; mort en bas âge.

Un quatrième enfant, fille, actuellement âgée de seize ans.

Cette enfant présente de nombreux stigmates d'hérédo-syphilis : bosses frontales saillantes; nez écrasé ; cicatrices péribuccales; lésions dentaires; lésions oculaires, etc. Elle est surtout remarquable par un arrêt de développement.

C'est une naine, qui *paraît à peine avoir six ans*, alors qu'elle en a seize ; absence de poils; seins non développés ; pas de règles (2).

Dans une conférence relative à l'histoire de la syphilis héréditaire, le Dr Hutchinson dit qu'il n'est pas rare d'observer un arrêt de développement général chez les hérédo-syphilitiques, qui, dans bien des

(1) J'ai trouvé de même une observation recueillie à Lourcine par M. Curtis, interne de mon père, dans laquelle il est question d'une jeune femme syphilitique qui accoucha, à sept mois et demi, d'un enfant *extraordinairement petit*, que l'auteur qualifie même du terme « d'enfant *microscopique* ». Malheureusement, les détails manquent pour justifier cette appellation.

(2) *The Medical Times and Gazette*. London, 1872, II, p. 432.

cas, sont de petite taille, fort au-dessous de la moyenne. Parfois aussi on observe chez eux un arrêt de développement des organes génitaux. « J'ai vu, dit-il, *deux ou trois femmes adultes hérédo-syphilitiques qui étaient naines* et ne présentaient pas de caractéristique sexuelle. Elles n'avaient pas de seins plus qu'un garçon, et très peu ou point de poils au pubis.

« Dans un de ces cas, j'eus l'occasion de faire l'autopsie, et j'ai trouvé un *utérus et ses annexes de dimensions extrêmement réduites*; l'utérus ne mesurait pas plus de 3 centimètres et demi.

« J'ai également vu des hommes hérédo-syphilitiques dont l'appareil génital était tout à fait rudimentaire (1). »

Enfin, je tiens encore à citer un cas relaté par le Dr Bogdan, cas où l'on verra la malignité de la syphilis se traduire doublement et par des dystrophies multiples des plus accentuées et par des lésions phagédéniques, des symptômes consomptifs, cachectiques, etc., pour aboutir finalement à un état de déchéance absolue de l'être humain.

Obs. 20 (M. le professeur **Bogdan** [de Jassy]). — Marita Georghin. — Fille de vingt-deux ans, orpheline. Aucun renseignement sur les ascendants. Ce qu'on sait d'elle, c'est qu'elle a toujours été malade dans son enfance, qu'elle a eu souvent sur le corps de « grosses bubas » et que, vers l'âge de dix à douze ans, elle aurait eu un « lupus ». Elle aurait été soumise, il y a plusieurs années, à un traitement spécifique, mais sans grand résultat.

État actuel. — *Enfant petite* (1m,22) et d'une maigreur extrême. On peut compter les côtes à travers la peau plissée et ratatinée. Les cuisses mesurent 0m,22 de circonférence; les jambes, 0m,14; le thorax, 0m,65.

Le *thorax, dévié* à gauche, n'est pas d'aplomb sur le bassin, ce qui fait que la malade ne peut pas rester assise. *Cyphose dorsale* très accentuée. Rachitisme complet.

Les *avant-bras sont petits* par rapport aux bras et aux mains; *les cuisses très raccourcies* par rapport aux jambes.

Les mamelles n'existent pas; elles sont réduites à un petit mamelon implanté sur la peau du thorax.

Tête relativement bien conformée, en rapport avec l'âge. La face, de couleur violacée, est parsemée de cicatrices multiples.

Les globes oculaires sont recouverts par des tissus de cicatrices durs, qui permettent néanmoins de s'assurer que *les yeux ont disparu.*

Le nez est réduit à un très petit orifice qui permet à peine l'introduction d'un fin stylet.

La bouche est réduite à un petit orifice de forme semi-lunaire, long d'un

(1) Conférence sur quelques points obscurs dans l'histoire de la syphilis héréditaire (*The medical Press and Circular*, nouv. série. London, 1886, XLI, p. 143).

centimètre et demi. Il existe quelques dents, qu'on peut sentir avec le petit doigt.

Organes génitaux externes normaux. — *Jamais réglée.*

Cachexie très profonde. Ne parle pas; a quelques signes conventionnels rudimentaires pour exprimer sa pensée.

Reste immobile, couchée, sans demander ni à boire ni à manger. « C'était un vrai type de transition entre le règne animal et le règne végétal. »

Ne prend que quelques grammes de lait par jour.

Meurt au bout de quelque temps dans un hospice d'incurables.

Autopsie. — Absence presque totale des globes oculaires.

Absence de la dentition au maxillaire supérieur. — Le maxillaire inférieur présentait 4 incisives et 2 canines atrophiées. — Cerveau et cœur normaux.

Foie et rate présentant *des gommes syphilitiques types.*

Squelette très petit, offrant des lésions caractéristiques de *rachitisme* et quelques exostoses sur les deux tibias.

Utérus petit. Vulve et vagin normaux (1).

II. — RACHITISME.

Une autre expression de l'influence générale exercée sur l'organisme par la syphilis héréditaire est constituée par le rachitisme.

On sait quelles controverses a soulevées la question du rachitisme dans ses rapports avec la syphilis. D'après l'examen d'un nombre d'observations et de pièces anatomiques vraiment considérable, le professeur Parrot s'était cru autorisé à faire du rachitisme une émanation directe de la syphilis.

Pour lui, le rachitisme n'était qu' « un mode d'expression de la syphilis héréditaire vers la deuxième année de l'existence ».

Une réaction violente s'est produite contre la doctrine de l'éminent professeur, et personne aujourd'hui, je crois, ne considère plus guère le rachitisme comme une affection directement syphilitique. On est généralement d'accord, au contraire, pour en faire une expression *indirecte* de cette maladie, interprétation d'après laquelle le rachitisme serait simplement le résultat de l'influence dépressive et dystrophique exercée par la syphilis sur l'organisme.

Quoi qu'il en soit, il est certain que le rachitisme constitue une expression fréquente, très fréquente, de la syphilis héréditaire. Or, à ce point de vue, une réaction s'établit actuellement contre la réac-

(1) *Journal des maladies cutanées et syphilitiques*, 1897, p. 200.

tion qui a proscrit les idées du professeur Parrot. — On avait forcé la note en voulant exclure presque complètement le rachitisme du cadre de la syphilis; — et voici qu'on s'aperçoit actuellement qu'on a dépassé la mesure; car l'expérience démontre de plus en plus que le rachitisme est particulièrement fréquent dans l'hérédo-syphilis, voire fréquent à ce point qu'on ne saurait méconnaître entre elle et lui une connexion vraiment irrécusable.

Très certainement, et c'est là une opinion que maintes fois j'ai entendu professer par mon père, le rachitisme est intimement lié, d'une façon ou d'une autre, à l'hérédo-syphilis. A coup sûr, il n'est pas que la syphilis qui le produise; mais la syphilis en constitue, au point de vue étiologique, un des principaux affluents.

« J'imagine, dit mon père dans ses *Leçons sur la syphilis héréditaire tardive*, que la syphilis produit le rachitisme au même titre qu'elle produit la débilitation native, l'appauvrissement de la constitution, le lymphatisme, la tuberculose, le lupus, les dystrophies, les malformations dentaires, les arrêts de développement, l'infantilisme, etc., toutes conséquences banales d'une cause spécifique, mais d'une cause spécifique exerçant sur l'économie une influence commune et vulgaire de dépression, de dénutrition, de consomption, de déchéance organique générale, de dégénérescence.

« Et cette façon d'envisager les choses me permet de comprendre également bien ces deux faits d'observation, à savoir : 1° que la syphilis puisse produire le rachitisme, et 2° qu'elle ne soit pas seule à le produire.

« En définitive, pour moi, la syphilis serait un affluent considérable, principal même, si vous le voulez, du rachitisme, mais elle ne serait qu'un de ses affluents; et ce rachitisme, elle en déterminerait la genèse, non pas en tant qu'affection spécifique, mais en tant que maladie générale, en tant que maladie appauvrissant l'économie, troublant la nutrition et constituant une dyscrasie native, une prédisposition aux processus morbides qui dérivent d'une vitalité insuffisante. »

Pour ma part, j'ai trouvé, au cours de mes recherches, le rachitisme dûment signalé dans un nombre *considérable* d'observations d'hérédo-syphilis. Plusieurs de ces observations se trouveront, à d'autres titres, reproduites dans divers chapitres de ce travail. Je me bornerai donc à citer ici les deux suivantes, simplement à titre de spécimens.

Obs. 21 (M. le professeur **Pinard**) (résumée). — Famille C.... — Père syphilitique depuis plusieurs années. — La mère, restée saine, a eu six grossesses, qui se sont terminées de la façon suivante :

Première grossesse : fausse couche de trois mois.

Deuxième grossesse : fausse couche de quatre mois.

A ce moment, traitement prophylactique du père et traitement de la mère durant ses grossesses.

Troisième grossesse : enfant venu à terme, présentant dès les premières années des *déformations rachitiques* du squelette.

Quatrième, cinquième, sixième grossesses : enfants bien portants, ne présentant aucune tare.

Obs. 22 (M. le professeur **Pinard**) (résumée). — Famille S.... — Père syphilitique depuis dix ans. La mère a eu quatre grossesses :

Première et deuxième grossesses : enfants *rachitiques.*

Troisième grossesse : enfant mort, à quinze jours, d'accidents d'hérédo-syphilis.

Traitement du père et de la mère.

Quatrième grossesse : enfant vivant, très bien portant (1).

En définitive, la connexion du rachitisme avec la syphilis ressort des trois ordres de considérations cliniques que voici :

1° *On voit très communément le rachitisme s'associer, sur des sujets hérédo-syphilitiques, à diverses manifestations de la syphilis ;*

2° *On voit assez souvent plusieurs enfants issus de parents syphilitiques présenter à la fois et des accidents de rachitisme et des accidents de syphilis ;*

3° *On voit parfois (plus rarement à la vérité, mais n'importe) le rachitisme et la syphilis alterner leurs manifestations sur plusieurs enfants issus de parents syphilitiques.*

A ce dernier point de vue, peut-être ne sera-t-il pas sans intérêt de spécifier que le rachitisme peut constituer *à lui seul* l'expression d'une tare hérédo-syphilitique. En autres termes, il est des enfants qui, nés de parents syphilitiques, sont rachitiques et ne sont que rachitiques, sans présenter jamais le moindre accident de syphilis vraie. A preuve, entre autres cas que j'aurais à citer, le fait suivant que j'emprunterai à mon père et qui, on le remarquera, est absolu-

(1) Ces deux observations sont empruntées à la thèse du Dr LAPORTE. Paris, 1897.

ment significatif, en l'espèce, par la naissance d'un enfant syphilitique consécutivement à celle d'un premier enfant rachitique, mais resté exempt de toute manifestation de syphilis. Voici ce fait, sommairement :

Obs. 23. — Un jeune homme de constitution robuste, mais éprouvé par une syphilis intense, se marie avec une femme également bien portante et vigoureuse, qui a le bonheur de rester saine. Il a d'elle deux enfants, à un an de distance environ. Or, le premier enfant (résultat certes inattendu) reste *exempt de syphilis*, mais en revanche présente des manifestations multiples d'un *rachitisme* des plus accentués : membres inférieurs extraordinairement incurvés, nouures, poitrine d'oiseau, chapelet costal, inflexion vicieuse du rachis, etc. Minutieusement observé jusqu'à l'âge de huit ans, il n'offre pas le plus léger symptôme spécifique.

Tout au contraire, le second enfant ne tarde pas à être affecté de symptômes spécifiques (syphilides, peu de temps après la naissance; aspect rabougri et vieillot, cachexie native, etc.). Plus tard, il offre le chapelet costal et la poitrine en carène du rachitisme, en même temps que des hyperostoses spécifiques sur les humérus, les cubitus, les radius, les tibias, etc., et des gommes sous-cutanées. Il reste absolument dépourvu d'intelligence, comme passif et inerte, et privé de parole. Finalement, il succombe dans un état cachectique.

Ainsi, en résumé : Sur le premier enfant, rachitisme intense, comme expression *unique* de la tare héréditaire; — et, sur le second, rachitisme léger, associé à des manifestations multiples de syphilis (1).

(1) Je n'ai pas osé aborder ici la question du *rachitisme tardif* dans ses relations avec l'hérédo-syphilis, n'ayant rencontré sur ce point qu'un très petit nombre de faits, d'ailleurs peu démonstratifs.

Je crois cependant ne pas devoir passer sous silence le fait suivant, dû à mon père, parce qu'il m'a paru un spécimen peu douteux de cette espèce pathologique. Je ne le présenterai d'ailleurs qu'avec les réserves qu'on y trouvera expressément spécifiées.

M. X..., officier étranger, âgé de cinquante-deux ans, est un homme bien portant, mais petit, notablement petit, grêle de formes et maigre. Il affirme n'avoir jamais eu la syphilis, non plus que le plus léger accident pouvant éveiller le doute d'une affection vénérienne. Il vient me consulter au sujet de déformations étranges des membres intéressant les fémurs, les tibias et l'un des radius.

Ces déformations se sont produites sans la moindre douleur et d'une façon excessivement lente. Celles des jambes remontent à une vingtaine d'années environ ; celle du radius ne date que de quelques années. Impossible de mieux en préciser l'origine, car elles se sont établies insensiblement. « Il est bien certain toutefois, ajoute M. X... avec toute raison, que je ne les avais pas à vingt ans, époque à laquelle je me suis engagé ; car, au conseil de revision, on m'aurait assurément refusé. »

Les membres inférieurs figurent exactement d'ensemble la forme d'un O ; c'est-à-dire qu'ils sont très écartés l'un de l'autre à la hauteur des genoux, mais rapprochés à leurs extrémités supérieure et inférieure. Les fémurs sont symétriquement incurvés d'une façon très intense ; leur convexité regarde en dehors et en

III. — EXOSTOSES OSTÉOGÉNIQUES.

On sait que les exostoses ostéogéniques, dites encore exostoses de développement, exostoses de croissance, etc., sont généralement considérées de nos jours comme dérivant d'une « maladie générale du développement osseux » et relevant de causes héréditaires. « C'est là, dit le Dr Lejars dans ses *Leçons de chirurgie* (1), une maladie de *développement*, trahissant une croissance viciée, procédant d'un vice d'évolution du squelette ; et l'on relève presque toujours chez les individus qui la présentent divers stigmates d'un développement entravé ou irrégulier, etc... »

Or, s'il en est de la sorte, si cette affection est presque le privilège « d'organismes tarés, déchus, mal formés, mal préparés à la résistance pour la vie », une induction bien légitime conduit à poser la question suivante : la tare hérédo-syphilitique ne pourrait-elle pas, elle aussi, servir de prédisposition à une telle maladie ? N'est-il pas

avant. Les tibias présentent une incurvation semblable, à convexité regardant en dehors et en avant, et se rapprochent à leur extrémité inférieure.

De là résulte une marche singulière. Le malade marche les jambes écartées et en « se dandinant » d'une façon très disgracieuse. Il lui est impossible de courir ; il est même forcé de marcher assez lentement, ce qui le gêne beaucoup pour son service.

Le radius droit est incurvé de la plus étrange façon. Il dessine au-dessus du poignet une très forte saillie qui se profile *en carène* sur la face dorsale de l'avant-bras. Inversement on observe une dépression notable à la face antérieure de cet avant-bras.

Indolence absolue de ces os incurvés.

Pas le moindre antécédent de rachitisme dans l'enfance. A plusieurs reprises, maux d'yeux dans le jeune âge. Pas de stigmates d'hérédo-syphilis, ni sur les dents, ni sur les yeux, etc.

Le frère de M. X... (que j'ai pu examiner) est âgé de trente-neuf ans. Il est notablement *petit* et grêle de forme. Il présente une tête petite ; mais il est indemne de tout autre stigmate d'hérédo-syphilis. En revanche, je constate sur lui deux symptômes indéniables de syphilis, à savoir : 1° une *hyperostose* considérable de toute la moitié inférieure du tibia ; 2° une *hyperostose* non moins accentuée de la clavicule droite.

Cependant, *aucun antécédent de syphilis acquise.*

Deux sœurs (non examinées par moi) sont remarquablement *petites*, me dit-on.

Le père de ces quatre enfants serait mort, encore jeune, d'une affection cérébrale. Deux autres enfants seraient morts en bas âge.

M. X... a été examiné par plusieurs de mes collègues. Trois d'entre eux, avec qui j'ai pu causer de ce cas si curieux, sont tombés d'accord pour considérer les incurvations du membre comme des manifestations de *rachitisme tardif*, dérivant peut-être d'une origine spécifique. Tel est le diagnostic auquel j'ai abouti pour ma part, mais avec l'expresse réserve qu'impose le caractère exceptionnel d'un cas de ce genre.

(1) *Leçons de chirurgie* (La Pitié, 1893-94), p. 40.

une part qui lui revienne dans l'étiologie de cette curieuse déviation du développement physiologique des os?

A cette question il serait impossible de répondre actuellement, faute d'observations. L'attention des cliniciens ne s'est pas encore suffisamment arrêtée sur ce point.

Je me croirais toutefois coupable d'omission si je ne signalais ici quelques faits qu'il m'a été donné de rencontrer dans mes recherches et qui pourront servir de premiers jalons pour une étude plus approfondie du sujet.

Je citerai d'abord une observation ancienne due au professeur Cruveilhier et se résumant en ceci :

Obs. 24. — « ... Père syphilitique et incomplètement traité. Fille de douze ans, présentant un grand nombre d'exostoses et d'ostéophytes survenus depuis trois ans : deux au tibia gauche, l'un pédiculé, l'autre à large base. Il y en avait un troisième à base large au tibia droit; deux à l'humérus, l'un à la face interne, l'autre à la face postérieure de cet os; plusieurs petites exostoses aux côtes et à l'omoplate...

« On m'a assuré que la sœur de cette jeune personne, moins âgée qu'elle, avait déjà des exostoses... J'ai prescrit l'iodure de potassium (1). »

De même ordre est l'observation suivante recueillie par le Dr Clado et publiée *in extenso* dans la thèse du Dr Lapasset (2).

Obs. 25 (**Dr Clado**) (résumée). — *Exostoses multiples de croissance sur un sujet hérédo-syphilitique.*

Louis B..., enfant de cinq ans, né d'un père syphilitique.

Enfant bien portant, chez lequel on s'est aperçu, il y a six mois, de la production d'exostoses.

Ces exostoses multiples siègent aux clavicules, aux omoplates, aux humérus, aux os de l'avant-bras d'une façon presque symétrique, aux mains, surtout à la gauche, aux côtes droites, aux cuisses, aux os des jambes et des pieds.

Indolence absolue.

Cet enfant présente, en outre, une ectopie des testicules, qui se trouvent au niveau de l'orifice externe du canal inguinal, et un phimosis très prononcé.

Telle est encore une observation du Dr Smith, se résumant en ceci :

(1) *Traité d'anatomie pathologique générale*. Paris, 1856, t. III, p. 874.

(2) *Contribution à l'étude des exostoses multiples de croissance*. Thèse inaugurale. Paris, 1883, p. 36.

Obs. 26 (Dr **Curtis Smith**). — Père et mère syphilitiques. Plusieurs enfants ; tous syphilitiques, sauf l'aîné, qui paraît indemne.

Un des enfants, âgé de vingt et un ans, présente divers stigmates d'hérédo-syphilis et, de plus, des lésions graves de tuberculose pulmonaire. En outre, on observe sur lui, en différents points du squelette, des productions osseuses, de véritables *exostoses ostéogéniques*, plus ou moins volumineuses, quelques-unes comparables au volume d'un œuf d'oie.

Ces masses osseuses sont élevées, perpendiculaires à l'os ; elles se terminent en pointe, et sont recouvertes par une peau lisse et brillante. Certaines d'entre elles, notamment celles situées sur les côtes, ressemblent à de véritables cornes.

Elles se sont développées lentement, depuis trois ans, sans douleur et d'une façon tout à fait symétrique. On les rencontre : au-dessus de chaque malléole interne des tibias ; au côté interne des tibias, tout près de l'extrémité supérieure ; au côté interne de chaque fémur, au-dessus de l'articulation du genou ; aux grands trochanters ; à l'extrémité postérieure de la crête des os iliaques ; à l'extrémité inférieure des radius ; sur les huitième, neuvième et dixième côtes, au niveau de leurs facettes articulaires avec les apophyses transverses et au niveau de leur jonction avec leurs cartilages costaux (1).

(1) *Archives of Dermatology*. New-York, 1876, II, p. 219.

II

DYSTROPHIES PARTIELLES

L'hérédo-syphilis n'exerce pas toujours d'une façon aussi générale son influence dystrophique sur l'économie ; elle ne retentit pas toujours sur l'organisme d'une façon aussi uniforme, l'appauvrissant, le détériorant, l'amoindrissant dans son ensemble et faisant des individus qu'elle touche des infantiles, des rachitiques, des retardataires, etc.

Elle peut aussi restreindre ses effets, localiser son influence nocive à un organe ou à un système et provoquer ainsi des dystrophies *partielles*.

Tout comme la syphilis acquise, « elle va ou peut aller partout » Elle touche à tout, et crée par suite une série infinie de désordres, de malformations, de dystrophies locales, disséminées, éparpillées sur divers systèmes de l'économie.

La multiplicité même de ces dystrophies est un obstacle à les classer d'une façon méthodique. Je serai donc forcé de les énumérer suivant un ordre tout artificiel, en procédant organe par organe, région par région.

MALFORMATIONS CRANIENNES.

Les dystrophies craniennes que l'on rencontre chez les hérédo-syphilitiques consistent en déformations soit natives, congénitales, soit se manifestant dans les premières semaines ou les premiers mois de la vie, mais toujours liées en ce cas à une dystrophie primitive, originelle.

On les rencontre soit sur le front, soit sur les parties latérales et postérieures du crâne.

I. — Le plus souvent elles affectent le *front*, où elles peuvent se présenter sous trois formes très distinctes :

1° Front proéminent en masse (fig. 2), bombant en avant, anormalement développé comme hauteur et comme largeur, constituant ce qu'on a coutume d'appeler le **front olympien** (front « ventru » des Anglais) ;

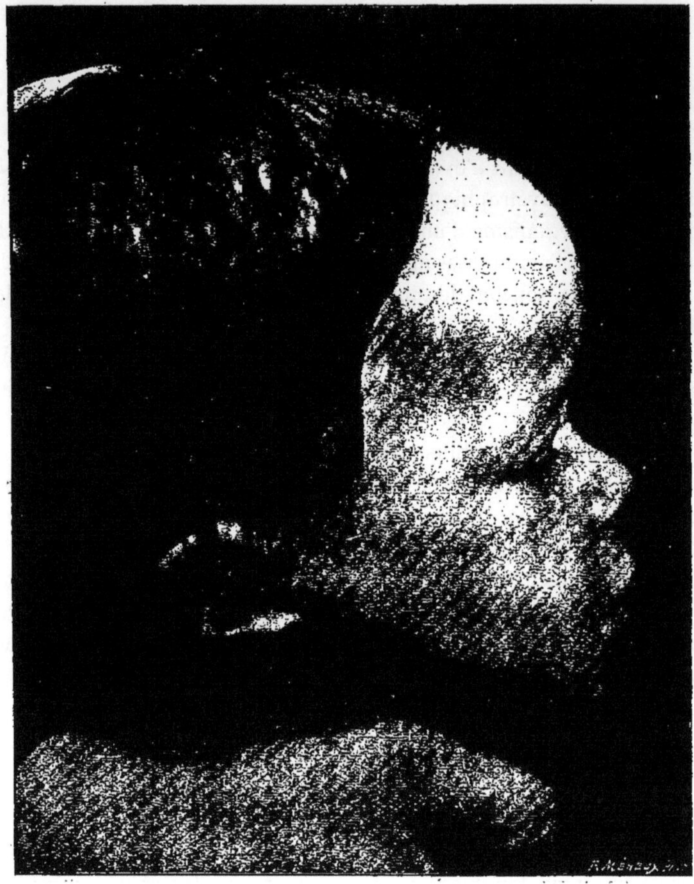

Fig. 2.

2° Front à **bosselures latérales**, présentant de chaque côté de la ligne médiane un soulèvement, une bosselure comparable à ce que serait la bosse frontale normale, très amplifiée. — Ces bosselures sont presque toujours bilatérales ; mais elles peuvent être plus accusées d'un côté et constituer alors une asymétrie plus ou moins prononcée ;

3° Front **en carène**, présentant sur la ligne médiane une saillie qui suit le trajet de la suture médio-frontale.

II. — Sur les parties latérales et postéro-latérales du crâne, on

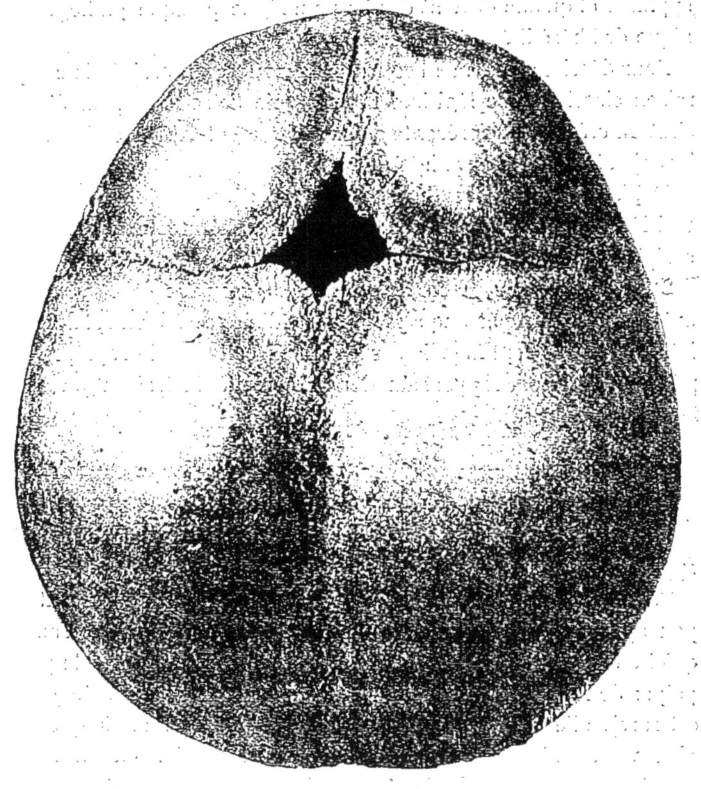

Fig. 8.

observe des malformations analogues, moins apparentes en raison de la chevelure qui les masque, et qui consistent :

Soit en *bosselures latérales*, bosselures constituées surtout par l'exagération des bosses normales du pariétal ;

Soit en un *élargissement transverse du crâne*, résultant de la déviation des pariétaux déjetés en dehors ;

Soit, sous une forme plus accentuée, mais bien plus rare, en ce qu'on appelle le **crâne natiforme**.

Cette déformation « natiforme », si bien décrite par le professeur Parrot, a une importance capitale de par ce fait qu'elle n'a été signalée, que je sache, dans aucune autre affection que l'hérédo-syphilis, et qu'elle devient dès lors un signe presque pathognomonique de l'hérédité spécifique.

Pour décrire rapidement cette malformation, j'userai de la comparaison classique que légitime l'étymologie de son nom, en disant : c'est un crâne qui représente assez exactement la forme des fesses (*nates*), et cela à deux points de vue :

1° C'est un crâne renflé à sa partie supéro-postérieure en deux moitiés globuleuses par une ampliation sphéroïdale de la région occipito-pariétale ;

2° C'est un crâne parcouru sur la ligne médiane et dans le sens antéro-postérieur par une *rigole* intermédiaire aux deux renflements latéraux. Pour continuer la comparaison, cette rigole représente le pli interfessier par rapport aux deux tubérosités latérales figurant les fesses (Voy. fig. 3).

I. — ASYMÉTRIE CRANIENNE.

L'asymétrie cranienne s'observe assez fréquemment dans l'hérédo-syphilis.

Pour l'énorme majorité des cas, elle n'y est que peu accentuée, peu apparente, et peut échapper facilement à l'attention, d'autant qu'elle est masquée par les cheveux et seulement appréciable par le palper de la tête. Mais parfois, lorsqu'elle est très accentuée (ce qui est rare), elle ne peut passer inaperçue, et c'est alors que l'on observe ces crânes bizarres, irréguliers, mal formés, dont une moitié ne fait pas le pendant de l'autre moitié, dont un segment diffère du segment homologue par la prédominance de tel ou tel de ses diamètres.

C'est ainsi, par exemple, que l'on voit une moitié du crâne être relativement aplatie et l'autre, au contraire, dessiner une saillie anormale. Un bel exemple du genre se trouve reproduit par la photographie ci-jointe, que j'ai pu recueillir dans le service de mon père (fig. 4).

On remarquera sur cette photographie que le crâne et la face sont loin d'être divisés en deux moitiés égales par la ligne médiane représentée ici par un trait. Le segment droit et le segment gauche ne se correspondent pas ; ils sont disparates, disproportionnés, inharmoniques, *asymétriques*, en un mot, voire d'une façon réellement cho-

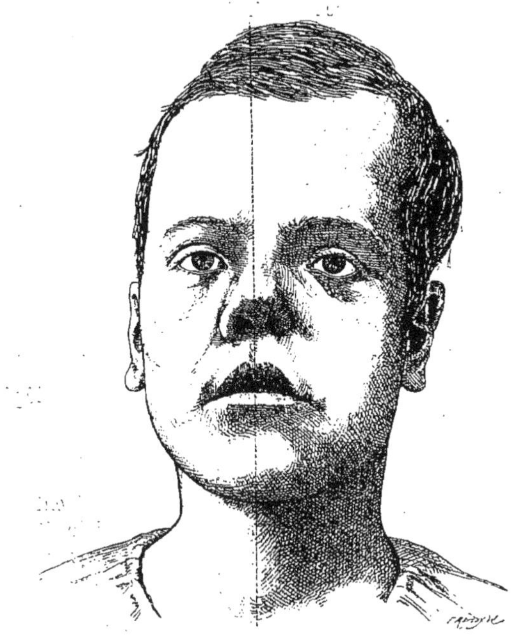

Fig. 4.

quante. Le crâne est vicieusement conformé d'une moitié à l'autre et semble refoulé en masse vers le côté gauche, comme si, sur un crâne en terre glaise, on avait exercé latéralement une forte pression pour rejeter de droite à gauche une portion du globe cranien.

Mieux que la clinique, l'anatomie pathologique rend parfois compte de cette asymétrie, comme dans l'observation suivante du professeur Lannelongue.

Obs. 27 (M. le professeur **Lannelongue**). — Fillette de quatre ans, née d'un père syphilitique. — L'autopsie révèle sur elle une série de malformations craniennes consistant surtout en des *asymétries*. Ces asymétries portent principalement :

1° Sur la voûte, où les deux fosses pariétales sont dissemblables comme conformation;

2° Sur la base du crâne, où l'asymétrie est générale et intéresse les trois fosses;

3° Sur le trou occipital, tout à fait irrégulier de forme;

4° Enfin jusque sur les vaisseaux : ainsi, dans les fosses occipitales, le sinus latéral gauche offre des dimensions moitié moindres que celles du sinus latéral droit.

II. — SYNOSTOSES CRANIENNES.

Les synostoses craniennes ne sont jamais, bien entendu, qu'une découverte d'autopsie. Elles consistent en la disparition d'une ou de plusieurs sutures normales.

Plusieurs cas de ce genre ont été relevés. Je citerai seulement comme exemples les observations suivantes, que j'ai recueillies dans les *Comptes rendus de la Société pathologique de Londres*. Dans l'une d'elles, il existait une synostose si complète entre le frontal et le pariétal droit que c'est à peine si l'on distinguait une légère rainure indiquant le trajet de la suture de ces deux os.

Voici ces deux observations :

Obs. 28 (M. le Dr **Thomas Barlow**). — Le Dr Barlow présente le crâne d'un enfant qu'il a traité et qui, sans aucun doute possible, était un hérédo-syphilitique (naissance prématurée; à deux mois, coryza; puis tuméfaction splénique; à trois mois, affaissement total des os propres du nez; finalement, cachexie, marasme, et mort, à dix mois).

Le crâne offre un aspect natiforme si typique que le Dr Barlow (qui jusque-là avait mis en doute le caractère spécifique attribué à cette forme cranienne) se déclare convaincu; les quatre bosses frontales et pariétales sont de couleur marron foncé et contrastent étrangement avec le reste du crâne. Les frontaux et les pariétaux, au moins en partie, sont très épaissis, et la surface de section des frontaux mesure 8 millimètres. Il existe sur les pariétaux, et aussi sur l'occipital, plusieurs points peu étendus, il est vrai, de craniotabès.

Mais ce qui est surtout remarquable sur ce crâne, c'est la *soudure complète qui s'est faite entre le frontal et le pariétal droit*, soudure si complète que c'est à peine si l'on voit une légère rainure indiquant le trajet de la suture fronto-pariétale.

Obs. 29 (M. le Dr **Thomas Barlow**). — Le Dr Barlow présente le crâne d'un enfant mort à l'âge de huit mois. Cet enfant était pour lui, sans aucune hésitation, un hérédo-syphilitique. L'épaississement des os du crâne, la forme même de ce crâne, la splénomégalie, la mort survenue sans cause connue, l'aspect du petit malade, tout militait en faveur du diagnostic posé.

Crâne natiforme. Au niveau des bosses frontales, proéminence constituée par une matière osseuse spongieuse et granulée de couleur marron ; parois épaissies, mesurant à peu près 8 millimètres au niveau du frontal; le long de la suture sagittale, bande de substance osseuse granulée comme celle des bosses frontales; et surtout *synostose complète et très prématurée des deux frontaux*; disparition totale de la suture métopique, qui, normalement, ne disparaît que vers la fin de la dixième année (1).

III. — ANOMALIES DE FORME DU CRANE.

Le crâne peut, d'*ensemble*, être mal formé chez les hérédo-syphilitiques. Les variétés ici sont infinies.

Il en est une qui, sans être commune (loin de là), se trouve relevée dans un certain nombre d'observations ; c'est la variété dite crâne **acrocéphale** ou crâne à voûte notablement élevée.

De cette variété, je dois à M. le Dr Legrain un fort bel exemple que je reproduis ici.

Obs. 30 (communiquée par M. le Dr **Legrain**). — Kabyle de seize ans, ayant présenté depuis l'enfance des manifestations de syphilis héréditaire.

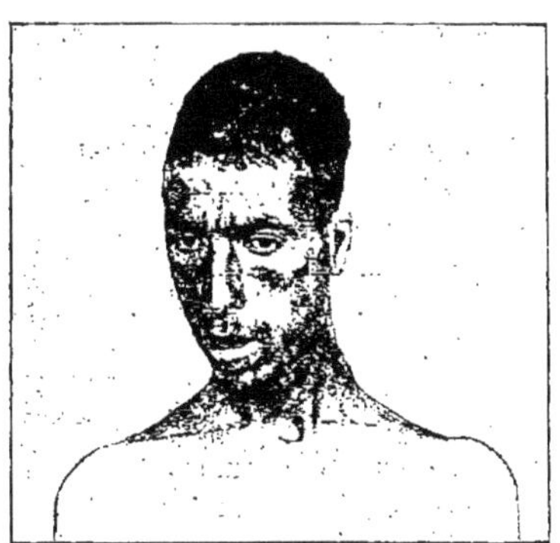

Fig. 5.

Actuellement affecté d'une otite suppurée et de syphilides papulo-hypertrophiques de la région anale et du scrotum.

Malformation thoracique : « *thorax en entonnoir*, dont la dépression mesure à son centre 3 centimètres ».

(1) *Transactions of the Pathological Society of London*, 1879, XXX, p. 333.

Malformation du crâne qui présente une conformation tout à fait spéciale : « Tête très longue, très aplatie latéralement et présentant un énorme développement de la région occipitale. »

Érosions dentaires. (Voy. *fig.* 5 due à M. le Dr Legrain.)

Une seconde variété, dite crâne **dolicocéphale**, a été également signalée dans l'hérédo-syphilis.

Est-ce au type exagéré de cette forme, dit **scaphocéphalie**, que doit être rattaché un crâne que j'ai eu l'occasion d'observer dans les collections du Muséum, qui m'ont été si libéralement ouvertes par M. le professeur Hamy (1) ?

En tout cas, j'ai trouvé là un crâne d'enfant semblant bien porter des vestiges peu douteux de lésions syphilitiques et affectant à un très haut degré ce type scaphocéphale. Je donnerai ici — mais avec les plus expresses réserves sur les origines de cette malformation — la description du crâne en question pour appeler l'attention sur cette forme si particulière et poser le premier jalon de recherches ultérieures dans cette direction.

Ce crâne provient du « cabinet de M. Duverney, chirurgien de Paris, démonstrateur en anatomie et en chirurgie au Jardin du roi. A la mort de celui-ci, il fut placé, par les soins de M. de Buffon, dans « le cabinet du roi », et j'en ai retrouvé la relation dans la « *Description du cabinet du roi* » (volume III, p. 66, n° CXVI), partie de l'Édition royale des œuvres complètes de M. de Buffon, publiées en 1749 par les soins de MM. Daubenton et Lacépède.

Je reproduis d'abord la description de ce crâne, d'après le texte original :

« TÊTE ALLONGÉE.

« Quoique cette tête ait été prise sur un sujet qui ne devait avoir qu'environ cinq ans, comme on peut le reconnaître par la grosseur des os, elle a cependant plus de sept pouces de longueur, en la mesurant sur un diamètre qui la traverserait depuis le front jusqu'à l'occiput; mais la largeur n'est que de quatre pouces entre l'angle antérieur inférieur de l'os pariétal d'un côté et le même angle du pariétal de l'autre côté, ces deux mesures

(1) J'ai trouvé dans ces collections quantité de crânes étrangement malformés ou présentant de très curieuses anomalies de divers genres ou, pour mieux dire, de tous les genres. Très certainement, nombre de ces malformations ressortissent à l'hérédo-syphilis. Mais j'ai dû m'abstenir de les citer, en l'absence de tout renseignement sur les antécédents morbides.

prises de dehors en dehors; la partie des pariétaux qui est voisine de la suture coronale paraît enfoncée sur la largeur de deux ou trois doigts, principalement du côté gauche, où la dépression est d'environ une ligne

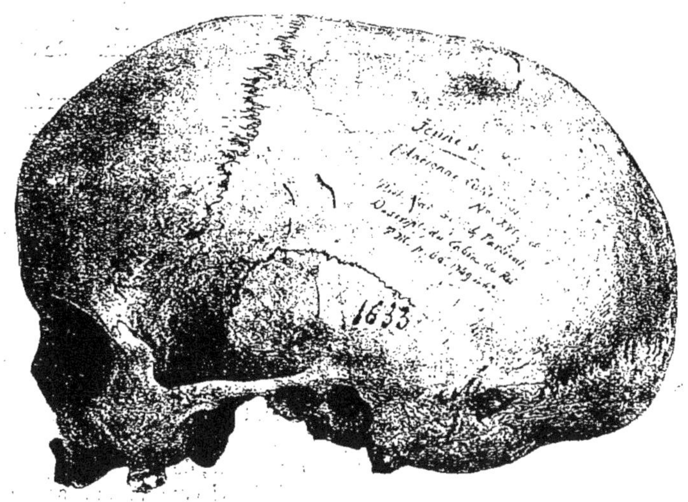

Fig. 6.

dans quelques endroits; ces mêmes os sont plus longs à proportion que les autres; il y a près de cinq pouces et demi de distance entre l'os frontal et l'occipital à l'endroit de la suture sagittale dont on ne voit presque aucuns vestiges. »

Voici, d'autre part, les malformations et les lésions que j'ai relevées sur ce crâne, connu dans la collection sous le nom de « Scaphocéphale de Duverney ».

Ce crâne offre l'aspect général des crânes dits scaphocéphales, à diamètre antéro-postérieur exagéré. En outre, il présente :

1° Des bosselures frontales très accentuées, mais inégales ; la droite est beaucoup plus accusée que la gauche, ce qui constitue une véritable *asymétrie* ;

2° En arrière de la suture fronto-pariétale, un aplatissement, une dépression notable, formant une sorte de rigole ;

3° Des bosselures pariétales très accentuées, mais là encore inégales, la droite étant beaucoup plus accentuée que la gauche. Cette double saillie des bosses frontales et surtout des bosses pariétales rappelle fort bien le *crâne natiforme* de Parrot ;

4° Une bosselure occipitale assez accentuée, surtout dans sa portion horizontale ; et, en avant de cette dernière bosselure, une dépression très notable en forme de rigole ;

5° Une bosselure temporale gauche très accentuée. En arrière de cette bosselure, on remarque que *la suture temporo-pariétale est absolument effacée* dans son tiers postérieur, tandis qu'elle est très accentuée du côté droit ;

6° La *disparition absolue de la suture métopique*, disparition très prématurée sur ce crâne qui appartient, selon Duverney, à un enfant de cinq ans, évaluation que l'état de la dentition permet de considérer comme exacte ;

7° La *disparition absolue de la suture sagittale* dans toute son étendue. Cette suture n'existe plus ; on en voit quelques traces à peine appréciables à ses extrémités antérieure et postérieure ; et, dans toute son étendue, l'os est aussi lisse et régulier qu'au niveau de la suture médio-coronale sur un crâne d'adulte ;

8° Plusieurs lésions qui appellent notre attention au point de vue de l'*hérédo-syphilis*. A savoir :

L'angle postérieur du pariétal gauche est occupé par une lésion de forme ovalaire, grande comme une pièce de cinq francs en argent, faisant une certaine saillie très appréciable à la vue et au toucher et qui se présente sous l'aspect général du « bois rongé par les vers ».

On y distingue une série considérable, confluente, de dépressions pénétrant dans le tissu osseux et y faisant de véritables lacunes, les unes punctiformes, d'autres plus étendues, mais en général petites. Cet aspect est tout à fait celui de l'os affecté d'ostéome gommeux lorsqu'on l'a débarrassé par macération de ses produits mous ; il rappelle absolument l'aspect décrit par le professeur Virchow sous le nom de « carie sèche ».

Une lésion de même ordre, mais beaucoup moins importante, siège près de l'angle postérieur du pariétal droit; celle-ci est irrégulière de forme, large comme un noyau d'abricot, et présente le même aspect criblé de petites lacunes pénétrant dans l'intimité de l'os. Quelques-unes de ces dépressions présentent même un aspect vermiforme de 3 à 4 millimètres de longueur.

Une autre lésion semblable, mais plus petite, existe à peu près au centre du pariétal gauche. Celle-ci fait une saillie notable (ce qui détruirait toute hypothèse d'une simple action corrosive, d'une lésion artificielle due aux agents physiques et provenant du séjour dans le sol). Elle se compose également de toute une série de lacunes très fines et de tractus vermiformes pénétrant dans l'intérieur de l'os ;

9° Quelques particularités relatives au maxillaire supérieur, qui est petit par rapport au crâne et dont la plupart des dents sont tombées.

Plusieurs dents de seconde dentition sont encore dans leurs alvéoles. A gauche, une canine aurait, de par sa situation et sa direction, poussé hors rang.

Deux molaires sont remarquables par l'irrégularité qu'elles présentent.

Elles ont très exactement *six cuspides*: les deux cuspides internes, qui semblent surajoutées à la dent, sont même plus accentuées comme volume et font un relief plus accusé que les autres cuspides.

Quatre stigmates, au total, semblent bien dénoncer ce crâne comme celui d'un hérédo-syphilitique, à savoir : malformation générale; anomalies suturales; lésions dites « de carie sèche » et dystrophies dentaires. Mais ce ne sont là que des présomptions, je le répète à dessein.

IV. — MICROCÉPHALIE.

Je n'ai pas à m'occuper ici de questions de pathogénie ; je n'ai pas à discuter si la microcéphalie procède ou non de synostoses prématurées du crâne, si l'atrophie du cerveau chez le microcéphale est primitive ou secondaire, etc. Je n'étudie la microcéphalie qu'au seul titre de stigmate, et il m'incombe seulement de rechercher si elle s'observe ou non en relation étiologique avec l'hérédo-syphilis, si elle doit être considérée comme une dystrophie possible d'hérédo-syphilis.

Or, cette question, d'essence exclusivement clinique, me paraît devoir être résolue par l'affirmative. Nombre de fois, en effet, on a constaté la microcéphalie sur des sujets issus de parents syphilitiques, et cela dans des conditions telles qu'il était véritablement difficile de méconnaître une relation de cause à effet entre l'hérédité spécifique et cette malformation cranienne.

De cela témoigneront les observations suivantes :

Obs. 31 (Professeur **A. Fournier**) (résumée). — *Enfant microcéphale, sourd et aveugle, issu d'un père syphilitique.*

X..., sujet bien portant, vigoureux, mais névropathe et ayant un frère affecté de neurasthénie, contracte la syphilis à l'âge de trente-deux ans. Cette syphilis se traduit par divers accidents, à savoir : chancre induré de la rainure glando-préputiale, avec double pléiade inguinale, puis syphilide érythémato-papuleuse, syphilides linguales et épididymite secondaire. Traitement mercuriel : 160 pilules de protoiodure environ ; puis frictions mercurielles à diverses reprises, et iodure de potassium.

Quatre ans plus tard, exostose tibiale. Mariage au moment même où se développait cette exostose. Sirop de Gibert, iodure de potassium.

Quatre ans plus tard, accidents nerveux multiples rapportés d'abord à une neurasthénie, puis, plus certainement, à l'invasion d'une syphilis cérébrale. — Guérison d'une rapidité significative par la médication spécifique.

Femme restée indemne, assure-t-on.

Trois grossesses, au cours des troisième, quatrième et cinquième années de mariage. La première donne naissance à un enfant que je n'ai pas vu, mais sur lequel j'ai obtenu des renseignements du médecin de la famille. Cet enfant était *microcéphale* à un très haut degré, *aveugle et sourd* ; il n'avait pas la force de soutenir sa tête qui, n'obéissant qu'aux lois de la pesanteur, retombait incessamment d'un côté ou d'un autre. Il remuait ses membres, mais n'avait aucune force. Jamais il n'a pu se soutenir sur les jambes, même un instant. Il semblait dépourvu de toute connaissance, de tout instinct. Il a peu grandi. D'une chétivité extrême, il a été sujet à de continuels accès de diarrhée. Devenu athrepsique, émacié, il s'est éteint à treize mois.

La seconde grossesse a abouti à un avortement.

Le troisième enfant (conçu à la suite d'un nouveau traitement du père) offre un développement moyen. Il est resté indemne de tout accident spécifique. Des quelques dents que je constate sur lui, à l'âge d'un an, en 1890, l'une (incisive médiane supérieure droite) présente sur son bord libre une échancrure semi-circulaire qui rappelle la dent d'Hutchinson. — Non revu depuis lors.

Une autre observation, que je dois à l'obligeance de M. le professeur Lannelongue, est du plus haut enseignement. Elle nous montre un microcéphale issu de parents en apparence bien portants et indemnes de toute autre tare manifeste, mais dont l'un d'eux (la mère) était de souche syphilitique.

Cette observation constitue donc (qu'il me soit permis de le noter au passage) un exemple de ces cas si curieux d'hérédo-syphilis *de seconde génération*, cas encore entachés de doute pour certains médecins, mais dont le nombre et l'authenticité vont croissant de jour en jour. Il est bien vraisemblable, soit dit incidemment, que cette hérédo-syphilis de seconde génération, alors qu'elle se sera dûment et irrécusablement affirmée, élucidera l'étiologie, encore indéterminée, de nombre de dystrophies natives.

Obs. 32 (M. le professeur **Lannelongue**) (inédite). — I. — Grand-père maternel âgé de soixante-neuf ans. A eu, il y a deux ans, deux gommes ostéo-périostiques du tibia, tout à fait caractéristiques et qui, après avoir duré plusieurs mois, ont disparu très rapidement sous l'influence d'un traitement spécifique.

Syphilis ancienne, contractée à l'âge de vingt et un ans, et soignée pendant longtemps par le Dr Ricord.

L'an dernier, il a présenté au niveau du dixième espace intercostal droit une tumeur gommeuse, qui s'est résorbée sous l'influence du traitement spécifique, mais qui a détruit la paroi musculaire, ce qui permet, en refoulant la peau, de pénétrer dans la cavité abdominale et de palper le foie.

II. — Père et mère sains, bien portants ; pas de stigmates apparents sur la mère.

La mère a eu trois grossesses :

Première grossesse : fausse couche.

Deuxième grossesse : fausse couche, à la suite de laquelle phlegmon et salpingo-ovarite, avec abcès ouvert dans le rectum.

Troisième grossesse : fille vivante, aujourd'hui âgée de dix-sept ans.

A eu une enfance très chétive ; dans la première année, convulsions fréquentes, qui ont donné de grandes inquiétudes pour la vie. — Elle s'est mal développée ; elle est restée toute petite.

Elle présente *une microcéphalie* très prononcée. Crâne *scaphoïdien*. — Presque *idiote*.

Malformations dentaires nombreuses : dents érodées ; incisives présentant les caractères de la dent d'Hutchinson. Implantation vicieuse. Absence d'une canine, qui n'a jamais poussé.

En outre, inégalité de développement d'un côté à l'autre du corps ; moitié droite notablement plus développée que la gauche, surtout au niveau du bras et de la jambe.

Autre observation très curieuse du Dr Guéniot, dans laquelle on voit un enfant de deux mois présenter un crâne d'une petitesse si disproportionnée qu'au premier aspect on avait pu croire à une anencéphalie :

Obs. 33 (M. le Dr **Guéniot**). — Enfant *microcéphale*; ayant présenté, à l'âge de deux mois, une éruption pustuleuse et des lésions labiales nettement syphilitiques, qui obligèrent à le séparer de sa nourrice. Ces accidents guérirent complètement sous l'influence du traitement spécifique. Néanmoins, développement très lent. A dix-huit mois, poids de 5 530 grammes et taille de 69 centimètres (46 centimètres à la naissance).

La tête est d'une petitesse disproportionnée ; le crâne a un développement si restreint qu'au premier aspect on croirait à un anencéphale ; la voûte cranienne aplatie se dirige brusquement en bas, du sinciput à la pointe de l'occipital.

Aucun signe d'intelligence ; aucune ébauche de parole ; quelques spasmes gutturaux.

Sensibilité générale obtuse ; vision et audition paraissant nulles.

Contractilité volontaire nulle ; immobilité absolue ; membres contracturés ; opisthotonos permanent, sans rémission, depuis la naissance.

C'est « un enfant de bois », chez lequel seul semble exister le sentiment de la faim.

Meurt, à dix-neuf mois, de complications pulmonaires.

Ouverture du crâne. — Entre la voûte cranienne et la masse encéphalique, grand espace vide cloisonné par des brides fibreuses ; écoulement d'environ 120 grammes d'un liquide séreux, limpide.

Encéphale minime, flétri, ratatiné. *Les circonvolutions n'existent pas* ; quelques-unes seulement sont à l'état d'ébauche. Cerveau lisse. Seuls, les couches optiques et les corps striés présentent un certain développement.

Au contraire, le cervelet, la protubérance et le bulbe sont presque normaux.

Dans son ensemble, l'encéphale pèse 124 grammes (au lieu du poids normal, 547 grammes); le cerveau proprement dit ne pèse que 47 grammes, au lieu de 470; le cervelet, la protubérance et le bulbe pèsent 77 grammes (poids normal).

La calotte cranienne est surossifiée; pas de fontanelle; pas de suture membraneuse. Entre le frontal et les pariétaux, il existe un reste de liséré blanchâtre, comme cartilagineux.

La paroi osseuse est très épaisse et dure; hyperostose de la table externe, tr s accusée à la pointe de l'occipital.

L'autopsie révèle, en outre : abcès enkysté de la plèvre gauche; adhérences pleurales bilatérales; pneumonie droite. Rien aux autres viscères.

Diamètres de la tête :

Occipito-mentonnier	13 centimètres.
Occipito-frontal	13 —
Mento-bregmatique	13 —
Bi-pariétal	11c,5
Bi-temporal	9c,5 (1).

Obs. 34 (M. le professeur **Grancher**) (résumée). — Père syphilitique depuis quatre ans; non traité; et encore affecté actuellement de lésions spécifiques non douteuses.

Deux enfants :

Premier enfant : fille âgée de dix-neuf mois; adipeuse; présentant une « énorme disproportion » dans le volume relatif du crâne et de la face; face beaucoup plus grosse que la tête. Cette fille est *idiote* et rit constamment; elle est de plus *strabique*; elle ne marche pas. — Quelques cicatrices sur les fesses.

Sur le deuxième enfant, âgé de quatre mois, syphilides cutanées bien manifestes (2).

Obs. 35 (M. le Dr **Lancereaux**). Femme X... — Mari suspect; la femme dit qu'il a eu « la syphilis » et croit avoir été affectée elle aussi du même mal.

A eu quatre enfants, dont trois morts, à sept, trois et deux ans; quatre fausses couches.

L'enfant qui reste a douze ans; il paraît en avoir six à huit.

Tête extrêmement petite. — Os du crâne paraissant soudés.

Ne parle pas; à peu près complètement dépourvu d'intelligence.

(1) *Bulletin de l'Académie de médecine*, 28 juillet 1891.

(2) Voy. thèse de Stœber, *Des accidents méningitiques de la syphilis héréditaire*. Paris, 1891.

Marche à condition qu'on le conduise. — Entêtement ; habitudes de masturbation. — Depuis l'âge de deux ans, accès épileptiformes.

Ouïe et vue normales. Nez un peu gros et aplati.

Les deux premières incisives crénelées et parsemées de petites dépressions. Les deux autres incisives et les canines sont à peine sorties de leurs alvéoles. Véritable arrêt de développement de la dentition.

A la partie supérieure du tibia, trajet fistuleux; nécrose datant de plusieurs mois (1).

Obs. 36 (M. le Dr **Angel Money**). — Le Dr A. Money présente le cerveau d'un enfant *microcéphale*, hérédo-syphilitique sans nul doute, et mort à seize mois à la suite d'accidents convulsifs.

Pas de lésions des membranes ni des vaisseaux.

Tout l'hémisphère gauche est atrophié et sclérosé; excès de liquide dans le ventricule droit et sous la pie-mère de l'hémisphère gauche. Le cerveau pesait quatre onces (= 113 grammes).

La tête de l'enfant mesurait 38 centimètres de circonférence. L'enfant, idiot, ne pouvait ni marcher, ni se tenir debout, ni s'asseoir. Il ne parlait pas, ne reconnaissait personne. Paralysie spasmodique des deux jambes et du bras droit. Réflexes des genoux et du poignet exagérés.

Trépidation spinale. Réflexes cutanés conservés (2).

(1) *Affections viscérales de la syphilis héréditaire* (*Annales de dermatologie et de syphiligraphie*, 1872-1873).

(2) *Pathol. Society of London*, 20 janvier 1889.

III

HYDROCÉPHALIE

Me voici conduit maintenant à parler d'une malformation cranienne bien autrement importante et par sa fréquence et par les considérations étiologiques ou pathogéniques auxquelles elle pourrait donner lieu ; je veux parler de l'**hydrocéphalie**.

Je n'ai point à traiter ici de l'hydrocéphalie d'une façon générale. Je n'entends pas davantage (même en me limitant à l'hydrocéphalie d'origine hérédo-syphilitique) aborder l'étude pathogénique de cette espèce spéciale, pour en différencier les variétés naturelles suivant son siège, son apparition antérieure ou postérieure à la naissance, suivant qu'elle dérive de lésions dûment syphilitiques ou qu'elle procède de simples dystrophies parasyphilitiques, etc. Toutes ces questions sortent du cadre que je me suis tracé. Je ne veux envisager l'hydrocéphalie qu'au titre de stigmate, je ne veux voir en elle qu'un symptôme, à savoir l'exagération disproportionnée de la tête, en m'attachant à étudier ce qui seulement ressortit à mon sujet, c'est-à-dire la relation de ce symptôme avec l'influence hérédo-syphilitique.

Le temps n'est pas encore très éloigné de nous où Trousseau, dans ses *Leçons sur la syphilis des nouveau-nés*, parlait de l'hydrocéphalie sans faire allusion à la possibilité de son origine syphilitique ; — où Bouchut (1), où d'Espine et Picot (2) gardaient le même silence ; — où Roger (3) disait « n'avoir jamais constaté de relation de causalité entre les hydrocéphalies ou autres idioties congénitales et la syphilis » ; — où Parrot lui-même mettait fortement en doute l'origine syphilitique de l'hydrocéphalie ; — où le Dr Baginsky (4) par-

(1) *Traité des maladies des nouveau-nés*, 1873.
(2) *Manuel pratique des maladies de l'enfance*, 1880.
(3) *Recherches cliniques sur les maladies de l'enfance*, 1883, t. II, p. 63.
(4) *Traité des maladies des enfants*, 1889 et 1892 (traduction française sur la 4e édition).

lait avec une réserve pleine de doute de cette action de la syphilis que, d'après lui, le Dr Sandoz seul semblait avoir indiquée.

Ce stigmate est pourtant d'observation assez commune dans l'hérédo-syphilis ; — beaucoup plus commune en tout cas qu'on ne veut encore actuellement l'admettre, si j'en juge d'après les ouvrages médicaux les plus autorisés qui ont paru ces derniers temps.

Et cependant, dès 1880, mon père avait, dans son enseignement et dans son livre *Syphilis et mariage*, affirmé sa croyance à l'origine syphilitique de certaines hydrocéphalies.

Dans une revue du professeur Négrié (1), je relève le passage suivant : « Seul de tous les auteurs modernes, le professeur A. Fournier a proclamé hautement l'origine syphilitique de certaines hydrocéphalies... Dans *Syphilis et mariage* (Paris, 1880), l'éminent professeur écrit : « Il n'est pas moins avéré pour moi que l'influence « syphilitique héréditaire (voire limitée au père seul) constitue une « prédisposition à l'hydrocéphalie. C'est ce dont témoignent un cer- « tain nombre de faits que j'ai eu l'occasion de recueillir dans ma « pratique. Je pourrais citer entre autres l'observation d'un de mes « malades qui, ayant eu l'imprudence de contracter mariage mal- « gré une syphilis non traitée, a eu coup sur coup trois enfants « hydrocéphales. »

Plus tard, mon père écrivait encore ceci dans son livre sur la *Syphilis héréditaire tardive* : « Il m'est vraiment impossible de ne pas considérer l'hérédité syphilitique comme une des causes les mieux avérées de l'hydrocéphalie. »

Je puis me servir, sans encourir, je crois, aucune protestation, de cette date de 1880, date à laquelle mon père indiquait si formellement le rôle de la syphilis dans l'étiologie de l'hydrocéphalie, pour diviser l'histoire étiologique de cette dernière affection en deux périodes :

Une première période, dans laquelle l'hydrocéphalie est simplement signalée comme une coïncidence fortuite chez l'hérédo-syphilitique (réserves faites toutefois pour quelques rares observateurs comme J. Hutchinson, Bœrensprung et de Méric, qui signalent déjà la fréquence de l'hydrocéphalie dans l'hérédo-syphilis) ;

Et une seconde période postérieure à 1880, dans laquelle les

(1) *Journal de médecine de Bordeaux*, 23 décembre 1888.

observations deviennent beaucoup plus nombreuses et dans laquelle l'hydrocéphalie commence à être rattachée à la syphilis comme un effet à sa cause. — Depuis cette époque, nombre de travaux ont surgi sur cette question, et les plus récents, notamment ceux des Drs Moncorvo, Haushalter et Thiry, d'Astros, ont démontré de la façon la plus nette et la plus claire la vérité que mon père avait énoncée il y a maintenant dix-huit ans.

Je pourrais presque dire qu'une troisième période s'inaugure actuellement, dans laquelle on commence à catégoriser les diverses hydrocéphalies d'origine spécifique en plusieurs groupes suivant leurs causes anatomiques, leur siège, leur échéance d'apparition, etc.; mais ce sont là toutes choses dont je n'ai pas à m'occuper ici.

J'ai dit plus haut que l'hydrocéphalie constitue un phénomène d'observation assez commune dans l'hérédo-syphilis, au point de pouvoir lui servir de stigmate. J'ai pu, en effet, dans les recherches que j'ai instituées sur le sujet, la noter 170 fois, et, certes, je n'ai pas la prétention d'avoir découvert tous les cas qu'on a pu citer.

A titre de documents, et aussi parce que cette nomenclature n'a pas encore été faite, que je sache, je crois devoir reproduire ici les observations que m'ont fournies mes recherches, en respectant autant que possible leur ordre chronologique de publication.

Obs. 37 (Dr Haase).

Père syphilitique. Mère contaminée au début de sa première grossesse. Six grossesses.

Première grossesse : accouchement prématuré à huit mois; enfant mort.

Deuxième grossesse : accouchement prématuré à huit mois; enfant mort.

Troisième grossesse : accouchement prématuré à huit mois; enfant mort.

Quatrième grossesse : enfant *hydrocéphale*, paralysé du côté gauche, présentant des taches pourprées disséminées sur la peau. Mort à six mois.

Cinquième grossesse : enfant à terme, vivant, à peau livide et d'un rouge foncé.

Sixième grossesse : enfant vivant, affecté dès sa seconde année de scrofulose et d'éruptions serpigineuses (1).

(1) *Dissert. de syphilidis recens. natorum pathogenia*, Lipsiae, 1828 (*Allgemeinen Med. Ann.*, février 1829, p. 194).

Obs. 38 (Dr Baumès).

Père ayant contracté la syphilis avant son mariage. Mère restée indemne; cinq enfants.

Premier enfant : présente dans les premiers mois des pustules et des ulcères syphilitiques; puis, meurt, vers l'âge de la première dentition, d'une *hydrocéphalie aiguë* (1).

Obs. 39 (Dr de Méric).

Femme syphilitique; a eu sept grossesses; quatre fausses couches.

Un enfant né à terme, mort à deux mois.

Un enfant vivant, âgé de vingt et un mois, affecté de syphilis héréditaire et présentant une volumineuse *hydrocéphalie*. Ne marche pas encore, n'a que deux dents.

Un enfant vivant, âgé de deux mois, couvert d'un pemphigus qui s'est développé quinze jours après sa naissance.

(Le Dr de Méric, d'après plusieurs observations semblables, est porté à croire que la syphilis héréditaire exerce une influence véritable sur la production de l'hydrocéphalie) (2).

Obs. 40 (Dr Hauer).

Dans une statistique relative à des enfants manifestement hérédo-syphilitiques, l'auteur rapporte le cas d'un enfant qui mourut *hydrocéphale* à l'âge de sept semaines (3).

Obs. 41 (Dr Bader).

Le Dr Bader mentionne dix cas dans lesquels il a constaté des lésions choroïdiennes sur des enfants issus de parents syphilitiques et présentant eux-mêmes des stigmates d'hérédo-syphilis. *Quatre* de ces enfants, dit-il, étaient, en outre, des *hydrocéphales* (4).

Obs. 42 (Dr Gros).

« ... Mon maître, M. Rayer, m'a dit avoir *plusieurs fois vu l'hydrocéphalie être sous la dépendance évidente de la syphilis congénitale.*

« Je connais moi-même une jeune fille qui, depuis son enfance, porte à la racine du nez le stigmate ineffaçable de l'infection syphilitique, et qui,

(1) *Précis théorique et pratique des maladies vénériennes*, t. I, p. 176. Lyon, 1840.
(2) *Lettsomian lectures on the Syphilis* (*The Lancet*, 1858).
(3) *La syphilis des enfants* (*Syphilidologie de Behrend*, n. sér., I. Erlangen, 1858).
(4) *Ophthalmic hospital report*, oct. 1858.

entre autres symptômes de syphilis héréditaire, fut *hydrocéphale*. Elle guérit par l'emploi prolongé des mercuriaux (1). »

Obs. 43 (Relevée dans le Journal de **Hufeland**).

« ... A la suite d'ulcères rampants sur les jambes et de coryza syphilitique, survenus à deux reprises différentes, la petite malade fut prise d'*hydrocéphalie* avec hémiplégie. Plus tard, survint encore un ulcère à la voûte palatine, qui céda à l'emploi du sublimé; et, depuis l'âge de trois ans, l'enfant, qui avait offert les premiers symptômes syphilitiques à l'âge de trois mois, jouit constamment d'une bonne santé ».

Obs. 44 (M. le Dr **Steenberg**).

Enfant hérédo-syphilitique, ayant présenté quelque temps après la naissance des accidents manifestes de syphilis, qui réapparurent à diverses reprises, les derniers sous forme de gommes du palais.

A l'époque de la dentition, il se développa une *hydrocéphalie* volumineuse, qui se compliqua plus tard d'une hémiplégie (2).

Obs. 45 (M. le Dr **Dixon**).

Mère niant la syphilis, mais portant sur le front des traces d'ecthyma qui laissent peu de doute sur la nature spécifique de l'affection. Six grossesses.

Première grossesse : enfant mort à six ans.

Deuxième grossesse : enfant vivant.

Troisième grossesse : enfant mort à seize jours *hydrocéphale.*

Quatrième grossesse : enfant mort à cinq jours; *imperforation de l'anus.*

Cinquième grossesse : enfant mort à sept mois, *hydrocéphale.*

Sixième grossesse : enfant vivant, âgé de quatre mois, chétif, ayant eu des convulsions, du coryza, une éruption sur les fesses, et présentant actuellement les symptômes classiques d'une iritis syphilitique (3).

Obs. 46 (Professeur **Virchow**).

Enfant présentant des symptômes de syphilis congénitale et *hydrocéphale.* L'épendyme, dans ce cas, présentait un épaississement considérable ainsi que des petits foyers de dégénérescence graisseuse (4).

Obs. 47 (M. le Dr **Von Rosen** [de Copenhague]).

Mère âgée de trente-trois ans, manifestement syphilitique. Quatre grossesses :

(1) Gros et Lancereaux, *Des affections nerveuses syph.*, 1859.
(2) *Den syph. Hjirnelidelæ/s*, Copenhague, 1860.
(3) *Medical Times*, 1860, p. 166.
(4) *Die Krankhaften Geschwülste*, 1862, vol. II, p. 452.

Première grossesse : enfant mort en bas âge.
Deuxième grossesse : enfant mort en bas âge.
Troisième grossesse : enfant mort à six ans, *hydrocéphale.*
Quatrième grossesse : enfant âgé de quatre ans, bien portant.

En outre, le Dr Von Rosen rapporte que Deubel considère la cachexie syphilitique comme une cause d'hydrocéphalie chez les enfants.

Il ajoute encore que Haase (dont je n'ai trouvé qu'une seule observation publiée) a vu *trois fois* des femmes syphilitiques donner naissance à des enfants *hydrocéphales* et trois fois aussi des femmes syphilitiques engendrer des enfants *hémicéphales* (1).

Obs. 48 (M. le Dr **Howitz**).

L'auteur cite *deux cas* d'affection des os du crâne avec pachyméningite, adhérences des membranes et *hydrocéphalie*, chez des enfants entachés d'hérédo-syphilis (2).

Obs. 49 (M. le Dr **J. Hutchinson**).

Mère syphilitique; père probablement syphilitique. Deux grossesses :
Première grossesse : fausse couche.
Deuxième grossesse : accouchement à huit mois d'un enfant syphilitique qui devient *hydrocéphale.*

Obs. 50 (M. le Dr **J. Hutchinson**).

Père syphilitique ; mère saine. Six grossesses.

Deux premiers enfants syphilitiques; deux enfants paraissant sains; cinquième enfant mort peu après sa naissance.

Sixième enfant *hydrocéphale*, mort à trois ans.

Obs. 51 (M. le Dr **J. Hutchinson**).

Enfant syphilitique âgée de huit ans, *hydrocéphale* et idiote.

Obs. 52 (M. le Dr **J. Hutchinson**).

Enfant hérédo-syphilitique âgé de douze ans, devenu *hydrocéphale* peu après la naissance.

Obs. 53 (M. le Dr **J. Hutchinson**).

Père et mère syphilitiques.
Trois premiers enfants morts en bas âge.

(1) *Descendance des syphilitiques* (*Syphilidologie de Behrend*, n. sér., III. Erlangen, 1862).
(2) *Behrend's Syphilidologie*, 1862, vol. III, p. 604.

Quatrième enfant âgé de treize ans, présentant une langue très probablement syphilitique.

Cinquième enfant âgé de douze ans, présentant des stigmates d'hérédo-syphilis et, de plus, *hydrocéphale*.

Obs. 54 (M. le Dr **J. Hutchinson**).

Père et mère syphilitiques; trois enfants.

Premier enfant : hérédo-syphilitique.

Deuxième enfant : mort *hydrocéphale*.

Troisième enfant : mort de consomption à neuf mois.

Obs. 55 (M. le Dr **J. Hutchinson**).

Père et mère syphilitiques.

Enfant hérédo-syphilitique affecté d'*hydrocéphalie* chronique (1).

Obs. 56 (M. le Dr **Lancereaux**).

Femme syphilitique; — quatre grossesses.

Les trois premières grossesses amènent trois enfants morts.

Quatrième grossesse : Enfant *hydrocéphale*, paralysé du côté gauche. — Mort à six mois (2).

Obs. 57 (M. le Dr **Bœrensprung**).

Père syphilitique. — Sept enfants.

Première grossesse terminée par fausse couche.

Deuxième et troisième grossesses : enfants mort-nés.

Quatrième grossesse : enfant *hydrocéphale*, mort à sept mois.

Cinquième grossesse : enfant mal développé, avorton.

Sixième et septième grossesses : enfants syphilitiques.

Obs. 58 (M. le Dr **Bœrensprung**).

Père syphilitique. -- Quatorze grossesses.

Première grossesse : enfant mort-né.

Deuxième grossesse : enfant hérédo-syphilitique, mort.

Troisième grossesse : enfant *hydrocéphale*, mort à un an et demi.

Enfants ultérieurs ou mort-nés ou vivants (les uns syphilitiques, d'autres sains).

(1) *Maladies de l'œil et de l'oreille consécutives à la syphilis héréditaire*. Londres, 1863. Traduit par le Dr Hermet. Paris, 1884.

(2) *Traité de la syphilis*. Paris, 1866.

Obs. 59 (M. le D^r **Bœrensprung**).

Mère syphilitique.
Enfant né à huit mois, *hydrocéphale*. Mort immédiate.
Foie et rate volumineux.

Obs. 60 (M. le D^r **Bœrensprung**).

Mère syphilitique.
Enfant né à sept mois et mort en six heures.
Hydrocéphalie ventriculaire. — Affection probablement syphilitique du foie.

Obs. 61 (M. le D^r **Bœrensprung**).

Mère syphilitique.
Enfant syphilitique. Nécrose du pariétal gauche.
Hydrocéphalie ventriculaire (1).

Obs. 62 (M. le Dr **Morgan**).

Mère syphilitique. — Deux grossesses.

Première grossesse : deux jumeaux, qui meurent après avoir présenté des accidents syphilitiques.

Deuxième grossesse : enfant qui meurt *hydrocéphale* peu de temps après la naissance (2).

Obs. 63 (M. le Dr **Oppert**).

Henry K..., âgé de huit mois, premier enfant d'une mère bien portante. — Le père a contracté la syphilis peu de temps avant son mariage.

Enfant chétif, ayant eu une éruption à l'âge de quatre semaines ; actuellement très émacié, ayant un faciès sénile, un front proéminent et les fontanelles largement béantes ; — meurt *hydrocéphale* (3).

Obs. 64 (M. le Dr **Engelberg**).

Père syphilitique. — Quatorze enfants, dont neuf morts.
Le troisième est mort, à l'âge de dix-huit mois, *hydrocéphale* (4).

Obs. 65 (M. le Dr **Mendel**).

Père syphilitique.
Dix enfants morts en bas âge d'accidents convulsifs ou cholériformes.
Onzième enfant *hydrocéphale*, mort à six mois.

(1) *Die hereditare Syphilis*. Berlin, 1864.
(2) *Hereditary Syphilis* (*Med. Press and Circul.*, 4 août 1868).
(3) *Visceral and hereditary Syphilis*. London, 1868.
(4) *Archiv für Psychiatrie*. Berlin, 1868-69, 1, p. 308.

Obs. 66 (M. le Dr **Mendel**).

Mère syphilitique.

Enfant syphilitique (éruptions, alopécie, strabisme, affaiblissement mental, accès maniaques, hallucinations, imbécillité, démarche chancelante, incontinence d'urine, mort).

A l'autopsie : crâne épaissi avec exostoses. Adhérences des membranes. *Hydrocéphalie ventriculaire* (1).

Obs. 67 (M. le Dr **G. Wegner**).

Dans un mémoire du Dr Wegner, relatif au décollement des épiphyses chez les enfants hérédo-syphilitiques, je relève *trois observations* dans lesquelles trois enfants entachés d'hérédo-syphilis présentaient un décollement plus ou moins généralisé des épiphyses et étaient en outre *hydrocéphales* (2).

Obs. 68 (M. le Dr **Lancereaux**).

« Un de nos amis de province nous a raconté que, tout surpris de voir naître de la même femme *plusieurs enfants hydrocéphales,* et voulant connaître la cause de ce fait, il apprit que le mari avait autrefois contracté la syphilis à Paris (3). »

Obs. 69 (M. le Dr **Joukaffsky**).

L'auteur rapporte l'observation d'un enfant affecté de syphilis congénitale, qui fut admis dans son service à l'âge de vingt-sept jours et qui mourut peu de temps après *hydrocéphale* (4).

Obs. 70 (M. le Dr **Madier-Champvermeil**).

Enfant hérédo-syphilitique, mort à trois mois et demi dans le service du Dr Gailleton.

Cet enfant présentait un érythème squameux palmaire et plantaire ; un érythème ulcéreux des fesses ; une *déviation prononcée des mains et une grosse tête.*

A l'autopsie, on trouva des os du crâne incomplètement ossifiés et *une hydrocéphalie ventriculaire considérable* (5).

(1) *Ueber hereditare Syphilis in ihrer Einwirkung auf die Entwickelung von Geiskskrankheiten* (*Archiv für Psychiatrie*, 1869, p. 308).

(2) *Archives de Virchow*. Berlin, 1870, L, p. 305.

(3) *Affections viscérales de la syphilis héréditaire* (*Ann. de dermat. et de syphil.*, 1872-1873).

(4) *De la syphilis congénitale* (*St. Petersburger medicinische Zeitschrift*. Saint-Pétersbourg, 1872-73, III, p. 66).

(5) *Syphilides palmaires et plantaires étudiées spécialement dans la syphilis héréditaire*. Thèse de Paris, 1874.

Obs. 71 (M. le Dr **Caspary**).

Père ayant contracté la syphilis un an avant son mariage. Mère contaminée seulement après sa quatrième grossesse.

Dès lors :

Cinquième enfant : plaques muqueuses à l'anus et aux parties génitales; intumescence osseuse de diverses articulations, etc. Mort à vingt mois.

Sixième enfant, mort à quinze mois, *hydrocéphale* (1).

Obs. 72 (M. le Dr **Reimer**).

Enfant hérédo-syphilitique, mort vers l'âge de douze ans. Hydrocéphalie ventriculaire abondante. Symphyse cardiaque totale (2).

Obs. 73 (M. le Dr **Adam Owre**).

Enfant hérédo-syphilitique, mort d'hydrocéphalie aiguë (3).

Obs. 74 (M. le Dr **G. Behrend**).

Enfant hérédo-syphilitique, mort vers l'âge de quatorze mois d'une hydrocéphalie ventriculaire (4).

Obs. 75 (M. le Dr **Porter**).

Mère syphilitique ; onze enfants.

Les neuf premiers sont ou mort-nés ou morts en bas âge.

Elle raconte que deux de ces enfants avaient « de l'eau dans le cerveau ».

Le dernier enfant, âgé de six mois, fut soigné par le Dr Porter pour une *hydrocéphalie*, qui guérit sous l'influence d'un traitement mixte antisyphilitique (5).

Obs. 76 (M. le Dr **Heubner**).

Un enfant de sept semaines, atteint de syphilis héréditaire, présenta dans le courant des quatre mois suivants un développement toujours croissant du crâne dû à de l'*hydrocéphalie*.

A l'autopsie, on trouva une pachyméningite hémorragique très étendue (6).

(1) *Berliner klinische Wochenschrift*, 1875, n° 13.

(2) *Jahrbuch für Kinderheilkunde*. Leipzig, 1876, X, p. 98.

(3) *Om. ætiologie af den hereditare Syfilis*. Christiania, 1876. — *Archives de médecine*, 1876, t. I, p. 383.

(4) *Zür lehre von der hereditaren Syphilis* (*Société de médecine de Berlin*, 31 octobre 1877).

(5) *Archiv of dermatology*, 1878, p. 181.

(6) *Beitrage zür Kenntniss der hereditare Syphilis* (*Archives de Virchow*. Berlin, 1881, LXXXIV, p. 248-274).

Obs. 77 (M. le professeur **Budin**).

L. C..., vingt-huit ans, primipare ; roséole il y a deux mois ; actuellement, plaques muqueuses vulvaires et adénite inguinale.

Hydramnios. Enfant petit, mort deux heures après la naissance.

Pemphigus sur les membres inférieurs. Gommes du poumon. *Hydrocéphalie ventriculaire* assez marquée (1).

Obs. 78 (M. le Dr **Th. Stretch Dowse**).

Père et mère syphilitiques.

Enfant de quinze mois affecté d'une *hydrocéphalie* énorme. Impotence des membres inférieurs. Rate énorme. Amélioration considérable sous l'influence d'un traitement spécifique (2).

Obs. 79 (M. le Dr **Lienhardt**).

Enfant de dix mois, manifestement hérédo-syphilitique et *hydrocéphale* (3).

Obs. 80 (M. le Dr **Judson S. Bury**).

Enfant hérédo-syphilitique (éruptions, coryza, lésions dentaires, etc.), ayant une *grosse tête* ; à cinq ans, cécité ; puis, affaiblissement progressif de l'intelligence, allant jusqu'à l'idiotie ; à sept ans, paralysie spasmodique.

Un frère plus jeune est *hydrocéphale* (4).

Obs. 81 (M. le Dr **Jurgens**).

Enfant de deux ans, hérédo-syphilitique. Périostite syphilitique ossifiante du tibia. Gommes du rein. Périhépatite et périsplénite fibreuses avec adhérences. Lésions médullaires. Gomme cérébrale. Mort de diphtérie. *Hydrocéphalie interne*.

Crâne très gros. Os très minces et transparents (5).

Obs. 82 (M. le Dr **Sandoz**).

Enfant de neuf semaines, syphilitique (syphilides, plaques muqueuses, etc.). *Hydrocéphalie*. Mort à cinq mois.

(1) *In* thèse de M. le Dr Bar, *Hydramnios*. Paris, 1881.

(2) *Syphilis of the brain and spinal Cord*. London, 1881, 2e édit., p. 84.

(3) *Zur Kenntniss des Hereditaren Lues*. Thèse de Zurich, 1884.

(4) *Influence de la syphilis héréditaire sur la production de l'idiotie ou de la démence*. Brain, VI, 1884, p. 44, London.

(5) *Ueber Syphilis des Ruckenmarks und seiner Haute* (*Charité Annalen*. Berlin, 1885, X, p. 729-749).

Obs. 83 (M. le Dr **Sandoz**).

Trois grossesses. Deux mort-nés. Troisième enfant syphilitique (syphilide papuleuse et plaques muqueuses). Devenant *hydrocéphale* dès la seconde semaine.

Mort à deux mois.

Obs. 84 (M. le Dr **Sandoz**).

Père syphilitique.

Enfant syphilitique et *hydrocéphale*.

Obs. 85 (M. le Dr **Sandoz**).

Père syphilitique. Mère saine. Deux grossesses.

Premier enfant : bien portant.

Deuxième enfant : syphilitique et *hydrocéphale* (1).

Obs. 86 (M. le Dr **Krause**).

Le Dr Krause, en dépouillant les registres du service du professeur Mauti. pour une période de quinze ans, a relevé, sur un chiffre total de 49 775 malades traités dans le service, 316 cas de syphilis congénitale.

Parmi les différentes affections signalées sur ces 316 enfants hérédo-syphilitiques, le Dr Krause a noté :

24 cas de rachitisme;

16 cas d'hydrocéphalie simple;

7 cas de rachitisme et d'hydrocéphalie réunis; — ce qui fait un total de *23 cas d'hydrocéphalie* (2).

Obs. 87 (M. le Dr **Meneault**).

Père syphilitique, mort de paralysie générale.

Sa femme, demeurée indemne, a eu six grossesses : deux fausses couches; un enfant mort-né; un enfant *hydrocéphale*, mort à quelques mois, et deux autres enfants hérédo-syphilitiques (3).

Obs. 88 (M. le Dr **Vergely**).

Père et mère syphilitiques.

Enfant *hydrocéphale*. Traitement spécifique. Amélioration. Plus tard.

(1) *Contribution à l'étude de l'hydrocéphalie interne dans la syphilis héréditaire* (*Rev. méd. de la Suisse romande*, 15 déc. 1886).

(2) *Statitische Beitrage zur Pathol. der Lues congenit.* (*Archiv für Kinderheilkunde.* Stuttgart, 1887, vol. IX, p. 81-89).

(3) Observation recueillie dans le service du professeur Fournier à l'hôpital Saint-Louis (*Annales de dermat et de syphil.*, 1887, p. 269).

stigmates dentaires, dents d'Hutchinson, et atrophie des nerfs optiques.

Traitement énergique du père et de la mère. Consécutivement trois enfants sains (1).

Obs. 89 (M. le Dr **A. Mœrck**).

Dans sa thèse inaugurale, le Dr Mœrck rapporte deux observations d'enfants présentant de nombreux stigmates d'hérédo-syphilis et morts en bas âge. A l'autopsie, on trouve *une hydrocéphalie ventriculaire* considérable, avec effacement des circonvolutions cérébrales dans l'un des cas (2).

Obs. 90 (M. le professeur **Négrié**).

Père syphilitique. Mère saine.

Enfant hérédo-syphilitique et *hydrocéphale*.

Mort à dix-huit mois (3).

Obs. 91 (M. le Dr **Siemerling**).

Enfant présentant différents stigmates de syphilis héréditaire ; mort à douze ans, après avoir pendant huit ans présenté une série de phénomènes presque exclusivement d'ordre encéphalique.

Autopsie : « Encéphalo-méningite gommeuse, arachnitis gommeuse basilaire. *Hydrocéphalie interne*. Gommes de la dure-mère. Atrophie de la dure-mère de la convexité. Ostéoporose multiple de la base du crâne. Arachnitis spinale gommeuse. Lésions médullaires étendues, etc. (4). »

Obs. 92 (M. le Dr **Carl Hochsinger**).

Dépouillant 63 observations de syphilis congénitale observées par lui, le Dr Carl Hochsinger signale *deux cas d'hydrocéphalie* (5).

Obs. 93 (M. le Dr **Money Angel**).

Père syphilitique.

Quatre enfants, dont trois morts en bas âge.

Quatrième enfant syphilitique (crâne natiforme, nez écrasé à la base, rate volumineuse, choroïdite). *Hydrocéphalie volumineuse*. Mort (6).

(1) *Journal de médecine de Bordeaux*, décembre 1888, p. 201.

(2) *Contribution à l'anatomie pathologique de la syphilis congénitale*. Thèse de Kiel, 1888.

(3) *Journal de médecine de Bordeaux*, décembre 1888, p. 195.

(4) *Zur Lehre von dem congenitalen Hirn und Rückenmarkes Syphilis* (*Archiv für Psychiatrie*. Berlin, 1889, p. 102).

(5) *Wiener medicinische Wochenschrift*, XXXIX, p. 1715. Wien, 1889.

(6) *Chronic syph. meningitis, arteritis and cerebral atrophy in children* (*Pathol. Society of London*, vol. XL, 29 janvier 1889, p. 13).

Obs. 94 (M. **A. Delansorne**).

Femme B..., trente-trois ans, entre avec son enfant, en juin 1888, dans le service du professeur Fournier.

Syphilitique depuis six années, elle a déjà fait plusieurs séjours à l'hôpital Saint-Louis, mais ne s'est jamais soignée dans l'intervalle de ses séjours à l'hôpital. Elle a eu quatre enfants, tous postérieurs à sa contamination spécifique :

Premier enfant : mort au bout de vingt-trois jours, athrepsique.

Deuxième enfant : mort à vingt-six mois, *hydrocéphale.*

Troisième enfant : mort au bout de deux jours; avait un coryza intense et les jambes paralysées.

Quatrième enfant : celui avec lequel la malade entre aujourd'hui à l'hôpital; cet enfant est affecté de syphilides palmaires et plantaires; de syphilides érosives au niveau des fesses; d'un catarrhe purulent de l'oreille gauche et d'une pseudo-paralysie syphilitique affectant les quatre membres. Soumis au traitement spécifique, l'enfant guérit assez rapidement (1).

Obs. 95 (M. le professeur **J. Neumann**).

C..., fille publique, contracte la syphilis dans le cours d'une grossesse. Accouche à terme, d'un enfant vivant, sain, qui devient *hydrocéphale* et meurt au bout de deux mois (2).

Obs. 96 (M. le professeur **Tarnowsky**).

Père syphilitique. Mère saine. Quatre grossesses.

Première grossesse : enfant actuellement âgé de huit ans, mais n'en paraissant à peine que quatre. Ne sait dire qu'une dizaine de mots ; se traîne habituellement « à quatre pattes ». Tête conique ; nez écrasé ; mâchoire saillante ; type de *crétin.*

Deuxième grossesse : enfant *sourd* depuis la naissance.

Troisième grossesse : enfant âgé de quatre ans et demi, *hydrocéphale.*

Quatrième grossesse : enfant âgé de deux ans, *hydrocéphale* (3).

Obs. 97 (M. le professeur **Tarnowsky**).

Femme hérédo-syphilitique.

Enfant hydrocéphale. (Voy. les détails de cette très intéressante observation au chapitre des *Dystrophies du développement intellectuel*).

(1) Service du professeur Fournier (*Annales de dermatologie*, 1889, p. 14).

(2) *Étude sur la syphilis héréditaire* (*Wiener klinische Wochenschrift.* Wien, 1889, II, p. 135).

(3) *Prostitution und Abolitionismus.* Hamburg et Leipzig, 1890, p. 164.

Obs. 98 (MM. les Drs **Hofmeier** et **Benckiser**).

Mère syphilitique, en période tertiaire; morte au cours de l'accouchement.

Enfant *hydrocéphale* (1).

Obs. 99 (M. le D[r] **d'Astros**).

Enfant syphilitique (plaques muqueuses, vulvaires et anales; syphilides); contaminant sa nourrice.

A six semaines, *hydrocéphalie* devenant manifeste (2).

Obs. 100 (M. le D[r] **d'Astros**).

Enfant syphilitique (syphilides buccales, etc.).

Hydrocéphalie. Mort à six semaines.

A l'autopsie : syphilis du foie, gommes des poumons et des reins.

Obs. 101 (M. le D[r] **d'Astros**).

Mère syphilitique. Enfant syphilitique (lésions osseuses et articulaires). *Hydrocéphalie*. Mort à deux mois (3).

Obs. 102 (M. le Dr **Clouston**). — *Deux hydrocéphales dans une même famille.*

Père vivant, syphilitique.

Mère bien portante. Douze grossesses.

Première grossesse : enfant vivant.

Deuxième grossesse : enfant vivant.

Troisième grossesse : enfant *hydrocéphale*, mort dans l'enfance.

Quatrième grossesse : enfant vivant.

Cinquième grossesse : fausse couche.

Sixième grossesse : fille présentant des stigmates typiques d'hérédo-syphilis. Dents d'Hutchinson; infantilisme; lésions oculaires; attaques épileptiques; — morte à treize ans, après avoir présenté les symptômes classiques de la *paralysie générale*.

Septième grossesse : fausse couche.

Huitième grossesse : fausse couche.

Neuvième et dixième grossesses : enfants vivants.

Onzième grossesse : enfant *hydrocéphale*, *sourd-muet*, épileptique.

Douzième grossesse : enfant mort à huit ans de méningite (4).

(1) *Revue d'obstétrique*, 1890, p. 205.

(2) *Congrès de l'Association française pour l'avancement des sciences*. Marseille, septembre 1891.

(3) *L'hydrocéphalie hérédo-syphilitique* (*Revue des maladies de l'enfance*, 1891).

(4) *The neuroses of development ; developmental general paralysis* (*Edinburg med. Journ.*, 1891, p. 1001).

Obs. 103 (M. le Dr **G. Davis** [de Philadelphie]).

Père syphilitique. Un enfant *hydrocéphale*. (Voy., pour les détails de l'observation, le chapitre *De l'élongation des membres*).

Obs. 104 (M. le Dr **Heller**).

Enfant syphilitique, présentant vers un an « tous les signes d'une *hydrocéphalie chronique* ». Traitement spécifique ; guérison. L'année suivante, kératite interstitielle ; gommes sous-périostées du tibia et de l'humérus.

L'auteur ajoute dans ses conclusions « qu'en face d'un développement chronique de la tête il faut toujours penser à la syphilis héréditaire » (1).

Obs. 105 (M. le Dr **A. Jacobi**).

L'auteur présente à l'une de ses conférences un enfant âgé de quinze mois, dont la mère a été affectée de symptômes manifestes de syphilis au cours de sa grossesse. L'enfant est aveugle et *hydrocéphale* (2).

Obs. 106 (M. le professeur **Ganghofner**).

Parents se disant sains. Enfant de quatorze mois, portant des stigmates d'hérédo-syphilis. Accidents cérébraux, cécité, hémiplégie, mort. A l'autopsie, *hydrocéphalie* ventriculaire ; lésions de l'épendyme ; lésions de méningite circonscrite ; sclérose de la moelle ; lésions syphilitiques du foie (3).

Obs. 107 (M. le professeur **Ganghofner**).

Anna Sm..., âgée de deux mois.

La mère se dit bien portante : elle a eu cinq grossesses.

Première grossesse : accouchement à terme ; il fallut recourir à l'embryotomie.

Deuxième grossesse : accouchement prématuré ; enfant mort-né.

Troisième grossesse : accouchement prématuré ; enfant mort-né.

Quatrième grossesse : accouchement à terme ; enfant mort-né.

Cinquième grossesse : accouchement à terme ; enfant chétif et légèrement hydrocéphale ; cyanose. Broncho-pneumonie et mort.

Autopsie : syphilis viscérale ; gommes syphilitiques du foie ; sclérose cérébrale et médullaire ; hydrocéphalie ventriculaire ; lésions de broncho-pneumonie (4).

(1) *Deutsche medic. Wochenschrift*, 1892, p. 608.
(2) *Archives of Pediatrie*, X, p. 1061. New-York, 1893.
(3) *Les paralysies spasmodiques cérébrales dans l'enfance* (*Zeitschrift für Heilkunde*. Berlin, 1896, XVII, p. 334).
(4) *Zeitschrift für Heilkunde*. Berlin, 1896, XVII, p. 339.

Obs. 108 (M. le Dr Vaquié).

Mère syphilitique. Deux grossesses.

Première grossesse : fausse couche de sept mois.

Deuxième grossesse : enfant syphilitique (syphilides papulo-squameuses et coryza intense); *hydrocéphalie*; hernie.

Obs. 109 (M. le Dr Vaquié).

Père très suspect de syphilis; a eu des accidents urétraux sur lesquels il n'est pas possible d'avoir des renseignements précis.

Mère saine ; a eu six grossesses.

Première grossesse : fausse couche.

Deuxième grossesse : fausse couche.

Troisième grossesse : enfant venu à terme, mort au bout de quelques jours.

Quatrième grossesse : enfant vivant, très malingre.

Cinquième grossesse : enfant âgé de dix ans, très chétif, tout à fait infantile.

Sixième grossesse : enfant *hydrocéphale* (1).

Obs. 110 (M. le Dr Hans Elsner).

Dans un mémoire relatif aux rapports de l'hydrocéphalie et de la syphilis héréditaire, le Dr Elsner, analysant dix-huit cas recueillis dans la policlinique du Dr Neumann (de Berlin), plus trois cas personnels, arrive aux conclusions suivantes :

Chez quatre hydrocéphales, la syphilis est manifeste, soit de par les accidents cutanés survenus chez les enfants, soit de par l'aveu des parents.

Chez les dix-sept autres, il n'y a pas de syphilis manifeste; mais le Dr Elsner remarque que, dans ces cas, la tuméfaction de la rate et du foie est bien plus fréquente que dans toutes les autres maladies non syphilitiques ; que la proportion des avortements, des fausses couches et des enfants mort-nés est infiniment plus grande chez les mères de ces hydrocéphales indemnes de stigmates syphilitiques que chez les mères d'autres enfants non syphilitiques; et il en conclut que la *syphilis congénitale joue un rôle considérable dans l'étiologie de l'hydrocéphalie.*

Voici le résumé des quatre observations en question.

I. Père syphilitique ; deux premiers enfants mort-nés; troisième enfant hydrocéphale.

Autopsie : méningite de la base et *énorme hydrocéphalie interne.*

II. Père syphilitique depuis vingt ans.

Enfant né prématurément ; actuellement âgé de sept mois; *hydrocéphale* depuis un mois environ ; mort.

(1) *De l'hydrocéphalie hérédo-syphilitique.* Thèse de Toulouse, 1896.

Autopsie : pachyméningite et hydrocéphalie chronique.

III. Trois enfants. Les deux premiers morts en bas âge. Troisième enfant, âgée de cinq mois et demi ; énorme tuméfaction de la rate ; exanthème syphilitique sur tout le corps. *Hydrocéphalie volumineuse* ; mort à huit mois.

IV. Père syphilitique. La mère a eu six grossesses ; trois fausses couches ; un enfant mort d'une méningite, et deux enfants vivants, dont l'un est *hydrocéphale* (1).

Obs. 111 (M. le professeur **Moncorvo**). — *Dix-neuf cas d'hydrocéphalie par hérédo-syphilis.*

N° 1. — Père syphilitique. Quatre enfants ; trois présentent des signes manifestes de syphilis ; le dernier, à l'âge de deux mois, devient *hydrocéphale.*

N° 2. — Père et mère syphilitiques. Six enfants ; les trois premiers morts en bas âge ; les trois derniers présentent des accidents syphilitiques. En outre, le dernier est *hydrocéphale.* Légère amélioration sous l'influence du traitement.

N° 3. — Père syphilitique. Enfant de deux mois, présentant une *hydrocéphalie* considérable.

N° 4. — Père syphilitique. — Cinq enfants, qui ont tous présenté des accidents spécifiques. Les quatre premiers sont morts jeunes ; le dernier est *hydrocéphale.*

N° 5. — Père syphilitique. Enfant de trois ans, *hydrocéphale*, et présentant des stigmates multiples d'hérédo-syphilis.

N° 6. — Père syphilitique. Dix enfants, ayant tous présenté des symptômes évidents de syphilis. Le dernier est *hydrocéphale* ; les deux moitiés du frontal et les pariétaux sont tellement écartés que les bords des frontaux sont distants de 5 centimètres et ceux des pariétaux de 10 centimètres.

En outre, il existe, à la région occipitale, *une méningocèle* formant une tumeur qui mesure 17 centimètres de tour et qui semble communiquer avec la cavité du crâne à travers une ouverture de l'écaille.

N° 7. — Père syphilitique. Cinq enfants ; les trois premiers sont morts en bas âge ; les deux derniers sont deux jumelles dont une est morte à six jours, et l'autre, manifestement hérédo-syphilitique, présente une volumineuse *hydrocéphalie.* La tête mesure 64, puis 85 centimètres de circonférence.

N° 8. — Père syphilitique ; premier enfant syphilitique ; second enfant *hydrocéphale.*

N° 9. — Père syphilitique. Enfant hérédo-syphilitique, présentant une *hydrocéphalie énorme.* Les pariétaux et l'occipital sont séparés par des espaces de 6 centimètres de largeur.

N° 10. — Père syphilitique. Enfant manifestement syphilitique et présentant une *hydrocéphalie* volumineuse.

(1) *Jahrbuch für Kinderheilkunde.* Leipzig, 1896, XLIII, p. 455-470.

N° 11. — Enfant de sept mois, présentant une *hydrocéphalie* considérable et une *méningocèle* siégeant au niveau de la région bregmatique.

D'après les renseignements d'anamnèse, cet enfant serait un *hérédo-syphilitique à la seconde génération*. La mère aurait eu dix-huit frères et sœurs, dont neuf morts en bas âge, l'un d'eux à la suite d'une *hydrocéphalie* congénitale.

N° 12. — Père syphilitique. Six enfants, dont deux morts en bas âge. Le dernier porte des stigmates d'hérédo-syphilis et est *hydrocéphale*.

N° 13. — Père syphilitique. Six enfants; le premier et le second syphilitiques : le troisième mort-né; le quatrième né avant terme; le cinquième mort-né ; le sixième hérédo-syphilitique et *hydrocéphale*.

N° 14. — Père syphilitique. Mère saine; accouche à terme d'un enfant hérédo-syphilitique présentant une *hydrocéphalie* considérable et un *spina bifida* de la région lombaire.

N° 15. — Père syphilitique, présentant encore des accidents tertiaires aux jambes. Enfant hérédo-syphilitique, affecté de gommes du cuir chevelu et d'une *hydrocéphalie* volumineuse.

N° 16. — Père syphilitique. La mère a eu onze grossesses, cinq avortements; trois enfants morts jeunes, après avoir présenté des manifestations de syphilis; trois enfants vivants dont deux syphilitiques ; le dernier, âgé de quatre mois, est *hydrocéphale*.

N° 17. — Père syphilitique. La mère a eu cinq avortements et deux enfants, dont le premier est mort en bas âge, et le dernier, âgé de trois mois, présente une *hydrocéphalie* volumineuse.

N° 18. — Père syphilitique. Mère primipare. Enfant *hydrocéphale*.

N° 19. — Père syphilitique. Enfant de dix-huit mois, *hydrocéphale*; considérablement amélioré par le traitement spécifique (1).

Obs. 112 (M. le Dr **Vasiliu**).

Père syphilitique.

Enfant de huit mois, cachectique et *hydrocéphale*. Traitement spécifique; rétrocession de l'hydrocéphalie (2).

Obs. 113 (M. le professeur **Pinard**).

Famille S... — Père syphilitique. La mère a eu trois grossesses :

Première grossesse : hydramnios. — *Hydrocéphalie*, nécessitant une craniotomie.

Traitement spécifique du père et de la mère.

Deuxième grossesse : enfant vivant. Aucune tare.

Troisième grossesse : enfant vivant. Aucune tare (3).

(1) *Sur la pathogénie de l'hydrocéphalie congénitale* (*Journal de clinique et de thérapeutique infantile*, octobre et novembre 1897).

(2) *Presa medicala Romana*, déc. 1897.

(3) Empruntée à la thèse du Dr Laborde, *Étude sur le traitement prophylactique de l'hérédo-syphilis*. Paris, 1897.

Obs. 114 (M. le professeur **Pinard**).

Famille M... — Père syphilitique, traité pendant cinq ans par le professeur Fournier. — Trois grossesses :

Première grossesse : hydramnios. *Enfant hydrocéphale*, mort à deux mois.

Traitement spécifique du père et de la mère.

Deux grossesses ultérieures donnent des enfants vivants et bien portants (1).

Obs. 115 (MM. les Drs **Haushalter** et **Thiry**).

Enfant de six mois nettement syphilitique (syphilides, plaques muqueuses, strabisme, ptosis, etc.).

A l'autopsie : *hydrocéphalie ventriculaire* considérable.

Obs. 116 (MM. les Drs **Haushalter** et **Thiry**).

Enfant syphilitique (papules cuivrées, syphilides, coryza, accidents cérébraux). *Hydrocéphalie*. Mort.

A l'autopsie : hydrocéphalie externe très marquée, dont la raison paraît fournie « par une infiltration gommeuse de la pie-mère et une arachnoïdite diffuse très prononcée » (2).

Obs. 117 (MM. les Drs **Sutherland** et **Watson-Cheyne**).

Enfant de six mois, hérédo-syphilitique, atteint d'*hydrocéphalie chronique congénitale*.

Tentative d'intervention chirurgicale ; méningite ; mort (3).

Obs. 118 (M. le professeur **A. Fournier**) (inédite).

Père syphilitique et mère saine. Trois grossesses. Seconde grossesse donnant un enfant hydrocéphale.

X... contracte la syphilis en 1879 (chancre induré de la verge, roséole, plaques buccales à diverses reprises, adénopathies, etc.). Traitement mercuriel de six à huit mois, et, ultérieurement, iodure de potassium pendant plusieurs mois. — Mariage prématuré en 1881. — Femme restant indemne, assure-t-on. Trois grossesses.

Première grossesse suivant immédiatement le mariage. Enfant sain.

Deuxième grossesse l'année suivante. Enfant devenu *hydrocéphale* vers

(1) *In* thèse de LAPORTE. Paris, 1897.

(2) *Revue de médecine*, août 1897.

(3) *Clinical Society of London*, 11 mars 1898 (*Gaz. hebdomadaire de méd. et de chir.*, mars 1898, n° 24, p. 287).

l'âge de treize mois (tout au moins, l'ampliation de la tête n'a-t-elle été remarquée qu'à ce terme). Mort à deux ans.

Troisième grossesse, trois ans plus tard. Enfant né sain ; mort dans sa deuxième année à la suite d'accidents « de méningite ».

Sur aucun de ces enfants on n'a observé d'accidents propres de syphilis. Deux ans après la mort de son dernier enfant, le père a présenté une arthrite temporo-maxillaire de nature vraisemblablement syphilitique, laquelle a guéri rapidement sous l'influence de l'iodure de potassium.

Obs. 119 (M. le professeur **A. Fournier**) (inédite).

Père syphilitique et mère saine. Premier enfant hydrocéphale. Second enfant affecté d'épilepsie, puis d'hémiplégie.

X..., âgé de trente et un ans, a contracté la syphilis il y a huit ans, et ne s'en est traité que fort peu de temps. Marié dès la première année de sa maladie, il a eu la chance de ne pas contagionner sa femme; mais, en revanche, ses deux enfants sont tristement éprouvés par l'hérédité paternelle.

L'aîné, actuellement âgé de six ans, est un hydrocéphale à tête énorme; inintelligent; affecté, en outre, de strabisme depuis l'âge de huit mois; il est toujours resté exempt de tout symptôme propre de syphilis.

Le jeune est né sain et bel enfant. Jusqu'à ces dernières six semaines, i a été très bien portant ; puis il a été pris de crises épileptiques qui n'ont fait que s'accroître de fréquence (jusqu'à 20, 30 et 35 accès par jour).

L'iodure de potassium, presque immédiatement conseillé par un médecin, malheureusement à faibles doses, a eu pour résultat de diminuer considérablement le nombre des accès, qui sont tombés à trois, deux et un par jour. Mais, depuis quelques jours, ces accès ont redoublé de fréquence, et, de plus, il vient de s'y adjoindre une hémiplégie gauche, à propos de laquelle j'ai été consulté.

J'ai prescrit un traitement mercuriel et ioduré à doses énergiques; mais je ne saurais dire, n'ayant plus eu l'occasion de revoir cette famille, quel a été le résultat de cette médication.

Nul antécédent nerveux chez le père et la mère, qui sont tous deux de constitution moyenne et jouissent d'une bonne santé.

Obs. 120 (M. le professeur **A. Fournier**) (inédite).

Trois enfants hydrocéphales issus d'un père syphilitique.

M. X..., homme de constitution robuste, a contracté la syphilis en 1844 et en a été traité par M. le Dr Ricord, dont une ordonnance (conservée par le malade) porte en tête le diagnostic suivant : « Chancre induré de la lèvre inférieure, à droite; roséole; plaques muqueuses amygdaliennes; engorgement des ganglions cervicaux ». Il a suivi deux mois un traitement énergique au protoiodure, et se souvient d'en avoir éprouvé une salivation intense. Au delà, il a pris quelque peu d'iodure de potassium; puis, il ne s'est plus astreint à aucun traitement. Nulle manifestation spécifique jusqu'à fin de 1873. A ce moment, accidents osseux des fosses nasales. Coryza chronique, souvent strié de sang. Troubles de l'ouïe à droite. Perte de l'odorat; puis symptômes multiples d'ostéites naso-craniennes. Invasion de troubles cérébraux symptomatiques, et mort en 1878 (1).

Marié en 1850. Mère restée saine. Quatre enfants.

Les deux premiers ont été *hydrocéphales in utero* et n'ont pu être extraits qu'après « perforation du crâne ».

Le troisième est né bien portant et s'est développé d'une façon normale au double point de vue physique et intellectuel; mais sa tête était très volumineuse, comme en témoigne un portrait qu'on a conservé de lui. Mort à douze ans, d'une fièvre typhoïde.

Une quatrième grossesse a donné naissance à une fille qui, née en bon état, est devenue *hydrocéphale*. Sa tête, dit-on, a commencé à grossir vers le troisième mois, puis a pris bientôt des proportions considérables. Quand j'ai vu l'enfant pour la première fois, elle avait une dizaine d'années et était affectée à ce moment d'une coxalgie grave. Sa tête était colossale et je ne me souviens pas d'en avoir jamais rencontré (si ce n'est dans les musées d'anatomie pathologique) qui lui soient comparables. L'enfant, cependant, était assez intelligente. Elle avait appris à lire, à écrire, à compter. Au delà, grâce à des soins assidus, elle parvint à acquérir une éducation moyenne et à jouer du piano avec un certain talent. Mais elle resta toujours enfantine de goûts et d'allures. Comme le disait sa mère, c'était encore « un bébé à vingt ans ». Vers trente ans, elle fut prise d'accidents cérébraux, devint maniaque, puis démente, et succomba.

Obs. 121 (M. le professeur **A. Fournier**) (inédite).

Hérédo-syphilis avec hydrocéphalie.

M. X... a contracté la syphilis dans les derniers mois de 1869. Sa maladie, à l'origine, a été méconnue et non traitée pendant quatre mois et demi. Puis elle est devenue évidente, et elle a été alors soumise à une médication régulière. Elle s'est toujours bornée, au reste, à des accidents notablement bénins, à savoir : érosion chancreuse au début; puis syphilides labiales et amygdaliennes, qui se sont répétées quatre fois; quelques croûtes disséminées dans le cuir chevelu, trois papules sèches au niveau du gland, et adénopathies cervicales. Dernier accident, sous forme d'une minime érosion labiale, en mai 1870.

Comme traitement : sept cures mercurielles, de six semaines chacune,

(1) « C'est le malade dont j'ai raconté l'histoire dans une leçon clinique (*Des ostéites naso-craniennes d'origine syphilitique*) publiée dans les *Annales des maladies de l'oreille et du larynx*, 1880. » (Prof. A. Fournier).

avec le protoiodure pour les six premières, et le sirop de Gibert pour la dernière ; quatre cures à l'iodure de potassium (2 à 3 grammes par jour).

Mariage en 1875 : nul accident sur Madame qui a été surveillée par l'un de mes collègues au point de vue spécial. Première grossesse, donnant naissance en 1876 à un enfant quelque peu chétif, qui, dès l'âge de trois semaines, commence à présenter des lésions cutanées suspectes au pourtour des parties génitales et de l'anus. Quelques jours plus tard, ces lésions, examinées par deux de mes collègues et par moi, sont unanimement considérées comme syphilitiques. *Hydrocéphalie*, soupçonnée dès la naissance, mais devenant de jour en jour plus manifeste. Dépérissement. Puis, symptômes de péritonisme et mort.

Le traitement du mari est repris avec vigueur au cours des années 1876, 1877 et 1878 (traitement intermittent et alterne par protoiodure d'hydrargyre et iodure de potassium).

Nouvelle grossesse : accouchement en 1879. Enfant sain, vigoureux, resté indemne de tout accident, et jouissant aujourd'hui d'une excellente santé. — Depuis lors, autre grossesse; enfant sain.

Obs. 122 (M. le professeur **A. Fournier**) (inédite).

Hydrocéphalie sur un enfant issu d'un père syphilitique.

Jeune homme contractant la syphilis à l'âge de vingt-trois ans. Chancre induré. Traitement mercuriel immédiat, prolongé cinq mois. Pas d'accidents secondaires remarqués. Mariage à vingt-six ans. Première grossesse donnant naissance à un enfant chétif, malingre, à grosse tête. *Hydrocéphalie* se confirmant les mois suivants. Mort rapide.

Obs. 123 (M. le professeur **A. Fournier**) (inédite).

Mme X..., sage-femme, s'est mariée deux fois. D'un premier mariage elle a eu un enfant sain, actuellement âgé de dix-sept ans. Du second mariage, sont issues quatre grossesses qui se sont terminées de la façon suivante : les trois premières par des fausses couches et la dernière par la naissance d'un *enfant hydrocéphale*.

Elle est affectée aujourd'hui de deux tumeurs volumineuses qui sont incontestablement des *gommes*. Cependant elle n'a jamais constaté sur elle le moindre phénomène qui ait trait à la syphilis. Elle est donc très vraisemblablement affectée de ce qu'on appelle « la syphilis conceptionnelle à manifestations tardives ».

Obs. 124 (M. le professeur **A. Fournier**) (inédite).

Père affecté de syphilis en 1869 : deux chancres indurés de la verge, avec adénopathie spécifique ; syphilides buccales à diverses reprises en 1870; quelques papules frontales. Traitement mercuriel, puis ioduré.

Pas de renseignements sur la mère.

Enfant né vers la fin de 1871. Dès la naissance, il présentait « une grosse tête » qui a continué à se développer, en sorte que, vers le troisième mois, on l'a déclaré décidément *hydrocéphale*.

« Je suis appelé seulement à examiner l'enfant trois ans plus tard. Je lui trouve une tête très volumineuse. Cependant cette indéniable hydrocéphalie ne s'accompagne d'aucun trouble. Marche facile ; parole normale. Le père dit même que son fils est intelligent (?). Nul antécédent et nul stigmate de manifestations syphilitiques ; nul symptôme actuel de même ordre ».

Obs. 125 (M. le professeur **A. Fournier**) (inédite).

M. X... a contracté, il y a vingt ans, une syphilis qui a été originairement des plus bénignes : chancre induré ; roséole ; quelques plaques muqueuses buccales, et rien autre.

Traitement mercuriel très court (deux à trois mois). — Il y a dix ans environ, début d'un tabès dorsalis (douleurs fulgurantes, accès de diplopie, puis troubles de la vue, amblyopie et quasi cécité, etc. Cependant érections conservées et pas de troubles vésicaux. Marche correcte). Marié depuis quinze mois.

Mme X... n'a jamais présenté d'accidents spécifiques. Devenue enceinte il y a un an, elle est accouchée d'un enfant *hydrocéphale*, qui n'a vécu que deux à trois heures.

Obs. 126 (M. le professeur **A. Fournier**) (inédite).

Père syphilitique : chancre induré, roséole, plaques muqueuses gutturales à diverses reprises. Traitement irrégulier, insuffisant. Se marie malgré moi au cours de la troisième année de l'infection.

Mère devenue très vraisemblablement syphilitique au cours de la première grossesse, en tout cas traitée comme telle par son médecin pour « des taches roses à la peau ».

Trois grossesses :

Première grossesse : enfant mort en naissant.

Seconde grossesse : enfant mort à deux ans et demi, avec des symptômes de « méningite ».

Troisième grossesse : enfant *hydrocéphale*. Je le vois seulement à l'âge de sept ans et demi. Tête volumineuse. Marche très défectueuse, vacillante. Vision nulle de l'œil droit. Intelligence très médiocre. L'enfant connaît à peine ses lettres ; « on ne peut rien lui apprendre ».

Jamais aucun accident de syphilis n'a été relevé sur lui, non plus que sur les deux enfants qui l'ont précédé.

Obs. 127 (M. le professeur **A. Fournier**) (inédite).

M. X... contracte la syphilis en 1880. Chancre induré, roséole, alopécie, plaques buccales à diverses reprises. Traitement : pilules de protoiodure pendant cinq mois; puis 100 pilules de Sédillot; iodure de potassium à diverses reprises.

Mariage cinq ans après l'infection.

Grossesse immédiate. Mme X... reste saine.

Accouchement à terme d'un enfant *hydrocéphale*, qui meurt en naissant.

Quelques semaines plus tard, M. X... présente sur le thorax une éruption discrète de taches érythémateuses qui semblent bien devoir être rapportées à ce qu'on appelle actuellement l'érythème tertiaire.

Traitement par pilules de Dupuytren. Disparition des taches en quelques jours.

Obs. 128 (communiquée par M. le Dr **Parisot** [de Nancy]).

Père et mère syphilitiques.

Enfant né le 4 juin 1896 et présentant, quatre jours après sa naissance, des ulcérations syphilitiques sur tout le corps. Chétif, malingre. Traitement spécifique. Amélioration de l'état général.

En octobre, c'est-à-dire quatre mois après la naissance, la tête de l'enfant commença à augmenter de volume, et une circulation veineuse cranienne très apparente se manifesta. L'enfant, qui se plaignait beaucoup, ne pouvait maintenir sa tête droite; il la laissait toujours tomber en arrière.

Le diagnostic d'*hydrocéphalie* fut porté, et de nouveau un traitement spécifique fut institué.

Pendant un mois encore, la tête continua à grossir; l'enfant se plaignait toujours, restait hébété, avait des spasmes laryngés; l'état général restait fort inquiétant.

Néanmoins, trois mois plus tard, l'état de l'enfant s'était considérablement amélioré.

Le spasme laryngé avait complètement disparu ; l'enfant ne se plaignait plus, maintenait bien sa tête, et l'intelligence se développait. Depuis cette époque, l'amélioration s'est accentuée de jour en jour; actuellement, le petit malade est âgé de huit mois ; sa tête, encore un peu volumineuse, mesure 50 centimètres de circonférence, mais c'est un bel enfant, bien éveillé, qui commence à marcher et qui, en somme, présente un état aussi satisfaisant que possible.

Obs. 129 (communiquée par M. le professeur **Spillmann**).

Père âgé de trente-deux ans, syphilitique.

Mère âgée de vingt-six ans, syphilitique; contaminée par son mari à l'âge de vingt ans. A eu trois grossesses.

Première grossesse : avortement à trois mois.

Deuxième grossesse : avortement à six mois.

Troisième grossesse : naissance d'un enfant, qui mourut à vingt et un mois, *hydrocéphale*.

La déformation de la tête n'apparut, au dire des parents, que deux mois après la naissance, mais elle prit rapidement des proportions énormes ; à ce point qu'à dix-huit mois la tête mesurait 1m,20 de circonférence (!)

Les régions frontales étaient surtout très développées, et il existait un écartement considérable des os de la voûte ; on notait en outre : une saillie assez considérable des globes oculaires, du nystagmus, un léger œdème des paupières, un regard incertain et une hébétude complète ; des contractures passagères dans les membres inférieurs, et un écoulement constant de la salive par les lèvres entr'ouvertes. A cette époque, le Dr Spillmann institua un traitement mixte ; il put constater, au bout de peu de temps, une diminution de 3 centimètres sur la circonférence du crâne et un semblant de réveil des sentiments affectifs ; mais une rougeole survint, et le petit malade succomba à une complication broncho-pulmonaire.

Obs. 130 (communiquée par M. le Dr **Jacquet**).

Père syphilitique ; a encore récemment présenté des accidents cutanés.

Mère indemne ; a eu deux grossesses.

Première grossesse : fille venue à terme, bien portante.

Vers la quatrième semaine, symptômes multiples et non équivoques d'hérédo-syphilis (syphilide cutanée polymorphe, fissures labiales, plaques muqueuses, coryza sanieux et sanguinolent, teint légèrement sub-ictérique, foie gros).

Tous ces symptômes disparaissent sous l'influence d'un traitement spécifique. — Mais, deux mois et demi au delà, la tête commence à grossir, et l'enfant devient *hydrocéphale*.

Tête volumineuse ; fontanelle antérieure anormalement élargie, etc.

Actuellement âgée de vingt-huit mois ; bien portante. Sous l'influence du traitement, tous les accidents ont disparu et la tête a sensiblement diminué de volume ; la fontanelle antérieure est soudée ; l'intelligence est très vive.

En outre, légères érosions sur les incisives médianes supérieures ; léger degré de rachitisme (chapelet costal et genoux en valgus) ; crête palatine très marquée.

Deuxième grossesse : enfant venu à terme, syphilitique ; mort à dix mois d'accidents cérébraux.

Obs. 131 (communiquée par M. le Dr **Barthélemy**).

Père ayant contracté la syphilis en 1879, et n'ayant subi de traitement qu'en 1885, durant six mois, à propos de syphilides serpigineuses péribuccales. Se marie en 1894.

Mère indemne; n'a jamais présenté qu'une petite lésion érosive sèche du corps de l'ongle, survenue pendant le septième mois de sa première grossesse et sur la nature de laquelle il est impossible de se prononcer. Deux grossesses.

Première grossesse. Enfant venu à terme, bien constitué, ayant la tête un peu forte. A trois semaines, des convulsions se manifestent, et la tête de l'enfant commence à se développer anormalement. Sous l'influence d'un traitement spécifique, institué en raison des renseignements d'anamnèse, les convulsions disparaissent au bout de cinq semaines de traitement; mais l'*hydrocéphalie* continue à se développer, et, vers six mois, la circonférence cranienne atteint 58 centimètres.

Sous l'influence du traitement toujours continué, l'état général de l'enfant devient prospère; les dents poussent en leur temps, les membres se développent et se meuvent bien; la croissance se fait même d'une façon exagérée et l'enfant prend un développement de beaucoup supérieur à celui des enfants de même âge. Mais la tête reste volumineuse, ne peut être maintenue en équilibre, et cela même en dépit de cinq ponctions lombaires qui furent pratiquées sans complication, mais n'amenèrent aucune amélioration de l'hydrocéphalie.

Actuellement, cet enfant, âgé de dix-huit mois, est complètement dépourvu d'intelligence; il a une tête vraiment monstrueuse, au point qu'on n'a pas encore osé le sortir.

Deuxième grossesse : dès le début, la mère a subi un traitement spécifique. Naissance d'un bel enfant, actuellement âgé de deux mois et paraissant indemne.

Obs. 132 (communiquée par M. le Dr **Ribemont-Dessaignes**).

En 1891, le Dr Ribemont-Dessaignes fut appelé auprès d'une femme primipare à terme et en travail. Le développement anormal de l'abdomen semblait de prime abord indiquer une grossesse multiple; mais un examen approfondi fit éliminer cette idée pour conclure à une hydramnios et, par suite, à la possibilité d'une malformation fœtale.

A la rupture des membranes, une quantité considérable de liquide (trois à quatre litres) s'écoula, et il fut dès lors possible de constater le développement excessif de la tête fœtale : après une première application infructueuse du forceps, il fallut recourir au basiotribe; la perforation du crâne donna issue à une notable quantité de liquide céphalo-rachidien, et il devint alors facile d'extraire un fœtus, *hydrocéphale*, dont on put remplir la tête de 540 grammes d'eau.

Le mari, questionné, avoua la syphilis, dont il présentait encore d'ailleurs des manifestations sous forme de psoriasis palmaire. Il se soumit à un traitement spécifique énergique.

Depuis cette époque, sa femme est devenue grosse une seconde fois et a donné naissance à un enfant bien constitué, qui est resté sain et bien portant jusqu'à ce jour.

Obs. 133 (communiquée par M. le Dr **Fochier**).

Enfant de cinq mois nettement *hydrocéphale*. En dépit des dénégations des parents, un traitement spécifique est institué (frictions mercurielles et iodure); il produit les meilleurs résultats : rétrocession complète de l'hydrocéphalie.

Plus tard, kératite interstitielle.

Obs. 134 (communiquée par M. **Keim**, interne des hôpitaux de Paris).

Père syphilitique; ayant contaminé sa femme six mois environ avant le début de la première grossesse. La mère a eu un chancre des parties génitales, la roséole, des plaques muqueuses, etc. Elle n'a subi un traitement que vers la fin de sa grossesse (septième mois environ).

Accouchement à terme d'un enfant sain d'apparence, qui est envoyé en nourrice.

A l'âge de trois semaines, bulles de pemphigus aux mains et aux pieds; puis coryza; puis augmentation progressive du volume de la tète.

Lorsque cet enfant est amené à l'hôpital Trousseau, en mai 1897, il est âgé de deux ans. On relève sur lui des cicatrices fessières, un nez aplati à la base, des érosions dentaires, des dents atrophiées, une paralysie faciale du côté droit, et une *hydrocéphalie volumineuse*; les fontanelles sont largement béantes; les sutures sagittale et lambdoïde sont libres; le front est proéminent; le crâne est asymétrique.

Quelques jours après son entrée à l'hôpital, cet enfant présente des accidents de conjonctivite phlycténulaire, puis des accidents de broncho-pneumonie auxquels il succombe. A l'autopsie, on trouve les ventricules latéraux très dilatés et une abondante hydrocéphalie interne.

Foyers de broncho-pneumonie. Rien aux autres viscères.

Obs. 135 (communiquée par M. le professeur **Gemy**).

M. X... contracte la syphilis à dix-huit ans (chancre, plaques muqueuses, syphilides papuleuses, etc.); il se soigne régulièrement pendant deux ans, puis d'une façon irrégulière (à propos de quelques légers accidents) pendant les quatre années suivantes. A vingt-huit ans, en prévision d'un mariage, il fait à Cauterets une cure d'épreuve qui reste négative, et il se marie une année plus tard, c'est-à-dire à vingt-neuf ans.

Il a d'abord deux enfants bien portants. Puis, il subit une poussée nouvelle de son ancienne infection : amaigrissement extrême, perte rapide des facultés génésiques, syphilides papulo-tuberculeuses de la voûte palatine et glossite scléro-gommeuse. Ce retour offensif se traduit sur un troisième enfant qui, conçu à cette époque, est expulsé à sept mois et demi, présentant une *énorme hydrocéphalie*.

Le père recommence alors un traitement énergique, qu'il continue pendant plus d'une année. A cette époque, sa femme devient enceinte pour la quatrième fois et accouche normalement d'un enfant bien portant, bien conformé, qui est âgé aujourd'hui de vingt mois et présente toutes les apparences d'une santé parfaite.

La longue énumération qui précède a dû paraître sans aucun doute monotone et fastidieuse. Mais elle trouvera, je l'espère, son excuse dans l'intérêt de la démonstration poursuivie.

Il s'agit ici d'un gros fait, la relation pathogénique de l'hydrocéphalie avec l'hérédo-syphilis. J'ai pensé que, pour un fait de ce genre, il pouvait n'être pas exagéré d'accumuler les témoignages et j'ai tablé sur la puissance du *nombre*.

En définitive, j'ai relevé dans la littérature médicale française et étrangère (que j'ai pu consulter) 147 cas d'enfants entachés d'hérédo-syphilis et hydrocéphales.

A ce chiffre j'ai ajouté, d'une part, 12 observations empruntées aux notes de mon père ; — et, d'autre part, 11 observations que je dois à de très obligeantes communications.

Au total, donc, j'ai réuni 170 cas dûment authentiques d'hydrocéphalie s'étant produite sur des sujets hérédo-syphilitiques. Et j'aurais pu en produire bien davantage, si je ne m'étais astreint à ne citer que les cas offrant, soit par l'autorité de leurs auteurs, soit par leurs détails propres, toute garantie de certitude.

Ce chiffre, à coup sûr, est assez considérable pour être significatif, et je crois être autorisé à en tirer la conclusion suivante : *L'influence hérédo-syphilitique peut se traduire par l'hydrocéphalie et constitue même un affluent important à l'étiologie de cette affection.*

Conséquemment : l'hydrocéphalie peut être considérée comme un *stigmate d'hérédo-syphilis.*

A coup sûr, ajouterai-je une fois de plus, ce stigmate n'implique pas la syphilis pour cause, et bien loin de moi l'intention de dire que toute hydrocéphalie relève d'une cause spécifique; mais la constatation de l'hydrocéphalie sur un enfant doit toujours attirer l'attention du côté de l'hérédo-syphilis, éveiller un soupçon et diriger en ce sens les investigations diagnostiques.

Tel est surtout l'intérêt pratique qui se rattache à la question des rapports pathogéniques de l'hydrocéphalie avec l'hérédo-syphilis.

CIRCULATION CRANIENNE SUPPLÉMENTAIRE.

Je placerai ici, bien artificiellement, je l'avoue, la description d'un tout autre stigmate qui s'observe souvent avec l'hydrocéphalie, mais qui peut également se rencontrer indépendamment de l'hydrocéphalie, à savoir : la *circulation cranienne supplémentaire.*

Ce stigmate, dont l'intérêt est surtout diagnostique, consiste en une exagération de la circulation veineuse cranienne que l'on aperçoit sous les téguments du front et le cuir chevelu. Le réseau veineux gorgé de sang se dessine là à la façon des circulations dites supplémentaires.

Le symptôme en question a été signalé et décrit par mon père dans les termes suivants :

« Il m'est arrivé bien des fois, en examinant des enfants hérédo-syphilitiques, d'avoir l'attention attirée vers un détail spécial, à savoir la dilatation de certains troncs veineux craniens exagérés de volume et paraissant gorgés de sang, à la façon des vaisseaux qui constituent une circulation supplémentaire.

« Ce développement exagéré du système veineux s'observe surtout dans les trois points suivants, que je citerai par ordre de fréquence :

« 1° Sur le trajet de la *veine temporale superficielle* et de ses racines constituées par les veines pariétales ;

« 2° Sur le trajet de la *veine angulaire*, au niveau de l'angle interne de l'œil ;

« 3° Sur le trajet des *veines frontales.*

« Il est variable d'importance suivant les sujets, mais toujours très apparent. Alors qu'il est fortement accentué, il s'accuse non pas seulement par de *gros cordons veineux* de coloration bleuâtre ou d'un bleu rosé, mais par la formation de véritables *arborescences veineuses* que constituent les anastomoses réciproques des veinules servant de racines aux troncs principaux.

« C'est ainsi, par exemple, que, sur un petit malade hérédo-syphilitique du service de mon cher collègue et ami, le prof. Budin, on observait ceci : d'une part, la veine temporale formant au devant et au-dessus de l'oreille un gros tronc d'une largeur de deux à trois millimètres ; — d'autre part, les veines frontales très dilatées ; et, finalement, les radicules de ces deux ordres de veines s'entrelaçant, s'anastomosant, et constituant un lacis veineux des plus riches au niveau des deux tiers antérieurs du crâne. Si bien que les régions frontale, sincipitale et temporales se trouvaient sillonnées en tous

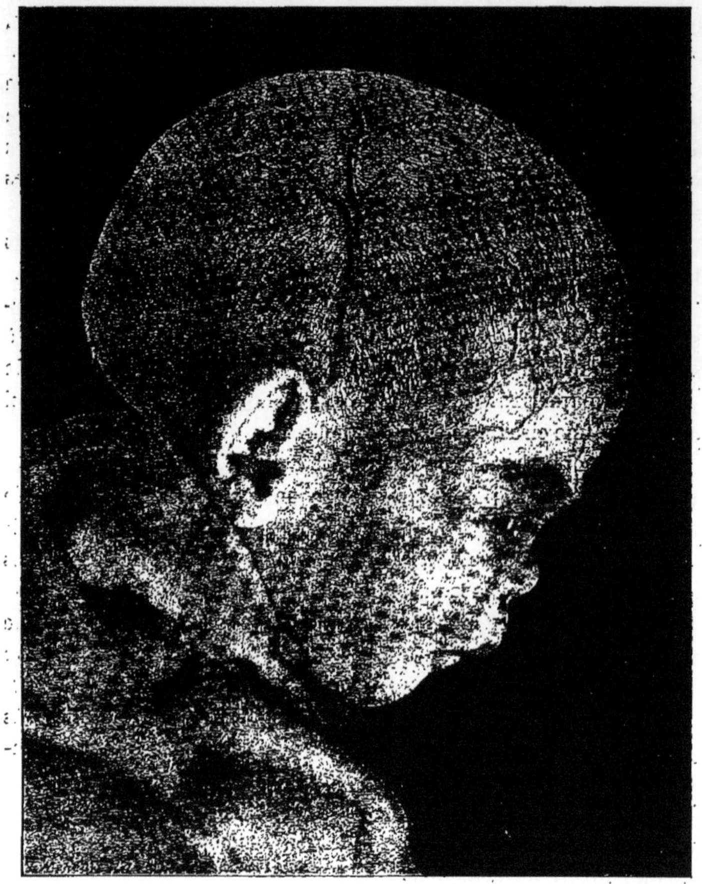

Fig. 7.

sens par des traînées bleuâtres, que dissimulait à peine la chevelure, d'ailleurs raréfiée (Voy. fig. 7).

« Sur un autre bébé, observé par un de mes anciens internes, M. Salmon, les deux veines temporales superficielles, très dilatées, se réunissaient à plein canal au niveau du sinciput, tandis que leurs veines radiculaires, également développées, couvraient de leurs anastomoses les régions antérieure et postérieure du crâne (Voy. fig. 8).

« Point curieux à noter : Cette circulation veineuse supplémentaire

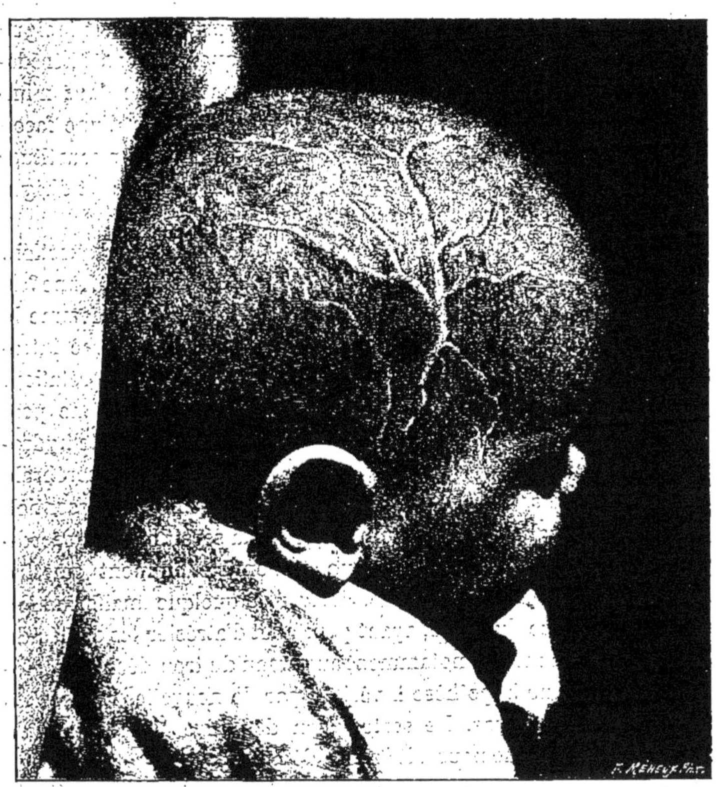

Fig. 8.

ne s'observe pas seulement chez les sujets à grosse tête, à tête hydrocéphalique ; elle se rencontre aussi et non moins souvent sur des enfants à tête normale, ne présentant rien d'exagéré.

« Elle est, je le répète, assez commune. Je la trouve signalée dans mes notes plus d'une trentaine de fois, et déjà plusieurs spécimens en ont été publiés par un de mes élèves, notamment, par le

Dr Barasch (1). Si bien qu'il m'est arrivé déjà plusieurs fois de suspecter l'hérédo-syphilis à première vue, rien que par cette curieuse particularité d'une circulation veineuse exagérée.

« Il n'est là, certes, rien de spécial à la syphilis, rien qui lui appartienne en propre, et je suis à cent lieues de prétendre vous donner ce signe comme un symptôme syphilitique. Mais je dis ceci : le signe en question s'observe avec une notable fréquence dans l'hérédo-syphilis, et peut-être même plus fréquemment là que dans n'importe quelle autre maladie (ce qui reste à déterminer d'une façon plus précise, mais n'importe) ; donc il est excellent pour constituer *un indice*, pour éveiller un soupçon, pour ouvrir une piste et diriger le diagnostic vers la recherche de l'hérédo-syphilis.

« Resterait à savoir le pourquoi du phénomène en question. Qu'est-ce que cette circulation supplémentaire extracranienne? Il se présente à l'esprit de tout le monde de la considérer comme le résultat d'une difficulté survenue dans la circulation veineuse intracranienne. Mais comment expliquer, avec cette interprétation, qu'elle s'observe fréquemment en dehors de tout symptôme permettant d'admettre un excès de pression intracranienne, une hydrocéphalie, une tumeur cérébrale, un état de souffrance cérébrale quelconque ? Ne serait-elle donc qu'un phénomène propre, essentiel, tel qu'une anomalie de circulation locale? Cela serait bien extraordinaire. J'ai entendu, cependant, un anatomiste éminent émettre cette opinion qu'elle pourrait bien dériver de quelque malformation osseuse de la base du crâne, ayant pour effet d'atrésier les défilés de la circulation en retour, notamment au niveau du trou déchiré postérieur. C'est là une hypothèse à vérifier par de nouvelles recherches anatomo-pathologiques. De sorte qu'en définitive l'explication de ce curieux symptôme nous fait encore défaut (2). »

DYSTROPHIES DU SYSTÈME DENTAIRE.

I. — De tous les systèmes organiques c'est, sans contradiction possible, le système dentaire qui est affecté le plus souvent par l'influence hérédo-syphilitique.

(1) *Influence dystrophique de l'hérédité syphilitique.* Thèse de Paris, 1896. Voy. obs. V, X, XVII, etc.

(2) *Leçons cliniques de l'hôpital Saint-Louis.* (Inédites.)

De cela témoigne l'observation courante. De cela témoigne également la statistique, comme on le verra dans l'un des chapitres suivants. M'étant imposé comme tâche d'étudier la fréquence relative des divers stigmates d'hérédo-syphilis, j'ai trouvé que, soit à l'hôpital, soit en ville, soit dans les observations insérées dans la collection des *Annales de dermatologie et de syphiligraphie*, les stigmates dits dentaires occupent toujours le premier rang.

II. — Ces dystrophies du système dentaire peuvent affecter l'une et l'autre dentition; mais elles sont beaucoup plus communes et beaucoup plus importantes au point de vue diagnostique sur la seconde que sur la première. Mon attention se portera surtout dans ce qui va suivre sur celles qui intéressent la seconde dentition, parce que ce sont celles-là surtout qui peuvent fournir d'utiles témoignages pour le diagnostic de la syphilis héréditaire tardive.

III. — Les dystrophies dentaires qui dérivent de l'hérédo-syphilis sont, au moins pour l'énorme majorité des cas, *multiples et symétriques* : multiples, en ce sens qu'elles affectent plusieurs dents ; symétriques, en ce sens qu'elles affectent des dents homologues.

Cette règle toutefois n'est pas sans souffrir d'assez nombreuses exceptions ; ainsi l'on voit parfois des dystrophies dentaires se borner à un très petit nombre de dents, voire, mais exceptionnellement, à une seule. De même, il n'est pas rare qu'une dent quelconque se trouvant affectée, la dent homologue du côté opposé se présente normale.

IV. — Toutes ces dystrophies dentaires, quelle qu'en soit la variété, sont issues d'un *trouble nutritif* ayant surpris la dent au cours de son évolution, l'ayant altérée ou affectée d'une façon ou d'une autre et ayant laissé sur elle une empreinte indélébile.

Donc — soit dit une fois pour toutes — la dent « syphilitique » n'est en rien une dent qui, née saine et bien formée, a été altérée ultérieurement par une lésion d'ordre syphilitique. C'est, tout au contraire, une dent qui a subi de l'influence hérédo-syphilitique, au moment même de sa formation, une défectuosité de développement; défectuosité originaire, native, prénative même, dirais-je plutôt, puisque cette défectuosité de développement s'est constituée à l'époque (quelquefois antérieure même à la naissance) où la dent était encore contenue dans son alvéole.

Je précise : une dent, je suppose, était en période de formation ; à ce moment est intervenue une cause morbide (celle de la syphilis en l'espèce) qui a troublé la nutrition ou le processus formatif de cette dent. Sous cette influence, la dent s'est affectée d'une façon quelconque, s'est athrepsiée, s'est viciée dans sa forme, dans sa structure, dans son processus de calcification. Elle a été surprise, en un mot, dans son évolution par un trouble dystrophique ; et c'est ce trouble dystrophique qui, s'inscrivant sur elle à ce moment, y laisse son empreinte indélébile. Et c'est cette empreinte indélébile que nous pouvons plus tard utiliser comme stigmate pour reconnaître l'action de l'hérédo-syphilis.

V. — L'influence héréditaire de la syphilis se traduit sur le système dentaire par des modalités extrêmement variées.

Souvent, très souvent, elle se caractérise par des RETARDS DE L'ÉVOLUTION DENTAIRE.

Ces retards s'observent bien plus spécialement pour la première dentition. Ainsi il est très commun de rencontrer des sujets hérédo-syphilitiques qui n'ont commencé à percer leurs premières dents que vers l'âge de dix, douze, quinze mois.

Parfois, encore, la première éclosion dentaire est plus tardive et se fait attendre jusqu'à deux ans, comme on en verra quelques exemples dans ce mémoire.

Plus rarement, l'apparition des dents ne se fait que vers la troisième, voire vers la quatrième année. Telles sont, entre autres, deux observations dans lesquelles des enfants hérédo-syphilitiques n'avaient pas encore une seule dent à l'âge de quatre ans (Demarquay et L. de Saint-Germain).

Enfin, comme fait des plus rares, je citerai le cas du Dr Lancereaux dans lequel « sur un enfant syphilitique âgé de douze ans, enfant à la fois microcéphale, idiot et épileptique, les incisives latérales et les canines étaient à peine sorties de leurs alvéoles ».

Des retards analogues ont été signalés pour la seconde dentition, mais ils sont infiniment plus rares.

Rien de spécial dans ce retard de l'évolution dentaire, qui n'est qu'une expression d'un fait général sur lequel j'ai déjà insisté, à savoir :

le retard du développement physique chez des sujets affectés de syphilis héréditaire.

VI. — D'autres fois, et ceci est bien plus important, l'influence héréditaire se traduit par des *anomalies* et des *dystrophies* qui portent sur la dent.

Ces dystrophies sont extrêmement variables comme modalités. Si variables soient-elles, cependant, il n'est pas impossible de les catégoriser en un certain nombre de groupes assez naturels. Ainsi ces dystrophies affectent quatre modes principaux que l'on peut décrire sous les noms de : *érosions dentaires ;* — *microdontisme ;* — *anomalies de forme* ou *amorphisme ;* —*vulnérabilité* dentaire.

I. — ÉROSIONS DENTAIRES.

L'érosion dentaire est le type de la dystrophie. Elle ne consiste pas, en effet, comme son nom semblerait l'indiquer, en une entaille faite sur une dent originairement saine, mais bien en une formation vicieuse de la dent.

Ce n'est pas une perte de substance, c'est une *non-formation* d'un segment de la dent pendant une certaine durée de sa vie intrafolliculaire ; c'est, en un mot, une dystrophie contemporaine de l'époque de la formation de la dent; c'est, comme l'a dit Magitot, « un arrêt de développement intrafolliculaire de la dent en évolution ».

Pathogéniquement elle est la conséquence d'une interruption momentanée survenue dans le processus de dentification à l'époque où se constitue la dent.

En tant que stigmate (seul point de vue auquel je veuille l'étudier actuellement), l'érosion dentaire se localise ou bien sur la couronne même de la dent ou bien sur son sommet. Elle est dite : *dystrophie coronaire* dans le premier cas et *dystrophie cuspidienne* dans le second.

I. Dystrophies coronaires. — Les dystrophies coronaires reconnaissent trois types :

1° Érosions en cupule;

2° Érosions en sillon ;

3° Érosions en nappe.

1° **Érosions en cupule.** — Celles-ci consistent en des dépressions généralement circulaires qui se constituent à la surface de la dent : dépressions tranchant sur la surface de la dent, non pas seulement par leur enfoncement, mais par une teinte plus ou moins foncée, grisâtre ou presque noire. Petites, elles sont comparables à l'impression que laisserait la pointe d'une épingle sur de la cire molle (érosions dites *pointillées*) ; — plus larges et plus profondes, elles constituent une excavation véritable (érosions dites *en godet*).

Variables de nombre. — Quelquefois uniques ; — quelquefois multiples au nombre de deux, trois, quatre, et alors généralement rangées à la file sur une ligne horizontale.

2° **Érosions en sillon** (érosions *sulciformes* de Parrot). — Plus communes, constituées par une rainure linéaire, creusée dans la couronne de la dent, suivant un trajet horizontal.

Superficielles ou profondes. — Superficielles, elles sont compara-

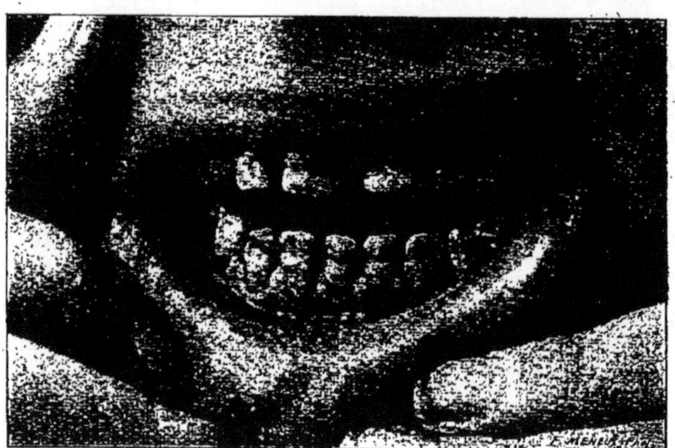

Fig. 9.

bles au trait que trace la plume sur le papier, ou mieux au passage d'une pointe de canif sur un morceau de bois.

Plus creuses, elles forment une véritable entamure en rigole sur une hauteur d'un demi-millimètre à un millimètre environ.

Facilement appréciables à la vue, en ce qu'elles contrastent avec la blancheur de la dent par une teinte foncée, grise, noirâtre ou presque noire.

Généralement uniques; — quelquefois cependant multiples, au nombre de deux ou trois qui sont alors superposées horizontalement à la façon de lignes parallèles (**dents** dites **en gradins**).

3° **Érosions en nappe.** — Assez rares. — Occupant une large partie, quelquefois même toute la surface de la couronne. — La dent se présente alors avec une couronne inégale, rugueuse, raboteuse, semée de saillies et de dépressions alternantes, foncées de ton, jaunâtres ou gris noir.

Exagérée, cette forme constitue la dent semée de véritables alvéoles ou anfractuosités irrégulières (dents dites par Tomes *en gâteau de miel*).

II. Dystrophies cuspidiennes. — Très communes.

Moins bien définies de forme, elles consistent toutes en des atrophies du sommet dentaire qui se présente sous des aspects extrêmement variés, suivant l'espèce de dent qu'elles affectent.

1° Sur la première grosse molaire (la seule des molaires qui soit affectée de la sorte), l'atrophie cuspidienne se présente de la façon suivante :

« Le corps de la dent, dans les deux tiers ou les trois quarts de sa hauteur, se présente normalement constitué. Mais son segment supérieur, au contraire, est amoindri dans tous ses diamètres, comme atrophié, comme rongé. De plus, séparé du segment inférieur par une rigole circulaire, il paraît comme enchâssé dans celui-ci. Si bien qu'à première vue on dirait une dent plus petite sortant d'une dent plus grande, ou bien encore un moignon d'ivoire émergeant d'une couronne normale.

« Si l'on examine les choses de plus près, on remarque que la surface triturante de la dent est complètement modifiée d'aspect. Au lieu d'être lisse, unie, gracieusement divisée en une série de mamelons ou cuspides que séparent des sillons ondulés, elle se présente absolument irrégulière, hérissée d'éminences rugueuses, acuminées ou grenues, creusée d'anfractuosités plus ou moins profondes dont quelques-unes pénètrent jusqu'à l'ivoire ; voire, « bouleversée d'aspect », comme l'a dit un auteur anglais. En outre, cette surface, au lieu de la coloration nacrée, d'un blanc laiteux, qui est propre à la dent normale, offre une teinte jaunâtre ou brune, sale, sordide.

« Cet aspect est celui de la lésion jeune, telle qu'on l'observe dans l'enfance ou l'adolescence. Mais bientôt il se modifie et, avec les années, se transforme même du tout au tout. Sous l'influence des frottements et de la trituration alimentaire, le moignon supérieur de la dent, d'ailleurs vicieusement constitué et partiellement dépourvu d'émail, ne tarde pas à s'user, à s'égrener, à s'émietter, à se détruire par parcelles. Finalement il disparaît.

« Reste alors une dent doublement remarquable : 1° en ce qu'elle est notablement raccourcie, raccourcie de ce qu'elle a perdu ; 2° en ce qu'elle se termine par une surface absolument plane, par un plateau véritable, à centre jaunâtre et à bourrelet périphérique d'émail blanc. Cet aspect est typique, et cette **dent courte, en plateau** lisse, a une signification diagnostique de haute valeur (1). »

2° Sur les canines, l'atrophie cuspidienne se produit par une sorte d'étranglement du sommet de la dent, formant une échancrure circulaire, échancrure d'où surgit un tronçon conique et exigu. On dirait « une petite dent enchâssée dans une dent plus volumineuse ».

3° Pour les incisives, variétés extrêmement nombreuses, à savoir :

A. **Dent élimée**, c'est-à-dire, à sommet usé sur ses faces, comme si on l'avait entaillé çà et là à coups de lime (dent encore dite *en scie*, *à spinules*, etc.).

B. **Dent laminée**, caractérisée par l'amincissement atrophique de son sommet, avec aplatissement antéro-postérieur.

C. **Dent « en clou de girofle »**. — Celle-ci se présente normale de base, puis, à quelques millimètres de son sommet, étranglée par un sillon circulaire, d'où émerge un petit tronçon très inférieur comme volume au volume de la dent.

Ce tronçon à son tour se présente divisé en deux ou trois petits bourgeons juxtaposés, rappelant assez exactement l'aspect du clou de girofle.

Il va sans dire que cette portion cuspidienne ainsi affectée se présente toujours rugueuse d'aspect, dépourvue d'émail, et avec une couleur sale, grise ou jaunâtre.

D. **Dent à échancrure semi-lunaire**, ou véritable DENT D'HUTCHINSON. — Se localisant, d'après Hutchinson, sur les incisives médianes supérieures. — Type essentiellement constitué par une échancrure semi-lunaire occupant le bord libre de la dent ; —

(1) A. FOURNIER, *Syphilis héréditaire tardive*, p. 85.

échancrure demi-circulaire, régulièrement et presque gracieusement arciforme, à convexité tournée vers le collet de la dent (fig. 10).

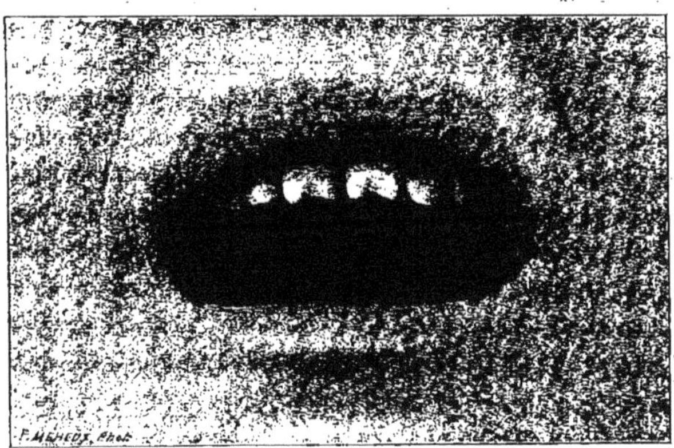

Fig. 10.

A ce caractère majeur et « constitutif » (Hutchinson) s'ajoutent assez souvent deux autres attributs des plus curieux ; à savoir :

1° Configuration spéciale, rappelant l'aspect du tournevis par ce

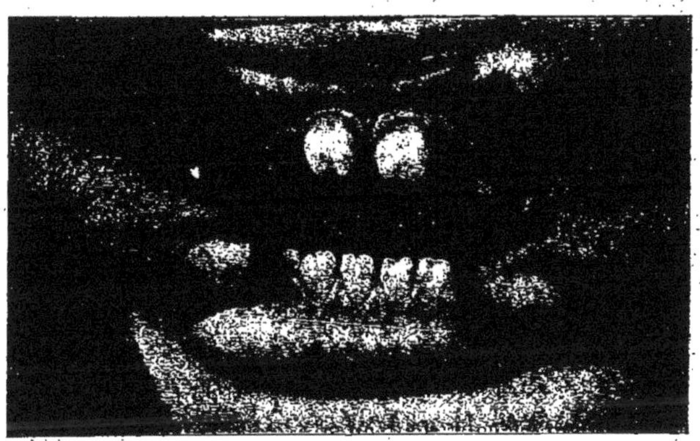

Fig. 11.

double fait que la dent est élargie au niveau de son collet et rétrécie au niveau de son bord libre (**dent en tournevis**) (fig. 11).

2° *Direction oblique convergente.* — Les incisives médianes supérieures affectées de l'échancrure d'Hutchinson sont fréquemment déviées comme direction, par suite d'une implantation vicieuse. Au lieu d'avoir leurs axes verticaux parallèles, elles sont légèrement inclinées en dedans, de façon à converger l'une vers l'autre. On les dit alors, en langage technique, **obliques convergentes.**

On sait que la dent d'Hutchinson n'est pas identique à elle-même à tous les âges de la vie. Je rappellerai rapidement qu'originairement son échancrure est en partie comblée par de petites végétations atrophiques du tissu dentaire, dont la brisure ultérieure constitue l'arc évidé de la dent; — que, plus tard et avec les progrès de l'âge, l'échancrure s'affaisse peu à peu jusqu'à finir par disparaître.

Quelques remarques :

Le type de dent échancrée en demi-lune à son bord libre peut se rencontrer sur diverses dents (incisives et canines, et cela dans l'une et l'autre dentition); — mais l'éminent docteur Hutchinson n'attribue de valeur séméiologique qu'à l'échancrure en demi-lune *affectant les incisives médianes supérieures de seconde dentition.* « C'est là *ma dent*, dit-il, et je n'admets pas qu'on donne le nom de dent d'Hutchinson à des échancrures d'autre localisation que celle-ci (1). »

La dent en tournevis a, d'après mon père, une réelle signification. — Cette forme toute particulière peut être associée à l'échancrure du bord libre, mais elle peut exister aussi sans échancrure; je l'ai trouvée signalée sous ce type dans plusieurs des observations que j'ai consultées.

Coïncidence fréquente des divers types d'érosions. — Les divers types d'érosions susdécrits peuvent exister seuls, exclusivement; mais le fait de beaucoup le plus commun est l'association de ces divers types. Ainsi, par exemple, il est absolument fréquent de rencontrer, avec des dents du type d'Hutchinson, des dents rayées en sillon, des dents à cupules, des dents à atrophies cuspidiennes, etc.

Rien d'étonnant à cela ; car, ainsi que l'a bien dit le Dr Magitot, *l'érosion est une*, et c'est toujours elle qui se traduit sous des apparences variées.

(1) Communication faite à mon père.

A ce qui précède il me faut ajouter encore quelques considérations pour compléter l'histoire de ces érosions dentaires.

I. — Comme on l'a vu par ce qui précède, l'érosion dentaire ne se produit pas indifféremment sur toutes les dents. Elle a, au contraire, ses *dents de prédilection*. Ainsi, par ordre de fréquence, elle affecte : 1° les premières grosses molaires; 2° les incisives; 3° les canines.

Elle épargne au contraire presque invariablement : 1° le groupe des petites molaires ; 2° les deuxième et troisième grosses molaires.

II. — Presque invariablement les érosions dentaires sont *multiples*, c'est-à-dire qu'au minimum elles affectent deux dents ; — bien plus souvent quatre, six, huit, dix ; — quelquefois douze et seize.

III. — Presque invariablement ces érosions sont *symétriques*, c'est-à-dire frappent d'une façon similaire les dents homologues.

IV. — Les érosions des dents homologues occupent rigoureusement le *même niveau* sur la couronne.

V. — Enfin, ces érosions sont situées à des hauteurs différentes sur les dents d'ordre différent ; et ces différences de niveau sont en relation anatomiquement précise avec les différences chronologiques d'évolution de ces diverses dents.

Je ne fais qu'énoncer ici ces diverses propositions dont le commentaire m'entraînerait loin de mon sujet, priant le lecteur de se reporter au livre de mon père (*Syphilis héréditaire tardive*, p. 97 et suiv.) pour les détails qui y sont afférents.

II. — ANOMALIES DE VOLUME. — MICRODONTISME.

Les anomalies de volume peuvent se produire en deux sens précisément opposés : réduction ou exagération de taille, mais cela avec un degré de fréquence extrêmement inégal.

La réduction de taille est assez commune ; l'exagération au contraire (contraste curieux avec ce qui s'observe chez les idiots) est très rare, tout à fait exceptionnelle.

I. **Microdontisme, infantilisme dentaire.** — La réduction de volume des dents peut recevoir le nom d'infantilisme dentaire, en ce sens que la dent conserve chez l'adulte les proportions réduites qu'elle présente chez l'enfant.

Cet infantilisme dentaire se présente sous deux formes :

1° *Forme généralisée*, s'étendant à tout le système dentaire. On observe dans ce cas une réduction de volume plus ou moins marquée sur tout ou presque tout le système dentaire, notamment sur les incisives et les canines de l'une et l'autre mâchoire (1).

Cette forme est exceptionnelle.

2° *Forme partielle.* — Dans celle-ci, l'infantilisme dentaire se montre isolément sur quelques dents, voire parfois sur une seule ; et l'on voit alors, au milieu de dents présentant une taille normale, une ou quelques dents petites, exiguës, qui, tout en conservant la forme de leur type propre, sont remarquables par leur réduction de volume en toutes proportions (hauteur, largeur, épaisseur). On dirait une ou quelques dents d'enfant au milieu de dents d'un sujet adulte.

Plusieurs exemples du genre se trouvent décrits et représentés dans les ouvrages d'Hutchinson et de mon père. J'y joindrai la

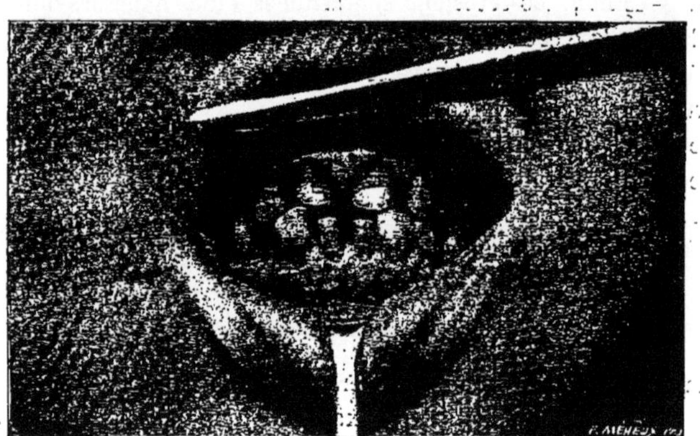

Fig. 12.

figure suivante (fig. 12) reproduisant un cas que j'ai observé à l'hôpital Saint-Louis. On y voit deux incisives inférieures médianes tout à fait réduites de volume par rapport aux dents voisines.

Ce microdontisme n'affecte en général qu'un très petit nombre

(1) Voy. comme exemple, une observation publiée par MM. les Dr Gastou et Barasch (*Ann. de derm. et de syphilig.*, 1896, p. 735).

de dents, une ou deux le plus souvent, rarement davantage.

Il a ses degrés. Lorsqu'il est tout à fait exagéré, il dégénère en ce qu'on appelle le **nanisme dentaire**. Ce que l'on constate alors, c'est une dent extraordinairement petite, rudimentaire, véritablement naine (*dwarf tooth; dent de poupée*, etc.). — Forme assez rare.

II. **Gigantisme dentaire**. — Inversement, on peut rencontrer chez les hérédo-syphilitiques des dents d'un volume quelque peu exagéré. Cet excès de taille est presque toujours partiel et ne se rencontre guère que sur les incisives médianes supérieures ; — quelquefois encore sur les molaires et généralement alors par addition de tubercules supplémentaires. Ainsi, à n'en citer qu'un exemple, un petit malade du Dr Barasch présentait, entre autres anomalies, une molaire géante.

Mais cette modalité, je le répète, est plus que rare ; elle est tout à fait exceptionnelle. C'est là un point que je tiens à préciser bien catégoriquement, parce qu'il forme une opposition curieuse avec ce qu'on observe chez les idiots ou les dégénérés d'autre genre. Et, en effet, d'après les travaux de M. le Dr Bourneville et de Mme A. Sollier, le gigantisme dentaire serait d'observation assez commune dans l'idiotie, l'épilepsie, etc. C'est donc là un contraste curieux à signaler entre les conséquences dentaires de l'hérédo-syphilis et celles d'hérédités d'un autre ordre. Je ne fais que signaler ce point pour l'instant, devant y revenir dans un chapitre ultérieur.

III. — ANOMALIES DE FORME. — AMORPHISME DENTAIRE.

Les dystrophies dentaires par anomalies de forme sont communes chez les hérédo-syphilitiques, et elles le seraient, je crois, beaucoup plus encore si l'on attachait généralement plus d'attention à l'examen du système dentaire.

Elles ne sont généralement que partielles, j'entends limitées à quelques dents ou à un groupe de dents ; mais elles sont variables à l'infini, si bien qu'elles ne se prêtent guère à une description d'ensemble. On peut cependant y reconnaître divers types que je désignerai sous les noms suivants :

1° *Dent* **déviée de type**, c'est-à-dire perdant plus ou moins les caractères de son espèce pour emprunter ceux d'une espèce autre.

Exemple : incisives épaissies, devenant conoïdes à la façon de canines ; ainsi, dans un cas cité par le Dr Couzan, les incisives supérieures latérales affectaient la forme de « magnifiques canines » (1) ; — canines aplaties et perdant leur sommet acuminé, etc.

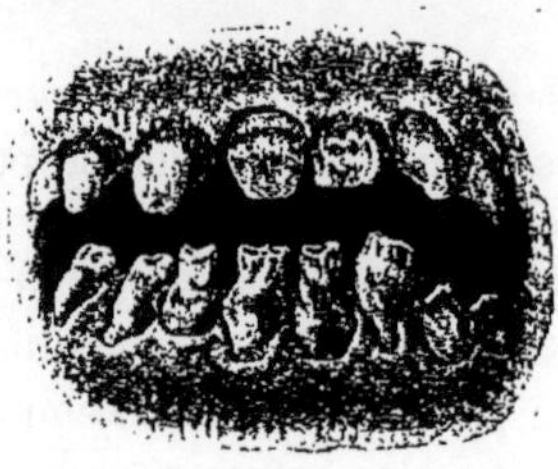

Fig. 13.

2° *Dents* **torses**. — J'appelle ainsi une variété dont j'ai eu l'occasion d'observer un assez bel exemple que je reproduis ici (fig. 13).

Dans ce cas, les dents semblaient littéralement *tordues* sur leur axe ; une comparaison me fera mieux comprendre. Elles étaient exactement ce qu'aurait été une dent de cire dont on aurait tourné en sens inverse les deux extrémités, en leur imprimant un mouvement de rotation sur leur axe vertical.

3° *Dents effilées*, dites **en touches de piano,** c'est-à-dire extrêmement allongées par rapport à leur diamètre transverse.

4° *Dent* **de poisson** ; celle-ci est assez commune et mérite attention. Elle est triangulaire et pointue, au point de rappeler assez exactement la dent du squale. — Elle s'observe assez fréquemment sur l'incisive latérale supérieure.

5° *Dents* **amorphes** ou **monstrueuses** ; — celles-ci, tout à fait bizarres de forme, ont perdu absolument les attributs d'un type dentaire quelconque ; ce sont de véritables monstruosités. Le Dr Barthélemy a cité un remarquable cas de ce genre dans lequel plusieurs dents, notamment à la mâchoire inférieure, « avaient perdu presque complètement les caractères de leur espèce ; les incisives ressemblaient à de petites lamelles plates, étroites, pointues ; deux canines étaient absolument cylindriques et se terminaient par un bord arrondi ; quelques-unes étaient véritablement amorphes et ne se distinguaient que par leur situation. J'imagine que, séparées des alvéoles et placées sur une table, on aurait eu peine à en reconnaître l'espèce, etc. »

Dans ce type se rangent des anomalies indescriptibles, telles que les suivantes :

(1) Thèse de Paris, 1883.

Dents **en cheville** (*pegged tooth*), ou encore dents en *fer de hache*, remarquables surtout par leur pédicule étroit à sommet évasé.

Dents **en corne** : petites, rabougries, courbées, et affectant plus ou moins la forme d'une corne.

Dents en **tricorne** (Hutchinson).

Dents **cannelées**, parcourues sur leur couronne par de grosses saillies que séparent des rigoles.

Dents **polytuberculeuses**, par addition de tubercules supplémentaires ;

Enfin, dents **en caillou**, absolument amorphes et moins semblables à une dent qu'à un caillou.

Ces dernières anomalies, qui constituent de véritables monstruosités morphologiques, ne s'observent que d'une façon tout à fait rare.

A noter, en particulier, que les dents cannelées, à cannelures verticales, constituent une exception prodigieusement rare chez les sujets syphilitiques. Mon père dit n'en avoir presque jamais observé.

Il semblerait, au contraire, d'après les descriptions et les figures reproduites dans la thèse de Mme A. Sollier, que les dents de ce singulier type seraient assez communes chez les idiots, les épileptiques et les dégénérés d'origine autre que la syphilis.

C'est là encore un contraste curieux à signaler, car il donne à penser que les diverses hérédités infectieuses qui peuvent se traduire sur le système dentaire s'y traduisent *chacune à sa façon*, suivant une modalité qui lui est propre, personnelle, et non pas suivant un plan commun, uniforme, identique.

IV. — VULNÉRABILITÉ DENTAIRE.

Vicieusement constituées comme structure native, ou mal défendues par une couche d'émail insuffisant (notamment au niveau des érosions), les dents des sujets hérédo-syphilitiques sont fatalement prédestinées à des dégénérescences hâtives. C'est-à-dire qu'elles s'altèrent facilement, qu'elles s'usent, se brisent, s'émiettent, sont envahies prématurément par la carie. « Elles n'ont, somme toute, qu'une vitalité précaire et sont condamnées de naissance à une caducité précoce. » (A. Fournier.)

Quelques détails : la dent de l'hérédo-syphilitique présente fréquemment des *lésions de traumatisme* par usure progressive, brisure, éclat, émiettement. A n'en citer qu'un exemple, les cuspides amorphes et privées d'émail, qui forment le sommet de certaines dents, s'usent très rapidement sous l'influence de la trituration alimentaire, s'effritent, s'émiettent, se cassent, et la dent se trouve alors raccourcie. C'est là le mécanisme de cette dent spéciale que l'on observe souvent chez les hérédo-syphilitiques et qui se présente raccourcie parce qu'elle a perdu son sommet. Cette dent, comme on le sait, a reçu les noms de **dent courte, dent en plateau lisse**, vulgairement **dent de vieux.**

En second lieu, ces dents, mal défendues par un émail insuffisant, sont plus que d'autres exposées à la **carie** par envahissement microbique; elles se détruisent donc facilement et prématurément.

Cette carie prématurée s'observe sur l'une et l'autre dentition. Chez l'enfant, elle a reçu un nom spécial, celui de **carie noire**, parce que les dents affectées de la sorte prennent une teinte foncée et véritablement noire, de couleur d'encre en quelques cas; ce qui donne à la physionomie un étrange aspect. Il n'est pas rare de voir de tout jeunes enfants de trois ou quatre ans présenter déjà une altération quasi générale de toutes leurs dents.

Il y a plus : on a cité des cas où les dents ne font pour ainsi dire que naître et mourir, en ce sens qu'à peine apparues elles s'altèrent et ne tardent pas à tomber. Le professeur Lannelongue a cité le cas d'un enfant hérédo-syphilitique sur lequel « les dents de lait disparaissaient presque aussitôt après leur apparition ». De même, le Dr Gibert (du Havre) a relaté un cas dans lequel « toutes les dents tombaient à peine sorties ; les molaires seules avaient persisté, mais étaient déjà érodées (1) ».

Une semblable tendance à la destruction hâtive s'observe dans la seconde dentition. Ainsi l'on voit assez souvent des hérédo-syphilitiques présentant dès l'adolescence toute une série de dents cariées, en partie détruites ou même déjà tombées.

On a cité des exemples d'*édentation* presque complète vers vingt-cinq ou trente ans et d'édentation absolue vers la quarantaine.

(1) *Quels rapports peuvent exister entre le rachitisme et la syphilis.* Le Havre, 1888.

V. — ABSENCE DE CERTAINES DENTS — PERSISTANCE DES DENTS DE LAIT.

Deux autres modalités dystrophiques, auxquelles on ne prête guère attention en général et qui cependant comportent une signification diagnostique réelle, sont constituées par l'absence possible de quelques dents et par la persistance des dents de lait.

I. — La première (**absence de certaines dents**) est une dystrophie véritablement majeure en ce qu'elle implique la non-formation ou l'arrêt complet du développement des follicules dentaires. « Il ne me paraît pas, dit le Dr Chompret (1), qu'on ait prêté jusqu'ici une attention suffisante à l'absence de certaines dents permanentes. Il y a là pourtant la preuve d'une action dystrophique fort grave. Car, pour qu'un fait de cet ordre se produise, il faut ou que le bulbe dentaire ne se soit pas formé, ou qu'il n'ait reçu qu'un développement insuffisant à lui permettre d'évoluer en dehors des maxillaires, ou bien, enfin (comme cela s'est vu) qu'il ait subi une déviation congénitale assez intense pour que la dent correspondante se développe au sein même du maxillaire (2). »

C'est là, de plus, une dystrophie remarquable par sa fréquence. Je l'ai trouvée signalée dans nombre d'observations, telles que les suivantes, prises au hasard entre tant d'autres :

Cinq observations de mon père signalent, sur des hérédo-syphilitiques, l'absence des deux incisives latérales supérieures ; — trois autres, l'absence d'une incisive latérale supérieure ; — deux autres, l'absence des deux incisives latérales supérieures et d'une incisive latérale de la mâchoire inférieure ; — une, l'absence des deux incisives médianes supérieures ; — une, l'absence des deux secondes prémolaires.

Obs. du Dr Barasch : Absence des deux incisives latérales supérieures.

Obs. des Drs Gastou et Barasch : Absence de l'incisive supérieure droite.

Obs. du Dr Barasch : Absence de l'incisive latérale supérieure gauche.

(1) Communication orale.

(2) A preuve, comme exemple, un cas cité par M. le Dr B. Frænkel, cas dans lequel on trouva une dent incluse dans un séquestre du plancher nasal. Voici le résumé de ce fait curieux : Garçon ; — hérédo-syphilitique ; — présentant une carie et une nécrose des os du nez et de la voûte palatine ; — foie et rate énormes — albuminurie et bruit de souffle vasculaire ; — toutes affections congénitales qui disparurent par un traitement mercuriel.

L'incisive moyenne *gauche* faisait défaut.

Frænkel enleva du nez un gros séquestre et, en même temps, retira du plancher nasal du *côté droit* un fragment osseux très dur ; c'était *une dent avec racine et couronne*.

Cette dent était donc située sur le plancher nasal ; — mais la migration de la dent gauche au côté droit resta énigmatique (*Société médicale de Berlin*, 14 juillet 1897).

Obs. du Dr Barasch : Absence d'une incisive latérale inférieure.

Obs. du Dr E. Winkler : Absence de deux incisives à la mâchoire supérieure.

Cette dystrophie se limite presque toujours à un petit nombre de dents : une, deux, trois, très rarement davantage.

Elle est généralement bilatérale et symétrique. Elle peut cependant être unilatérale, comme on l'a vu par les citations précédentes. Elle affecte le plus souvent le groupe des incisives et surtout des incisives supérieures. Elle a même, peut-on dire, une prédilection toute particulière pour l'*incisive latérale supérieure*. « C'est là, à coup sûr, a dit

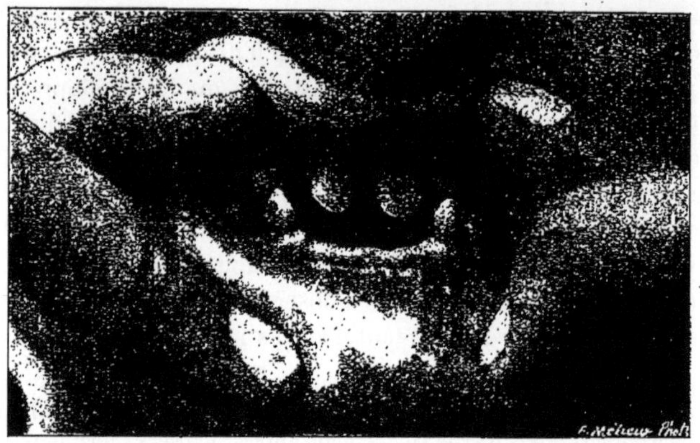

Fig. 14.

mon père, la dent qui fait le plus souvent défaut — et souvent d'une façon symétrique — comme conséquence de l'hérédo-syphilis. Cette dystrophie de localisation toute particulière est-elle en relation avec un développement vicieux de l'os incisif, à la façon du bec-de-lièvre qui, nous le verrons plus tard, se rencontre quelquefois dans l'hérédo-syphilis ? C'est là un point qui reste à l'étude. »

Tout naturellement, l'absence d'une dent se révèle par une certaine lacune anormale dans la rangée dentaire. Mais assez souvent cette lacune reste inappréciable par le rapprochement anormal de la dent la plus voisine. Exemple : Sur une malade que j'observais récemment, les canines se trouvaient presque en contact avec les incisives médianes supérieures.

Infiniment plus rares sont les cas où l'on constate l'absence d'un nombre plus considérable de dents. Je signalerai comme tels les quelques observations suivantes :

1° Une observation de mon père, relative à un jeune homme hérédo-syphilitique, sur lequel les quatre incisives inférieures n'avaient jamais poussé. — Je reproduis ici la photographie de ce cas (fig. 14).

2° Une observation du Dr Mansell Moullin (1), relative à l'absence des quatre incisives supérieures.

3° Une observation du Dr A. Wolff (de Strasbourg), concernant une jeune fille de vingt-cinq ans qui présentait une absence totale de dents à la mâchoire supérieure (2).

Enfin, le Dr Chompret dit avoir rencontré un malade sur lequel tout le système dentaire, comme première et comme seconde dentition, avait fait absolument défaut.

II. — La **persistance des dents de lait** est une dystrophie de même ordre que la précédente ; disons mieux, c'est le même phénomène sous une apparence différente.

Et, en effet, la permanence d'une dent temporaire n'est due qu'à l'absence de la dent qui devait la remplacer. « Pour comprendre cela, dit le Dr Chompret, il faut se bien pénétrer de cette idée que, si la dent de lait persiste, c'est qu'elle n'est pas délogée par la dent de remplacement. En l'espèce, le vieil adage « Un clou chasse l'autre » trouve son application absolue. La preuve en est dans le fait suivant : Si, pour une raison ou pour une autre, on vient à enlever la dent de lait, il reste à sa place un vide permanent que ne vient jamais combler une dent de seconde dentition. Celle-ci a poussé ailleurs, si elle a poussé, ou a été atrophiée nativement dans son follicule. Donc, ce n'est pas la dent temporaire qui, par sa persistance, gêne l'évolution de la dent permanente. »

Cette modalité dystrophique est absolument commune. On la trouve signalée dans maintes observations qu'il serait superflu de reproduire ici. Le Dr Chompret dit l'avoir constatée dans un tiers des cas sur les sujets hérédo-syphilitiques.

Elle se rencontre surtout, par ordre de fréquence, sur les secondes prémolaires, les premières prémolaires, les canines et les incisives. Généralement, elle n'est que très partielle et se borne

(1) *The British medical Journal*, 1884, t. I, p. 52.

(2) *Sammlung klinischer Vorträge* (*Volkmann*), n° 273, Leipzig, 1888, p. 2507.

à la persistance d'une, de deux ou trois dents, quatre au plus (1).

« Elle peut s'observer à tout âge, car la dent de lait permanente n'est pas plus accessible que les dents permanentes aux causes usuelles et banales qui menacent le système dentaire. » (Chompret.)

« Enfin, ajoute le même observateur, cette persistance de la dent de lait, sur laquelle je crois avoir été le premier à appeler l'attention en tant que conséquence d'hérédo-syphilis, constitue un fait intéressant et significatif au point de vue de l'hérédité. Elle atteste en effet qu'une affection grave a dû, à un moment donné, arrêter ou tout au moins vicier le développement de la dent permanente qui était destinée à prendre la place de la dent temporaire. Elle témoigne qu'une influence dystrophique des plus sérieuses s'est exercée dans le jeune âge sur le système dentaire et, à ce titre, elle met en cause, *ipso facto*, l'hérédité syphilitique, en tant qu'origine la plus usuelle de cet ordre de dystrophies (2). »

Dernier point : La persistance des dents de lait peut-elle constituer une dystrophie généralisée à tout le système, c'est-à-dire intéressant toute la première dentition ? Oui, d'après un fait des plus curieux qui a été relaté par M. le Dr Ferras. Voici ce fait :

Obs. 136 (M. le Dr **Ferras**). — Père et mère syphilitiques.

Enfant bien portant, d'un développement normal jusque vers l'âge de cinq ans. A cette époque, arrêt du développement ; si bien qu'aujourd'hui l'enfant, âgé de dix ans, en paraît à peine cinq ou six. Intelligence assez vive.

Arrêt de développement des dents : Dents naines ; et *persistance des dents de lait* dont pas une encore n'a été remplacée par une dent permanente (3).

Cela, en tout cas, ne constitue, inutile de le dire, qu'une rarissime exception.

VI. — MALFORMATIONS DES MACHOIRES.

Signalées de vieille date ; — étudiées à nouveau, ces dernières années, par M. le Dr Jullien (4).

(1) Un jeune malade hérédo-syphilitique, cité par M. le Dr Barasch, présentait quatre dents de lait à la mâchoire supérieure, à savoir : les deux incisives moyennes, la canine gauche et la seconde prémolaire du même côté (Thèse citée, p. 80).

(2) Note communiquée par M. le Dr Chompret, à qui j'adresse mes remerciements.

(3) *Annales de dermat. et de syphilig.*, 1891, p. 313.

(4) *Annales de dermat. et de syphilig.*, 1894, p. 1015.

I. — Les plus communes et les plus importantes portent sur le maxillaire supérieur.

Elles sont très variées de forme et peuvent être réparties dans les divers groupes suivants :

1° **Rétrécissement transverse de la mâchoire supérieure.** — De cette conformation vicieuse résulte que l'arcade dentaire supérieure, au lieu de constituer, comme à l'état normal, une courbe à peu près demi-circulaire, prend la forme d'un ovale ou d'une ellipse à grand axe antéro-postérieur. En termes vulgaires, on pourrait dire que la mâchoire supérieure est *aplatie* d'un côté à l'autre.

2° **Ogivalité de la voûte palatine.** — Anomalie très commune, constituée par ce fait que les apophyses palatines des maxillaires, au lieu de former une voûte légèrement concave, sont refoulées en haut. De la sorte, la voûte du palais se présente très creuse et comme enfoncée dans les fosses nasales.

Ce palais ogival, on le sait, est donné comme un stigmate fréquent de dégénérescence.

3° **Dystrophie de l'arcade dentaire supérieure.** — Cette arcade peut se présenter plus courte, moins haute qu'à l'état normal ; — il semble qu'elle ait subi un arrêt de développement en hauteur. Si bien que, dans l'occlusion de la bouche, les incisives supérieures n'arrivent pas au contact des incisives inférieures.

Dans un cas relaté par le Dr Post, l'arcade supérieure semblait avoir subi un réel arrêt de développement au niveau des alvéoles ; aussi bien, dit l'observateur, « les lèvres étaient-elles comme rentrantes, à la façon de celles d'une vieille femme qui n'a plus de dents (1) ».

4° **Dystrophie de l'os incisif.** — Il n'est pas rare que l'os incisif se présente notablement étroit, malformé et comme atrophié. C'est très certainement en raison de cette conformation vicieuse qu'il est assez fréquent de voir les incisives, manquant de place pour se ranger en file régulière, se disposer vicieusement les unes par rapport aux autres.

D'autres fois, l'os incisif semble comme refoulé en avant et constitue ainsi un *prognathisme supérieur*.

5° **Asymétrie.** — Une autre anomalie, qui échappe souvent à

(1) *Boston medical and surgical Journal*, CXVII, 1887, p. 493.

l'attention, alors qu'on n'examine pas le système maxillaire à ce point de vue spécial, consiste dans l'asymétrie des deux moitiés du maxillaire supérieur. Cette asymétrie n'est pas rare ; on peut en voir quelques beaux types au musée de l'hôpital Saint-Louis, dans la collection du professeur Parrot.

II. — A la mâchoire inférieure, les dystrophies sont infiniment plus rares ; elles ne consistent guère qu'en les deux variétés suivantes, d'ailleurs souvent associées :

1° *Aplatissement transverse de la mâchoire* ayant pour résultat de

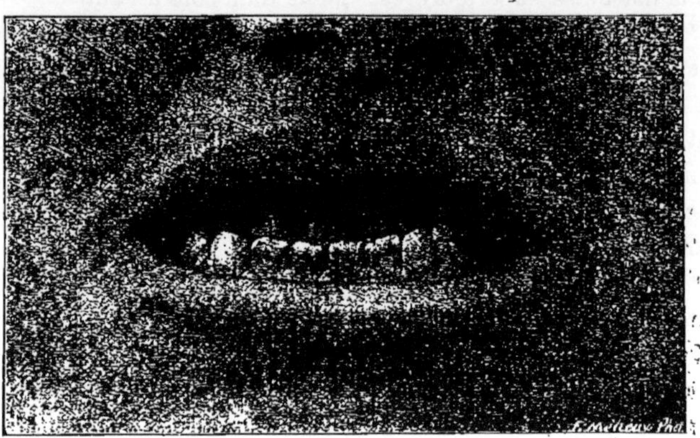

Fig. 15.

rétrécir la moitié inférieure de l'ovale facial et de conférer au menton un aspect pointu, projeté en avant.

2° *Prognathisme inférieur*, constitué par une saillie vicieuse en avant de l'arcade dentaire inférieure (fig. 15).

III. — Conséquences : De ces malformations variées des deux mâchoires résultent diverses conséquences, parmi lesquelles je citerai surtout l'**engrenage vicieux des arcades dentaires**. Dans les cas de cet ordre, les deux mâchoires, si je puis ainsi parler, ne semblent plus faites l'une pour l'autre, ne semblent plus taillées sur un patron harmonique. Et de là dérivent soit des *défectuosités d'articulation réciproque des arcades dentaires*, défectuosités que peut bien ne pas remarquer le médecin, mais qui n'échappent pas au dentiste ; soit même, mais plus rarement, des *difformités* plus choquantes qui constituent alors une disgrâce physique, voire une laideur.

Ainsi, il est très fréquent qu'en raison soit de l'asymétrie des deux moitiés d'une mâchoire, soit d'un défaut d'harmonie entre les deux mâchoires, les dents ne se correspondent plus comme elles doivent se correspondre, c'est-à-dire s'articulent vicieusement.

A ne citer qu'un exemple : sur un des malades de l'hôpital Saint-Louis, hérédo-syphilitique, M. le Dr Chompret a relevé les particularités suivantes :

« Articulation défectueuse des dents à partir des premières grosses molaires. Les petites molaires supérieures viennent mordre en dedans des petites molaires inférieures. A partir des canines, les arcades dentaires ne se rejoignent plus, et 6 millimètres environ séparent les bords tranchants des incisives supérieures et inférieures (fig. 16). »

De même, deux observations citées par le Dr Post signalent un défaut de coaptation tel que les incisives supérieures et les incisives inférieures « laissaient entre elles, même les mâchoires serrées, un vide assez grand pour que le petit doigt pût y passer (1) ».

De cette impossibilité de rapprochement des incisives supérieures et inférieures résulte l'impossibilité pour les malades de se servir

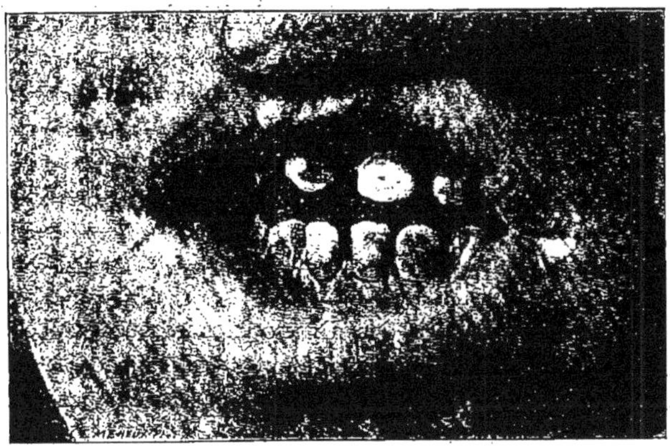

Fig. 16.

utilement de tout le segment dentaire incisif ; impossibilité, par exemple, de serrer entre les dents une feuille d'artichaut.

(1) *Boston medical and surgical Journal*, CXVII, 1887, p. 493.

Ces irrégularités peuvent passer à la rigueur inaperçues. Mais ce qui ne saurait rester inaperçu, c'est la défectuosité d'engrenage dans laquelle la mâchoire inférieure, au lieu de s'inscrire en dedans de la mâchoire supérieure, déborde celle-ci et l'enclave de façon que les incisives supérieures viennent se masquer derrière les inférieures. Ce prognathisme inférieur confère à la physionomie un aspect absolument disgracieux (Voy. fig. 15).

IV. — C'est encore, suivant toute vraisemblance, aux dystrophies des maxillaires que restent imputables les deux conséquences suivantes :

1° **Irrégularité d'implantation dentaire** connue sous le nom de **désorientation.** — Très fréquemment les dents des hérédo-syphilitiques sont implantées vicieusement dans les alvéoles et présentent comme direction diverses défectuosités décrites dans l'art dentaire sous les noms d'antéversion, de rétroversion, de rotation sur l'axe, de situation « hors rang », en dehors de la ligne des arcades maxillaires, etc. ; toutes particularités essentiellement contraires à l'esthétique.

Aussi bien ce qu'on appelle une « vilaine dentition » comme désagencement, désharmonie, asymétrie, irrégularités du système dentaire, n'est-il que d'observation trop commune chez les hérédo-syphilitiques.

2° **Espacement anormal de certaines dents.** — Assez souvent, on trouve quelques dents qui se présentent écartées les unes des autres et séparées par des espaces vides qui constituent de véritables *lacunes* interdentaires. C'est ainsi que les incisives sont quelquefois assez largement distantes soit les unes des autres, soit des canines ; ce qui ne laisse pas d'imprimer à la physionomie un aspect disgracieux et vieillot.

Peut-être enfin est-ce à des dystrophies osseuses qu'est due l'absence permanente de certaines dents, anomalie déjà signalée dans ce qui précède. Mais les constatations nécroscopiques nous font encore défaut pour juger cette question.

BEC-DE-LIÈVRE.

Avant d'aborder l'étude du bec-de-lièvre au point de vue étiologique, le seul que je poursuive ici, je rappellerai brièvement quelques notions générales d'embryologie qui permettent de comprendre la pathogénie de cette malformation et de la rattacher, au moins pour certains cas, à une influence dystrophique. Pour cela je ne saurais mieux faire que d'emprunter au Dr Broca l'introduction si précise et si claire qu'il a placée dans le *Traité de chirurgie*, au début de son étude sur les arrêts du développement de la face et du cou (1) :

« ... Les notions générales d'embryologie que je viens d'esquisser nous conduisent en somme à cette conception simple : la face et le cou se développent par une série de bourgeons d'abord indépendants, qui ne tardent pas à se souder entre eux.

« Sans doute, ils sont toujours unis par des lames épithéliales, mais peu importe. Étant donnée leur minceur extrême, ces lames sont mécaniquement négligeables ; une force bien médiocre suffira à les rompre. Cela étant, quels arrêts de développement pouvons-nous concevoir ? Ce sera, d'abord, l'absence d'un ou de plusieurs bourgeons. A un degré moindre, la coalescence seule sera imparfaite, et alors plusieurs cas sont possibles : ici, il y aura simplement un trouble d'évolution tel que la ligne de soudure, au lieu d'être invisible, sera cicatricielle, définitivement apparente et défigurante ; — là, l'arrêt de développement aura été plus loin et entre les deux parties qui devaient se fusionner, un hiatus persistera, hiatus ayant, selon la disposition primitive des parties, la forme d'une fissure (c'est le cas ordinaire à la face) ou d'un orifice fistuleux (c'est ce qu'on observe au cou). Mais ce n'est pas tout. Toutes les poches, dépressions, sinus, rainures que nous avons décrits peuvent s'oblitérer à la surface, tandis que dans leur profondeur des débris épithéliaux restent inclus : on aura de la sorte des poches kystiques à revêtement épithélial, des kystes dermoïdes et mucoïdes.

« Telle est la conception générale qu'on peut se faire des arrêts de développement de la face et du cou. »

Ainsi se trouvent expliqués toutes les modalités du bec-de-lièvre et les différents vices de conformation que l'on peut observer sur la face : la fissure labiale simple, uni ou bilatérale ; la fissure prolongée ; la fissure complexe pouvant intéresser le rebord alvéolaire, le palais osseux, le voile du palais, avec toutes ses variétés ; le colobome facial ; la fissure médiane de la lèvre supérieure ; les fissures commissurales et les fissures de la lèvre inférieure.

(1) *Traité de chirurgie*. Paris, 1891, t. V, p. 11.

Chacune de ces malformations correspond à une fente normale qui, sous une influence quelconque, ne s'est pas oblitérée.

Lorsque le développement se fait d'une façon normale, ces différents bourgeons se soudent entre eux d'une façon très précoce. C'est ainsi que le bourgeon maxillaire inférieur se soude à son congénère dès le vingt-cinquième jour ; — et que les différents bourgeons maxillaires supérieur, nasal interne et externe, sont soudés entre eux et à leurs congénères dès le quarantième jour de la vie fœtale.

Cette connaissance restreint singulièrement le champ des causes variées qu'on avait invoquées autrefois pour expliquer ces malformations, et l'on est amené aujourd'hui à en chercher les causes dans une étape très voisine de la conception.

Ces causes, quelles peuvent-elles être ?

Des causes d'ordre mécanique se présentent légitimement à invoquer pour certains cas, tels que ceux de MM. Lannelongue et Fernet, où des tumeurs de la langue, des angiomes de la gencive semblent avoir mécaniquement empêché la coalescence des bourgeons faciaux en s'interposant aux lèvres de la fissure. — Ailleurs, c'est une bride amniotique qui, presque irrécusablement, devient cause déterminante de la malformation. — Ailleurs encore, on aura droit d'invoquer l'influence d'une hérédité directe.

Mais un autre ordre de causes est entré en scène depuis les connaissances que l'on a acquises relativement à l'influence des *toxines* sur le développement fœtal ; c'est la *réaction des états infectieux des générateurs sur le produit de la conception*.

Si toutes les maladies infectieuses sont capables de réagir de la sorte sur le fœtus, il en est peu, à coup sûr, qui, de par leur génie propre, soient mieux faites que la syphilis pour déterminer un trouble aussi profond et pour le déterminer à une époque aussi rapprochée du début de l'évolution fœtale.

Parmi les maladies infectieuses, quelles sont celles qu'on pourrait soupçonner capables de déterminer le bec-de-lièvre? C'est là une question à laquelle il serait encore impossible de répondre, l'attention des cliniciens ne s'étant pas dirigée sur ce point. Mais ce que d'ores et déjà il est permis de dire, c'est que la syphilis peut être mise en cause comme origine de cette malformation.

Certes, cette relation pathogénique entre l'hérédo-syphilis et le bec-de-lièvre est bien loin encore d'être acceptée par les classiques.

A preuve le silence gardé sur elle par la presque totalité des ouvrages contemporains. Mais déjà cependant elle a commencé à faire sa voie, et il n'est guère douteux qu'avant quelques années elle acquière droit de cité dans la science.

MM. Lannelongue et mon père ont été les initiateurs de cette étiologie possible du bec-de-lièvre. Puis, voici que cette idée s'est propagée et trouve déjà quelques défenseurs. « ... Il semble, dit M. le Dr Broca dans son remarquable article du *Traité de chirurgie* (Paris, 1891), que la syphilis héréditaire puisse parfois intervenir dans l'étiologie du bec-de-lièvre; ainsi elle est notée expressément dans des observations de Lannelongue, de T.-R. Baron et de Brown. » De même, dans son tout récent *Traité des maladies chirurgicales d'origine congénitale* (Paris, 1898), M. le Dr Kirmisson s'exprime ainsi :

« ... Une cause dont l'on comprend bien que l'action puisse se faire sentir dès le début de l'évolution embryonnaire, c'est l'infection syphilitique. Sans doute on ne voit pas comment la syphilis exercerait une influence particulière dans la production du bec-de-lièvre, plutôt que dans celle des autres malformations. Toutefois *nous avons noté trop souvent la syphilis héréditaire dans les cas de bec-de-lièvre pour admettre qu'il y ait là une pure coïncidence.* C'est ainsi que sur 23 observations de bec-de-lièvre, nous avons constaté 8 fois l'existence de la syphilis héréditaire. »

Il est d'ailleurs tout un groupe de considérations qui militent en faveur d'une relation possible entre l'influence hérédo-syphilitique et le bec-de-lièvre.

C'est d'abord — raison théorique — que le bec-de-lièvre est un arrêt de développement et que l'hérédo-syphilis est par excellence une maladie dystrophique à arrêts de développement.

C'est, en second lieu, que le bec-de-lièvre a été rencontré déjà un certain nombre de fois sur des sujets manifestement hérédo-syphilitiques.

C'est encore qu'il a été observé sur plusieurs enfants dans une même famille hérédo-syphilitique.

C'est encore qu'il a été observé en coïncidence avec d'autres anomalies de développement, telles que hydrocéphalie, pied bot, spina-bifida, imperforation de l'anus, etc., toutes malformations dont l'influence hérédo-syphilitique, comme on le verra par ce qui va suivre, est souvent responsable.

C'est, enfin, que, dans les familles à grossesses multiples, on a plusieurs fois rencontré un enfant affecté de bec-de-lièvre au milieu d'autres enfants irrécusablement syphilitiques ou touchés de diverses façons par la syphilis (syphilis en nature, enfants mort-nés, enfants macérés expulsés par avortements, enfants cachectiques, hydrocéphaliques, microcéphaliques, idiots, etc.).

A cela j'ajouterai encore deux remarques :

I. L'interprétation pathogénique du bec-de-lièvre par la bride amniotique est accueillie avec faveur. Je suis loin de la récuser, mais j'ai bien le droit, me semble-t-il, de dire : Cette bride amniotique n'est pas une cause, c'est un *mécanisme*, et il ne faut pas confondre un mécanisme avec une cause. Je demande donc le pourquoi de cette bride, qui n'est qu'un intermédiaire entre une cause et son effet. Or, cette cause, ne pourrait-elle pas être la syphilis ? Car, en somme, les enveloppes fœtales sont parties intégrantes du fœtus, et, si la syphilis frappe le fœtus, pourquoi ne pourrait-elle également intéresser l'amnios? Auquel cas, la cause première et la cause vraie de la malformation serait la syphilis par l'intermédiaire de l'amnios.

II. Je dirai de même : L'hérédité est admise comme « cause » du bec-de-lièvre. Mais l'hérédité n'est, elle aussi, qu'un intermédiaire entre un effet et une cause première qu'il reste à déterminer. En l'espèce, quelle est cette cause ? Et la syphilis ne pourrait-elle pas être cette cause ? Il s'agira donc à l'avenir de la rechercher, et de la rechercher non pas seulement chez les ascendants directs, mais chez les ascendants plus éloignés (cela en raison d'une modalité héréditaire spéciale dont j'aurai à parler plus loin sous le nom d' « hérédité latente des caractères innés »).

Le dernier mot, comme toujours, sera ici aux faits cliniques. Or, voici ce que j'apporte comme contingent à l'opinion qui reconnaît une relation causale entre l'hérédo-syphilis et le bec-de-lièvre : 16 observations empruntées à la littérature française et étrangère ; — et 11 observations encore inédites (dont l'une relative à une influence héréditaire de seconde génération) ; — en tout 27 observations.

C'est peu, dira-t-on peut-être. C'est beaucoup, répondrai-je, étant donné qu'à part quelques très rares observateurs, jamais on ne s'est occupé de la question qui nous occupe actuellement. Ce dernier point, je suis en mesure de l'affirmer; car, pour avoir dépouillé, en vue de ce travail, des centaines d'observations éparses dans divers recueils, j'ai acquis la conviction qu'on n'a jamais recherché une relation pathogénique entre la syphilis et le bec-de-lièvre. J'aurais même à citer plusieurs cas où la syphilis paraît bien évidente de par certains détails accidentellement annexés à la relation des faits cliniques, mais où elle n'est pas notée expressément.

J'aurais pu d'ailleurs élever de beaucoup le chiffre qui précède, si je m'étais contenté d'assertions et d'affirmations. Mais j'ai tenu à ne citer que les cas avec preuves à l'appui, comme ceux qui vont suivre.

Obs. 137 (M. le professeur **Noël**). — Le professeur Noël a observé dans son service et présenté à la « Pathological Society » *deux cas de fissures du palais* chez des enfants nés de parents syphilitiques (1).

Obs. 138 (M. le professeur **Thomas Brown**). — *Bec-de-lièvre et fissure palatine complète sur un enfant hérédo-syphilitique.*

Mary S... a eu, pendant sa grossesse une éruption diffuse et une angine qui a duré fort longtemps; — elle accouche normalement d'un enfant qui, à la naissance, semble sain, mais qui présente un *bec-de-lièvre et une fissure palatine complète.* — Opération dix jours après la naissance.

Huit jours après l'opération, plaque muqueuse sur la ligne d'incision; — puis, syphilide papuleuse sur la plus grande partie du corps; — puis, desquamation des mains et apparition de la cachexie syphilitique. — Amélioration très rapide et considérable sous l'influence du traitement spécifique.

Obs. 139 (M. le professeur **Thomas Brown**). — *Bec-de-lièvre et fissure palatine. — Père syphilitique. — Un autre enfant affecté d'imperforation de l'anus.*

M. S... a contracté la syphilis plusieurs années avant son mariage. Sa femme, restée saine, a eu trois grossesses.

Première grossesse : fausse couche.

Deuxième grossesse : enfant né avec *imperforation de l'anus.* — Opéré immédiatement après sa naissance.

Troisième grossesse : enfant présentant *un bec-de-lièvre* et *une fissure palatine* du côté gauche.

Obs. 140 (M. le professeur **Thomas Brown**). — *Mère syphilitique. — Deux enfants affectés de bec-de-lièvre avec fissure palatine.*

Mme L... a été mariée trois fois :

Premier mariage : mari bien portant; — un enfant bien portant.

Deuxième mariage : mari syphilitique, qui contamine sa femme. Celle-ci

(1) Cité par Brown dans son mémoire de 1876 (*Archives of Dermatology*, 1876, p. 307).

présente actuellement de nombreuses cicatrices, des exostoses craniennes et une syphilis buccale assez grave.

Séparation judiciaire consécutive. — Aucun enfant.

Troisième mariage : mari bien portant. — De ce troisième mariage, résultent douze grossesses :

Les neuf premières grossesses se terminent par neuf fausses couches.

Dixième grossesse : Enfant né avec *bec-de-lièvre et fissure palatine*.

Onzième grossesse : Enfant né avec *bec-de-lièvre et fissure palatine*. — Ces deux enfants sont morts rapidement après la naissance.

Douzième grossesse : durant laquelle la mère est soumise pour la première fois à un traitement spécifique énergique. Naissance d'un enfant qui vit et paraît jusqu'ici bien portant.

Obs. 141 (M. le professeur **Thomas Brown**). — *Hérédo-syphilis. — Bec-de-lièvre avec fissure palatine.*

Mari niant la syphilis. — Femme saine, ayant seulement présenté autrefois une alopécie passagère. — Huit grossesses.

Première grossesse : fille âgée actuellement de cinq ans ; attaques d'épilepsie ; érosions dentaires multiples.

Deuxième grossesse : enfant « bien portant », dit la mère.

Troisième grossesse : enfant mort-né.

Quatrième grossesse : enfant mort-né.

Cinquième grossesse : enfant mort-né ; — accouchement à huit mois ; fœtus avec ascite.

Sixième grossesse : enfant mort-né ; accouchement à six mois.

Septième grossesse : fausse couche de trois mois.

Huitième grossesse : Enfant vivant, présentant un *bec-de-lièvre du côté gauche avec fissure palatine complète* ; — à l'âge de trois semaines, apparition de plaques muqueuses buccales et d'une syphilide psoriasiforme de la paume des mains. Accidents qui disparaissent assez rapidement sous l'influence du traitement. — Deux échecs successifs de l'opération (1).

Obs. 142 (M. le professeur **Lannelongue**). — *Hérédo-syphilis. — Division de la voûte palatine et du voile.*

M. R... contracte la syphilis (chancre, plaques muqueuses, etc.) trois ans avant son mariage. — Sa femme reste saine. — Pas de vices de conformation dans les ascendants ni les collatéraux.

Un enfant, chétif, présente une *division de la voûte palatine et du voile du palais*.

Stigmates d'hérédo-syphilis : tibias arqués en dehors ; fémurs convexes en avant ; — thorax déformé, aplati sur les côtés ; — otorrhée purulente durant depuis un an ; — incisives supérieures réduites à de petits tubercules noirâtres sortant à peine de la gencive. Molaires très altérées, cariées

(1) *Cases of hare lip and Cleft palate in Syphilitic children* (*Archives of Dermatology*, 1876, p. 307, et 1879, p. 46).

dès leur issue de la gencive, etc. — Mort, à la suite d'accidents pulmonaires, dans le cours d'une rougeole ; — lésions osseuses des os du crâne (1).

Obs. 143 (M. le Dr **Troisier**). — *Hérédo-syphilis.* — *Bec-de-lièvre.*

Enfant de sept semaines, amené à l'hôpital dans un état cachectique très prononcé, avec une bronchite aiguë; — présente en outre différentes manifestations de syphilis héréditaire : roséole, coryza, alopécie, syphilides ulcéro-croûteuses.

La mère paraît saine; — pas de renseignements sur le père.

Il y a un mois, cet enfant a été opéré d'un *bec-de-lièvre* simple, à l'hôpital Lariboisière, par le Dr Bouilly.

En outre, depuis huit jours, pseudo-paralysie infantile du membre supérieur gauche.

Mort le soir même de son entrée à l'Hôtel-Dieu. — Lésions viscérales caractéristiques de la syphilis héréditaire (2).

Obs. 144 (M. le Dr **Louis Hirigoyen**). — *Mère syphilitique.* — *Enfant affecté de bec-de-lièvre.*

Femme T..., vingt-quatre ans, mariée; a eu deux accouchements à terme.

Elle contracte la syphilis. — Deux ans plus tard, troisième grossesse, qui se termine par un avortement à six mois.

Fœtus macéré, offrant un *bec-de-lièvre* (3).

Obs. 145 (M. le Dr **Piper**). — *Parents syphilitiques.* — *Un enfant affecté de gueule de loup.* — *Un autre enfant idiot.*

Père syphilitique.

Mère syphilitique; a eu six grossesses; ne semble avoir présenté d'accidents syphilitiques qu'au cours de sa quatrième grossesse.

Première grossesse : Enfant vivant, bien portant, d'après le dire de la mère.

Deuxième grossesse : Enfant affecté d'une *gueule de loup*; — mort.

Troisième grossesse : Enfant vivant, bien portant, d'après le dire de la mère.

Quatrième grossesse : Enfant actuellement âgé de neuf ans; — *idiot*; ne pouvant ni parler, ni marcher.

Cinquième et sixième grossesses : Deux enfants morts de cachexie à six mois (4).

Obs. 146 (M. le professeur **Pinard**). — *Hérédo-syphilis.* — *Bec-de-lièvre.* — *Langue bifide.* — *Microcéphalie.*

Mme X..., primipare, âgée de vingt-quatre ans. (Pas de renseignements sur le mari.)

(1) *Archives générales de médecine*, 1883, p. 562.

(2) Note sur un cas de pseudo-paralysie infantile syphilitique (*Société médicale des hôpitaux*, 1883).

(3) *Syphilis et grossesse.* Bordeaux, 1886.

(4) *Zur Ætiologie der Idiotie.* Berlin, 1893.

Elle accouche d'un enfant vivant du sexe féminin, pesant 2600 grammes et présentant les malformations suivantes :

Bec-de-lièvre double de la lèvre supérieure ; — absence complète des fosses nasales ; — langue légèrement *bifide* ; — microcéphalie ; — fente palpébrale très étroite.

Cette enfant meurt au bout de six jours ; et, à l'autopsie, on trouve des gommes syphilitiques du poumon (1).

Obs. 147 (M. le Dr **Barthélemy**). — Le Dr Barthélemy dit avoir souvent observé des dystrophies et des accidents parasyphilitiques chez des enfants nés de parents hérédo-syphilitiques.

« En fait de malformations chez les enfants de parents hérédo-syphilitiques, je puis citer, dit-il, *trois cas de bifidité de la luette et un cas de bec-de-lièvre*, avec de nombreux *nævi* vasculaires et pigmentaires (2). »

Obs. 148 (communiquée par M. le Dr **Kirmisson**). — *Hérédo-syphilis.* — *Bec-de-lièvre.*

Maurice G..., né le 25 août 1891.

Enfant chétif, présentant à son arrivée à l'hôpital des signes de gastro entérite.

Cet enfant porte un *bec-de-lièvre simple* du côté gauche. — En décembre, apparition sur la poitrine d'une éruption papuleuse, manifestement syphilitique ; recrudescence des accidents gastro-intestinaux ; vomissements, amaigrissement extrême. Cachexie et mort, au mois d'avril.

Obs. 149 (communiquée par M. le Dr **Kirmisson**). — *Hérédo-syphilis. Bec-de-lièvre.*

Louis M..., né le 21 juillet 1890.

Enfant bien portant à son entrée ; — présente un *bec-de-lièvre unilatéral* gauche ; la fissure de la lèvre supérieure s'étend jusqu'à 3 millimètres de la narine qui est légèrement étalée sur la joue.

Dans le courant du mois d'août, roséole syphilitique typique ; érosions anales et péri-anales ; — périonyxis à la main gauche ; — soumis au traitement spécifique et opéré. — Sort guéri en novembre.

Obs. 150 (communiquée par M. le Dr **Kirmisson**). — *Hérédo-syphilis.* — *Bec-de-lièvre, avec fissure palatine.*

Marguerite R..., née le 13 mai 1894.

Enfant bien portant à son entrée dans le service ; présente les malformations suivantes :

Bec-de-lièvre unilatéral gauche de la lèvre supérieure ; la fente de la lèvre est considérable ; il existe au moins un centimètre entre les deux bords de la fente.

(1) *Fonctionnement de la maison d'accouchement Baudelocque*, 1894. Obs. 595.
(2) *Annales de dermat. et de syphil.*, 1895, p. 1014.

Fissure considérable, d'un centimètre de largeur, sur le bord alvéolaire, et communication de cette fente avec la narine gauche.

Fissure médiane de la voûte palatine et du voile du palais. L'enfant ne peut teter; on est obligé de le nourrir à la cuiller. Dans le courant du mois de juin, c'est-à-dire à l'âge d'un mois, apparait sur l'enfant une éruption manifestement syphilitique. L'enfant meurt trois mois plus tard.

Obs. 151 (communiquée par M. le Dr **Kirmisson**). — *Hérédo-syphilis. — Microcéphalie. — Bec-de-lièvre. — Hernie inguinale.*

Louis P..., né le 29 décembre 1894.

Enfant petit, chétif, ayant bien l'apparence d'un hérédo-syphilitique, et présentant les malformations et les stigmates suivants :

Microcéphalie.

Malformation du crâne : tête « en pain de sucre »; chevauchement de l'occipital sur les pariétaux.

Nez écrasé à la base.

Bec-de-lièvre bilatéral de la lèvre supérieure. La lèvre supérieure présente deux sillons séparés par un bourgeon volumineux, qui fait saillie en avant et semble suspendu à la cloison des narines.

La fissure gauche intéresse le maxillaire plus profondément que la fissure droite.

Large fissure réunissant la bouche à l'arrière-cavité des fosses nasales. Fissure du voile du palais.

Hydrocèle double irréductible.

Hernie inguinale droite, réductible avec gargouillement.

Deux mois après la naissance roséole spécifique, accompagnée de syphilides papuleuses aux jambes et aux cuisses ; puis apparition de phénomènes convulsifs et de vomissements; complications pulmonaires et mort.

Obs. 152 (M. le professeur **A. Fournier**). — *Bec-de-lièvre sur un enfant issu d'un père syphilitique.*

X..., âgé de vingt-sept ans, contracte la syphilis en 1878 (chancre induré typique de la verge, avec double pléiade inguinale). Les mois suivants, il est affecté de divers accidents secondaires (syphilide érythémateuse; plaques muqueuses buccales à diverses reprises; adénopathies cervicales, etc.). Je le traite pendant un an, puis ne le revois plus.

Deux ans plus tard, il revient me trouver pour de nouvelles syphilides buccales. Il me raconte alors qu'il s'est marié, il y a dix-huit mois environ, et qu'il lui est né un enfant il y a trois mois. — Cet enfant, me dit-il, est assez bien venant; mais il est affecté d'un *bec-de-lièvre simple*, qu'on se propose d'opérer bientôt; et, d'autre part, il présente « une faiblesse singulière d'un bras, qu'on ne sait pas encore à quoi rapporter ».

Obs. 153 (communiquée par M. le professeur **Carrieu**). — *Hydrocéphalie et bec-de-lièvre sur un enfant issu d'une mère syphilitique.*

Mère syphilitique (chancre induré, avec volumineuse adénopathie; plaques muqueuses de la bouche ; céphalée, insomnie, affaiblissement général, puis périostites, syphilides, psoriasis palmaire, récidive de plaques muqueuses buccales, etc. ; et, plus tard encore, après la naissance de l'enfant dont il va être question, périostite tibiale. — Pas d'antécédent connu de syphilis sur le père.

Cinq ans après le début de la syphilis maternelle (qui avait été longuement traitée, mais pas aussi longuement que je l'eusse désiré en raison de sa forme sévère), accouchement à terme d'un enfant petit, non cachectique cependant, qui meurt au cours d'un travail pénible, terminé par le forceps. On constate sur l'enfant, d'une part, une *hydrocéphalie* très marquée et, d'autre part, un *bec-de-lièvre* gauche, simple, mais très profond. Plusieurs noyaux scléreux dans le placenta.

Obs. 154 (communiquée par M. le professeur **Budin**). — *Mère syphilitique. — Enfant hydrocéphale, avec bec-de-lièvre.*

Mme M..., secondipare, âgée de vingt-cinq ans, syphilitique, a eu, il y a deux ans, une éruption cutanée, très vraisemblablement une roséole ; présente actuellement, outre des adénopathies multiples, des taches brunâtres siégeant sur les membres inférieurs et ne laissant aucun doute sur la nature de leur origine.

A vingt-trois ans, première grossesse.

Enfant venu à terme ; mort à neuf mois d'accidents pulmonaires ; présentait à la fesse une ulcération consécutive à « un abcès qui avait été ouvert par un médecin de la ville ».

A vingt-cinq ans, seconde grossesse. — Accouchement à terme, avec hydramnios abondante, d'un enfant petit, mort huit heures après la naissance, qui était *hydrocéphale* et présentait à la lèvre supérieure un *bec-de-lièvre* très accentué.

Obs. 155 (communiquée par M. le professeur **Budin**). — Mme V..., dix-neuf ans, secondipare ; *très probablement* syphilitique (éruptions cutanées, alopécie ; ulcérations en rhagades des commissures labiales).

Première grossesse : enfant mort à trois semaines d'accidents convulsifs.

Deuxième grossesse : enfant vivant, présentant *un bec-de-lièvre bilatéral*, compliqué d'une *division complète de la voûte palatine*.

Hydramnios abondante. Placenta pesant 650 grammes.

Obs. 156 (communiquée par M. le Dr **H. de Rothschild**). — *Hérédo-syphilis. — Bec-de-lièvre double et compliqué. — Double pied bot.*

Pas de renseignements sur le père.

Mère saine au moment de l'examen ; se rappelle très bien avoir eu sur a figure et sur le corps une « éruption de boutons » vers l'époque de sa troisième grossesse. A eu six grossesses :

Première grossesse : fausse couche.

Deuxième et troisième grossesses : deux enfants vivants, bien portants, au dire de la mère.

Quatrième grossesse : enfant mort à cinq jours.

Cinquième grossesse : enfant mort à quelques mois.

Sixième grossesse : enfant vivant, âgé de quinze jours, chez lequel l'hérédo-syphilis se révèle par des stigmates du fond de l'œil bien manifestes, par une atrophie et une dureté excessive des testicules, et aussi par une malformation très accusée du pavillon de l'oreille.

Cet enfant (qui a séjourné pendant quelque temps dans le service de mon père et qui était considéré par lui comme un type accompli d'hérédo-syphilitique) présentait les malformations suivantes :

Bec-de-lièvre double et compliqué. Véritable gueule de loup. — Double pied bot varus.

Il existait aussi une hydrocèle assez développée au niveau du testicule droit.

Obs. 157 (communiquée par M. le Dr **Françon**). — *Grand-père syphilitique. — Père indemne de manifestations spécifiques. — Enfant affecté de bec-de-lièvre.*

M. P... a contracté la syphilis à vingt ans ; il a aujourd'hui soixante-treize ans, et il est ataxique.

Sa femme a eu quatre grossesses :

Première grossesse : fausse couche.

Deuxième grossesse : enfant mort-né.

Troisième grossesse : enfant mort-né.

Quatrième grossesse : enfant vivant, bien portant, ne présentant aucune trace apparente d'hérédo-syphilis et âgé aujourd'hui de trente-cinq ans.

Marié à vingt-sept ans, cet individu, hérédo-syphilitique sans manifestations, a lui-même deux enfants, dont l'aîné est venu au monde porteur d'un *bec-de-lièvre compliqué de fissure palatine.*

Obs. 158 (communiquée par M. le Dr **Sébileau**). — *Père syphilitique. — Fissure congénitale du palais.*

M. X... a contracté la syphilis avant son mariage. — Sa femme a fait plusieurs fausses couches et a perdu plusieurs enfants en bas âge.

Un seul enfant vivant, qui a été opéré, il y a une dizaine d'années, d'une *fissure palatine* congénitale.

Cet individu présente quelques stigmates atténués d'hérédo-syphilis : lésions dentaires : érosions, voûte palatine ogivale, etc.

DYSTROPHIES NASALES. — NEZ ÉCRASÉ DE BASE.

I. — Une dystrophie nasale des plus intéressantes, des plus curieuses, est celle qui consiste dans ce qu'on appelle « le nez écrasé de base, le nez écrasé à sa racine ».

Il est absolument commun de rencontrer des enfants hérédo-syphilitiques qui présentent une malformation nasale, consistant en ceci :

un nez qui, au-dessous de l'épine nasale du frontal, est absolument déprimé, épaté, aplati, élargi en surface. Cette difformité rappelle exactement ce que serait, sur un buste en glaise, un enfoncement profond produit par le pouce à ce niveau.

Une des photographies annexées à cette thèse reproduit un type du genre observé sur un petit malade hérédo-syphilitique du service de M. le professeur Budin (1).

La cause anatomique de ce nez enfoncé, épaté, écrasé, nous échappe encore absolument. Tient-elle à une malformation des os propres du nez? C'est probable, mais nous manquons de documents anatomiques à ce sujet.

En tout cas, je le répète, cette malformation est commune ; et, de plus, elle est si caractéristique qu'il est arrivé maintes fois de soupçonner rien que par elle l'hérédo-syphilis à première vue.

II. — Une autre malformation, dont je n'ai trouvé qu'un seul exemple dans la science, est relative à *l'occlusion congénitale des narines*. Elle a été observée par le Dr Nicolas, qui l'a décrite ainsi :

Obs. 159. — Parents semblant indemnes de tout accident syphilitique. Cependant, enfant manifestement hérédo-syphilitique; pemphigus plantaire ; syphilides papuleuses et papulo-ulcéreuses; coryza rebelle, avec suppuration et croûtes ; fissures aux lèvres ; testicules volumineux et pendants; convulsions; tous accidents ayant rapidement disparu sous l'influence d'un traitement à la liqueur de Van Swieten.

Cet enfant présentait une *malformation congénitale des narines* ; consistant en une oblitération presque complète.

La narine droite était obstruée complètement par une sorte de diaphragme charnu, infundibuliforme, très apparent.

La narine gauche présentait aussi un diaphragme infundibuliforme, mais perforé à son centre d'un très petit pertuis.

Une incision au bistouri et l'emploi quotidien de tiges de gentiane purent rétablir un orifice suffisant (2).

DYSTROPHIES OCULAIRES.

Celles-ci sont extrêmement rares, au point qu'on n'en connaît encore que quelques exemples. Elles consistent sommairement en ceci :

(1) Voir la figure 7, page 63.

(2) *Communication à la Société de médecine de l'Isère*, 10 juillet 1891 (*Revue de clinique et de thérapeutique*, 1891, p. 680).

I. **Malformations palpébrales** : Brides palpébrales, réunissant partiellement les deux paupières (Obs. de M. le professeur Pinard, p. 122); — exagération du repli semi-lunaire formant un rudiment de membrane clignotante (Obs. du Dr Gardié, n° 163), etc.

II. **Coloboma des paupières.**

III. **Coloboma de la pupille.**

IV. **Coloboma des membranes du fond de l'œil.** — Un bel exemple du genre m'a été obligeamment communiqué par M. le Dr Galezowski, et, vu sa rareté, j'ai cru devoir le reproduire ici (Voy. obs. 161 et fig. 17).

V. **Anomalies pupillaires.** — *Ectopie pupillaire* ; — *polycorie* ; comme dans un cas du Dr Galezowski où l'iris présentait trois orifices pupillaires (Voy. fig. 18).

VI. **Dyssymétrie oculaire**, mesurable par l'instrument de Javal; — inégalité de volume d'un œil à l'autre.

VII. **Dénivellation oculaire**, résultant de l'asymétrie craniofaciale (1).

De ces diverses malformations (comme d'autres sans doute qui restent encore inconnues) résultent naturellement divers troubles fonctionnels à la fois très variés comme forme et comme degré : diminution de l'acuité visuelle ; — amblyopie ; — astigmie ; — myopie ; — myopie mono-oculaire ; — strabisme, etc.

Le plus commun de tous est le **strabisme**. Mon père, qui l'a signalé le premier en tant que symptôme dérivant de l'hérédo-syphilis, l'a observé dans un nombre de cas considérable. Dans une statistique ne portant que sur les cas les plus récents, il l'a constaté 18 fois sur 52 enfants hérédo-syphilitiques.

(1) « .. Nous avons pu constater assez souvent, chez les strabiques, un aplatissement plus ou moins considérable du front et de la face, du même côté que l'œil dévié, et ce défaut de développement d'une moitié de la tête est presque toujours associé à la déformation de la coque oculaire correspondante... Dans la plupart des cas, l'œil qui appartient à la moitié de la tête moins développée, et qui est en dénivellation, plus bas et plus enfoncé dans l'orbite par rapport à son congénère, est aussi atteint d'astigmie plus ou moins forte... Et l'action combinée de l'anisométropie et de la dénivellation rend presque inévitable le strabisme chez les enfants à dyssymétrie prononcée.

« Or, dyssymétrie faciale, anisométropie, astigmie et différence d'acuité visuelle des deux yeux, en rapport avec des stigmates ophtalmoscopiques, sont assez fréquents chez les hérédo-syphilitiques pour nous donner la raison principale, si ce n'est pas la seule, de la fréquence du strabisme chez les jeunes sujets. » (Dr Antonelli, *Les stigmates ophtalmoscopiques rudimentaires de la syphilis héréditaire*. Thèse de Paris, 1897, p. 98.)

D'autre part, le strabisme se trouve signalé incidemment dans une foule d'observations ayant trait à diverses manifestations de l'hérédo-syphilis. Plusieurs de ces observations sont reproduites dans ce travail.

A quoi peut tenir ce strabisme? Est-il le résultat de lésions profondes et encéphaliques? Dérive-t-il de lésions des nerfs ou de l'appareil musculaire moteur? Ne pourrait-il pas aussi bien relever d'une malformation congénitale du globe oculaire? Ne serait-il pas plutôt la conséquence de lésions des membranes profondes, lésions qui, soit inégalement réparties d'un œil à l'autre, soit localisées à un seul, détermineraient secondairement la déviation des axes optiques (1)? Toutes ces questions sont trop jeunes pour avoir encore été étudiées suffisamment. L'interprétation du symptôme nous fait encore défaut quant à présent. Laissons-la donc de côté; mais retenons le symptôme; car il se présente à l'observation d'une façon tellement fréquente qu'il constitue un véritable *stigmate fonctionnel* d'hérédo-syphilis. Plus d'une fois, de la sorte, il a servi de piste pour rechercher et découvrir l'hérédité spécifique.

Je passerai ici sous silence nombre de particularités qu'on a décrites comme « stigmates oculaires de l'hérédo-syphilis », telles que: taie de la cornée; — malformations de la pupille et synéchies; — cataracte et notamment cataracte zonulaire; — rétinite pigmentaire; — choroïdite atrophique; — modification de couleur de la papille; — altérations des vaisseaux; — cadre pigmentaire de la papille; —

(1) Pour le Dr Antonelli, le mécanisme de ce strabisme hérédo-syphilitique serait en relation avec la fréquence de ce qu'il a appelé les *stigmates ophtalmoscopiques rudimentaires*. « Il est clair, dit-il, que, si l'acuité visuelle est imparfaite des deux côtés à cause des stigmates du fond de l'œil ou, mieux encore, si l'amblyopie congénitale spécifique intéresse un œil plus que l'autre, l'appareil périphérique de la vision n'est pas à même d'établir ce réflexe de convergence qui constitue essentiellement la vision binoculaire (Parinaud), et *l'œil le plus imparfait est presque fatalement destiné à la déviation*. Cela, bien entendu, sans vouloir préjuger l'action dystrophique de l'hérédité syphilitique sur l'appareil moteur et sur l'appareil cérébral de la vision binoculaire. » (*Les stigmates ophtalmoscopiques rudimentaires de la syphilis héréditaire*. Thèse de Paris, 1897).

Le même auteur signale aussi, « parmi les causes de perte de la vision binoculaire, la *dyssymétrie du crâne et de la face*... On peut assez souvent, en effet, constater chez les strabiques un aplatissement plus ou moins considérable du front et de la face du côté de l'œil dévié, et ce défaut de développement d'une moitié de la tête est presque toujours associé à la déformation de la coque oculaire correspondante ». Or, inutile de rappeler que l'asymétrie faciale est loin d'être rare chez les sujets hérédo-syphilitiques.

teinte ardoisée, pigmentation grenue ou pointillée du fond de l'œil; — luxation du cristallin; — iridodonésis; — modification de couleur de l'iris; œil vairon, etc., etc. Ce sont là, suivant toute vraisemblance, des reliquats de lésions syphilitiques, par conséquent des stigmates acquis et non pas des stigmates de dystrophie native, les seuls que j'aie en vue dans ce travail.

Obs. 160 (M. le Dr **L. Coffeau**). — Joséphine S..., âgée de vingt ans. — Incapable, vu l'état de son intelligence, de fournir des renseignements précis sur ses antécédents personnels et héréditaires. — Mais on relève chez elle des signes irrécusables de syphilis congénitale.

A l'œil gauche, cornée scléreuse, qui présente un large *leucome*. — A l'œil droit, légère opalescence de la cornée; et, de plus, reliquats caractéristiques d'une ancienne kératite interstitielle, imputable sans nul doute à la spécificité.

En outre, il existe à l'œil droit un *colobome inféro-externe de l'iris* (1).

Obs. 161 (communiquée par M. le Dr **Galezowski**). — Père syphilitique; ayant encore actuellement des accidents spécifiques.

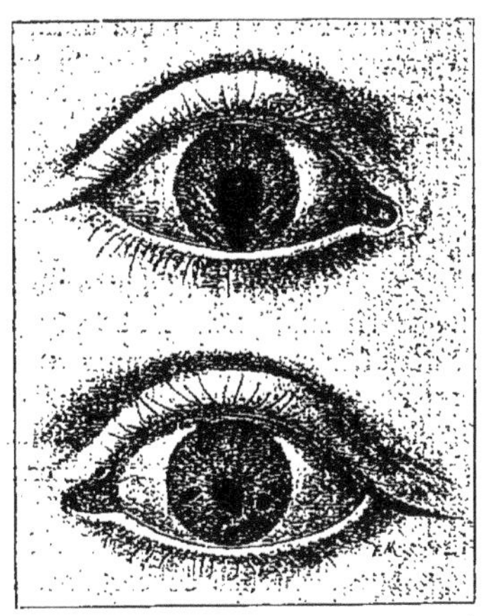

Fig. 18.

La mère a eu quatre grossesses.
Première grossesse : fausse couche.
Deuxième grossesse : enfant mort à trois mois.
Troisième et quatrième grossesses : enfants vivants.

(1) *Étude sur la pathogénie du colobome de l'iris.* Thèse de Lille, 1895.

Le troisième enfant, actuellement âgé de dix ans, présente des malformations oculaires, que le Dr Galezowski n'hésite pas à rattacher à l'hérédité spécifique, à savoir :

Œil gauche : **Coloboma de l'iris et de la choroïde.**

Œil droit : **Polycorie** ; anomalie constituée, en l'espèce, par l'existence de trois *fentes pupillaires* (fig. 18).

Obs. 162 (communiquée par M. le Dr **Galezowski**). — M. D... a contracté la syphilis à l'âge de vingt-huit ans. — Sa femme, demeurée saine, a eu neuf grossesses : cinq fausses couches, et quatre enfants, dont un est mort d'accidents convulsifs.

Ces quatre enfants ont tous présenté la même malformation oculaire, consistant en une *opacité congénitale capsulo-lenticulaire des deux yeux*, manifestation certaine de l'hérédo-syphilis dont étaient entachés ces enfants.

L'un des fils, examiné par le Dr Galezowski, présentait une opacité capsulo-lenticulaire centrale des deux yeux, mais plus prononcée à l'œil gauche qu'à l'œil droit. — Pas de lésion du fond de l'œil. — Consistance des deux yeux normale.

Obs. 163 (M. le Dr **Gardié**) (résumée). — *Hérédo-syphilis. — Stigmates multiples. — Troisième paupière, analogue à celle des oiseaux.*

M. X..., âgé de cinquante-neuf ans, a été affecté avant son mariage d'une nécrose des os propres du nez ; il présente sur le cuir chevelu de vastes cicatrices consécutives à des syphilides serpigineuses. De sa femme, restée saine, il a eu huit enfants.

Premier enfant : fille âgée de trente ans ; a eu, dans l'enfance, une kérato-conjonctivite qui a laissé des stries opaques ; mauvaise dentition ; est devenue sourde à vingt-six ans, sans lésion apparente.

Deuxième enfant : mort d'athrepsie à quelques mois.

Troisième enfant : fille vivante, présentant de la kératite interstitielle ; mariée ; ayant avorté deux fois sans raison apparente, au septième mois.

Quatrième enfant : garçon, âgé de vingt-deux ans, bien portant.

Cinquième enfant : fille âgée de dix-huit ans : infantilisme marqué ; yeux, oreilles, dents atteints à des degrés variables ; gomme à la région péronière droite.

Sixième enfant : fille âgée de dix-sept ans : infantilisme très prononcé : thorax étroit ; dents spéciales ; absence de certaines dents ; épine dorsale déviée.

Septième enfant : fille âgée de seize ans ; rien à noter.

Huitième enfant : fille assez mal développée, mais ne présentant rien de particulier.

L'aînée de ces enfants, manifestement entachée d'hérédo-syphilis, s'est mariée avec un individu suspect au point de vue de la syphilis, mais qui la nie énergiquement. De ce mariage est né un enfant qui ne présente aucune lésion cutanée ou muqueuse qu'on puisse rapporter à la syphilis, mais qui est un type d'enfant hérédo-syphilitique.

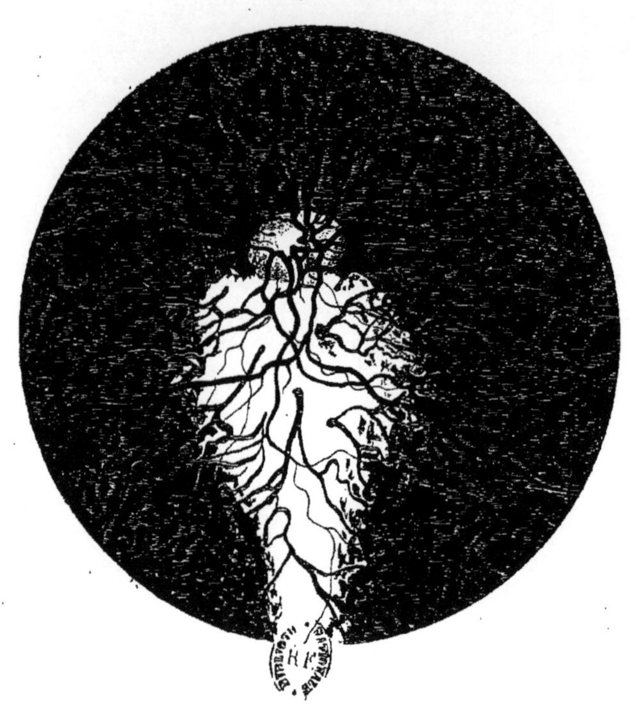

Dr. Galezowski del.

F. Méheux Lith.

Imp. Distribué

Cet enfant, venu avant terme, est âgé aujourd'hui de huit ans et demi; il présente toute la série de malformations et de stigmates suivants : retard dans la marche : n'a commencé à marcher qu'à trois ans; retard dans l'évolution des dents : il a eu ses premières dents à trois ans; intelligence pas ou peu développée; incapable d'attention; il est instable et capricieux, comme un tout jeune enfant; malformation du crâne : bosses frontales très proéminentes; front olympien; profondes dépressions s'étendant d'une oreille à l'autre en passant par le vertex.

Voûte palatine très ogivale.

Déformations dentaires typiques; implantation vicieuse, amorphisme, absence de certaines dents; véritable *chaos dentaire*.

Inocclusion de la bouche : la lèvre inférieure semble insuffisante; malformation des yeux qui possèdent une *troisième paupière, semblable à celle des oiseaux*.

Thorax déformé.

Membres très grêles; pas de saillies musculaires appréciables.

Maladresse et faiblesse extrêmes; incoordination des mouvements volontaires; démarche titubante; tous symptômes que l'auteur, après une longue discussion, rapporte à un arrêt ou à un retard de développement des cordons antéro-latéraux de la moelle (1).

Un dernier mot pour signaler incidemment un fait curieux. Des divers stigmates que je viens d'énumérer, ceux qui affectent les membranes profondes de l'œil ont été souvent rencontrés comme tares d'hérédo-syphilis à la *seconde génération* (Dr Galezowski, Dr Antonelli).

MALFORMATIONS DU PAVILLON DE L'OREILLE.

Il n'est pas rare que la tare hérédo-syphilitique se traduise par des malformations diverses du pavillon de l'oreille.

On sait que, de vieille date déjà, les variations morphologiques de l'oreille externe ont été considérées comme des témoignages de dégénérescence (2). Qu'on en ait exagéré la valeur, qu'on leur ait accordé des significations qu'elles ne comportent pas (alors, par exemple, qu'on a parlé d'une « oreille criminelle » propre aux assassins, aux voleurs, aux malfaiteurs de tout ordre), cela n'est pas niable. Mais il n'en est pas moins vrai, au nom de l'observation clinique, que

(1) *Non-développement hérédo-syphilitique des cordons antéro-latéraux de la moelle*. Thèse de Paris, 1889.

(2) Voir, à ce sujet, le travail du Dr Jullien ayant pour titre : *De l'oreille au point de vue anthropologique et médico-légal*. Thèse de Lille, 1888.

ces anomalies congénitales du pavillon se rencontrent assez souvent en relation avec des états dégénératifs de divers ordres. « L'oreille externe, a dit M. le Dr Legrain, est, chez le dégénéré, l'un des organes qui présentent le plus fréquemment des anomalies (1). »

D'ailleurs, l'expérimentation s'est prononcée sur ce point. Dans plusieurs de leurs expériences, MM. Gley et Charrin ont observé sur les petits de lapins intoxiqués par diverses toxines des malformations ou des arrêts de développement du pavillon, à savoir : des oreilles échancrées et, dans plusieurs cas, des oreilles tout à fait rudimentaires.

Des phénomènes de même ordre s'observent-ils comme conséquence de l'hérédité syphilitique? Une enquête a été inaugurée sur ce point par mon père. Bien qu'elle ne date que de quelques années, elle a déjà fourni des résultats intéressants, que je puis résumer de la sorte.

Tout d'abord, ces malformations de l'oreille externe ne s'observent que dans un nombre de cas assez restreint, qui ne saurait encore être déterminé numériquement. Elles font défaut sur la grande majorité des hérédo-syphilitiques, même les plus avérés.

En second lieu, elles comportent des formes diverses et des degrés multiples. Ainsi :

I. — Souvent, elles ne consistent qu'en de simples irrégularités morphologiques partielles, conséquemment peu frappantes et échappant facilement à l'attention, à moins qu'elles ne soient l'objet d'une recherche spéciale, à savoir :

1° Ourlet de l'oreille incomplètement formé, presque déficient ; — ou bien, ourlet inégal, c'est-à-dire de largeur normale sur quelques points et de proportions exubérantes sur d'autres. — Sur un des petits malades de Saint-Louis, l'ourlet, mesurant en moyenne 3 millimètres, atteignait les proportions de 7 à 9 millimètres dans son département supérieur ;

2° Hélix présentant, au lieu d'un contour régulièrement et gracieusement curviligne, une série d'angles et de brisures, jusqu'à devenir presque polygonal sur quelques points ; d'autres fois, légèrement onduleux ;

(1) *Les signes extérieurs de la folie* (*Presse médicale*, 1895).

3° Hélix anormalement épais, charnu, replet, et, si j'ose ainsi dire, obèse ;

4° Encoches anguleuses creusées aux dépens du reflet de l'hélix. — Ces entaillures s'observent presque exclusivement à la partie supérieure du pavillon ;

5° Inversement, petites proéminences ou crêtes saillantes sur le bord libre de l'hélix ;

6° Directions vicieuses de l'anthélix. Ainsi, sur un autre malade de Saint-Louis, l'anthélix descendait verticalement du sommet de l'hélix, en sorte que la conque formait une cavité qui se continuait jusqu'à la partie supérieure de l'ourlet ;

7° Variétés de développement du lobule. — Sur plusieurs sujets, lobule notablement petit et à peine accentué. En revanche, sur un autre qui, physiquement, réalisait le type du dégénéré, lobule considérable, renflé et présentant une série de plicatures à sa face postérieure.

Si peu importantes soient-elles, les diverses anomalies qui précèdent ne laissent pas d'altérer et de modifier la physionomie, l'esthétique de l'oreille, en privant l'organe de ses caractères de distinction et de beauté.

II. — En d'autres cas et plus fréquemment, la tare hérédo-syphilitique se traduit par des modifications d'ensemble intéressant tout le pavillon et lui imprimant diverses variations morphologiques qui peuvent être caractérisées comme il suit :

1° Type de l'**OREILLE RONDE,** dans lequel, raccourci verticalement, mais dilaté dans son axe transverse, le pavillon prend une forme à peu près orbiculaire (1) ;

2° Type de l'**OREILLE EN PLAT A BARBE,** se caractérisant par une conque spacieuse et très fortement excavée, si bien que l'ensemble de l'organe rappelle véritablement assez bien le vieux plat à barbe en usage chez les barbiers d'autrefois ;

3° Type de l'**OREILLE DE FAUNE,** ou oreille étirée dans son grand axe. Que l'on suppose une oreille en caoutchouc fortement distendue par une double traction exercée aux deux extrémités de son axe vertical, et l'on aura une assez juste idée de ce type étrange

(1) Voy. la figure 8, page 69.

sous lequel on nous représente l'oreille des Faunes ou des Satyres.

Sur une toute jeune fille hérédo-syphilitique, une oreille de cette

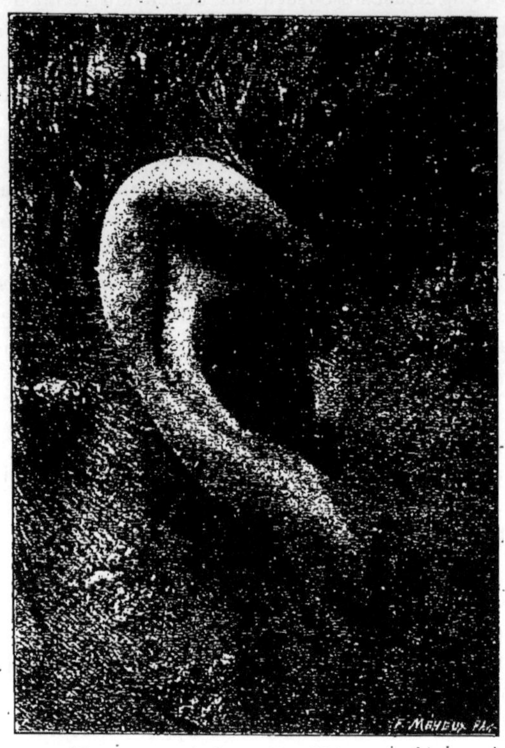

Fig. 19.

forme mesurait plus de 7 centimètres en hauteur contre 2 centimètres et demi comme diamètre transverse (fig. 19);

4° Type de l'**OREILLE DIFFORME**, celui-ci non susceptible de description et de comparaisons. Il comporte des irrégularités de tout genre : anomalies des diverses sinuosités de l'oreille ; — anomalies de volume, de forme, de direction ; — malformations de l'anthélix et de la conque, notamment crêtes saillantes de l'anthélix, à inflexions vicieuses ; désharmonie des divers départements constitutifs de l'oreille, etc. — Quelques exemples :

Sur un enfant hérédo-syphilitique, âgé de cinq ans, le pavillon se présentait tout à fait étrange de forme et comme entraîné en arrière, à la façon (je reprends une comparaison qui me servait tout à l'heure

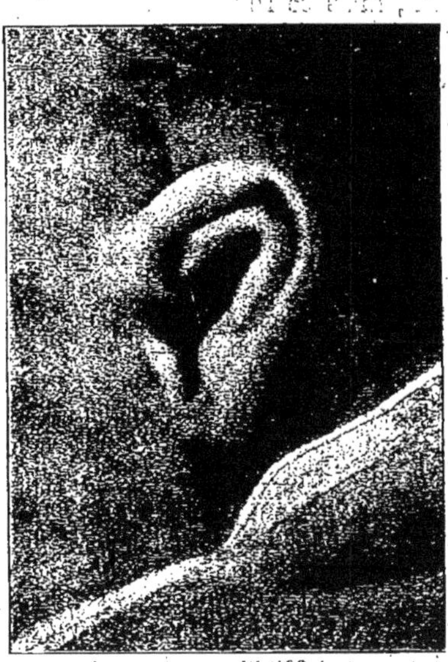

Fig. 20.

d'une oreille en caoutchouc que l'on aurait fortement tiraillée à son bord supéro-postérieur dans la direction de l'occiput (fig. 20).

Sur un autre, la branche horizontale de l'hélix fortement saillante formait un gros bourrelet transversal, qui parcourait toute la conque pour venir s'anastomoser avec l'anthélix, et en divisait la cavité en deux cavités superposées, à savoir : l'une supérieure, ovalaire et borgne; l'autre inférieure, étrangement trifoliée et s'abouchant avec le conduit auditif.

Enfin, un petit malade de M. le professeur Budin reproduisait cette dernière anomalie à un point exagéré (1). Si bien que le pavillon, absolument difforme à divers points de vue, se trouvait divisé en deux parties par cette même crête de la branche horizontale de l'hélix, crête hypertrophiée au point d'atteindre le niveau des portions les plus saillantes de l'oreille externe. De la sorte, la conque était abso-

(1) Voy. la figure 7, p. 68.

lument divisée en deux segments : l'un, inférieur, offrant la forme d'une feuille de trèfle, à foliole postérieure très allongée ; l'autre, supérieur, plus petit, mais se réunissant en haut (en raison d'une autre irrégularité, à savoir : avortement de la branche inférieure de division de l'anthélix) avec la fossette de l'anthélix et la gouttière hélicienne. Bref, cette oreille était absolument difforme.

Une malformation analogue a été observée par le Dr Bernheim dans le cas suivant :

Obs. 164 (communiquée par M. le Dr **Bernheim**). — Le Dr Bernheim communique à la Société obstétricale l'observation suivante.

M. X... contracta la syphilis en 1888. Il est soigné durant cinq années par le professeur Fournier ; puis se marie. — Sa femme a deux enfants, vivants et bien portants.

Le dernier présente une malformation particulière de l'oreille. Le tragus de l'oreille gauche est volumineux et se prolonge fortement au-devant de l'entrée du conduit auditif externe. Au-devant de lui se trouvent quatre petits molluscums, finement pédiculés.

L'oreille droite a un pavillon très irrégulier de contour ; — la cavité de la conque est presque effacée, très peu profonde, et elle est divisée en deux moitiés transversalement par une crête sinueuse saillante, allant de l'hélix à l'anthélix et continuant ce prolongement effilé de l'hélix qui, dans l'oreille normale, va se perdre dans la conque. Cette crête est aussi prononcée que les autres saillies de l'oreille et divise la conque en deux parties, dont l'inférieure présente l'orifice du conduit auditif externe. La face postérieure de l'oreille présente une gouttière transversale correspondant exactement à cette saillie anormale.

Dans l'entourage immédiat de la mère, on attribue cette malformation à l'impression morale qu'elle aurait éprouvée au début de sa grossesse en entendant raconter qu' « un cousin de son mari avait une malformation de la face ».

5°. Type de l'**OREILLE EN ANSE**. — Type rare, constituant par excellence l'oreille du dégénéré, de l'idiot, et imprimant à la physionomie ce qu'on a appelé l'aspect « simiesque ». Je ne le trouve signalé qu'une fois dans les notes de mon père, sur un enfant qui, à divers égards, offrait les attributs de la dégénérescence physique.

Il consiste en ceci : renversement du pavillon en avant, de sorte que ce pavillon, au lieu d'être appliqué sur le crâne, s'en écarte plus ou moins, jusqu'à se présenter presque de face. Ainsi déviées et saillantes en dehors, les oreilles donnent assez bien l'impression de deux anses insérées sur le crâne, d'où le nom qui leur a été appliqué d' « oreilles en anse ». Avec non moins d'exactitude, on les a encore comparées aux oreilles de certains animaux connus sous le nom d'oreillards.

III. — D'autres fois, le pavillon de l'oreille, semblant basculer sur son axe horizontal, se reporte en arrière, en devenant plus ou moins oblique par rapport à la verticale. Cette obliquité peut atteindre jusqu'à 45 degrés.

IV. — D'autres fois encore, on a vu les deux pavillons affecter l'un par rapport à l'autre une asymétrie notable. L'un peut être normal, et l'autre modifié de formes de telle ou telle façon ; l'un peut présenter telle irrégularité qui fera défaut sur l'autre.

Exemple : dans un cas relaté par le Dr Caubet, un des pavillons était exagéré de volume et comme hypertrophié, tandis que l'autre offrait un réel degré d'atrophie.

V. — Enfin, en certains cas plus rares, on a constaté diverses anomalies de l'oreille consistant en ceci :

1° Pavillon de l'oreille démesurément élargi. — Dans un cas de Mills Jones, par exemple, l'oreille est qualifiée de **géante**;

2° Inversement, on a vu l'oreille ne pas se développer, rester toute petite, comme *infantile*. Ainsi, dans un cas de Grant, l'oreille était absolument petite en même temps que mal formée ; et une simple fossette remplaçait le conduit auditif externe (1).

(Ce même cas était, de plus, remarquable par la coïncidence d'une autre malformation extraordinaire, à savoir : absence de la branche ascendante du maxillaire inférieur.)

3° Enfin, sur un malade hérédo-syphilitique, le Dr Boudougoff a observé une **absence complète du lobule de l'oreille** (2).

Dans toutes ces malformations ou déviations du type normal, y a-t-il quelque chose de spécial à la syphilis, quelque chose qui dé-

(1) Voici le résumé de cette observation :

Enfant issu de parents syphilitiques; — mort à trois mois, après une éruption de pemphigus. Cet enfant présentait les malformations suivantes :

1° *Absence de la branche ascendante du maxillaire inférieur* ;

2° *Malformation de l'oreille droite*. — Pavillon tout petit et mal formé; — petite fossette marquant la place du conduit auditif externe (*The British medical Journal*, 1890, t. I, p. 642. London).

(2) *Annales de dermat. et de syphil.*, 1894, p. 480.

signe formellement la syphilis comme origine de telles anomalies? Non ; ce sont là toutes particularités d'ordre banal, que l'on peut rencontrer dans n'importe quel état de dégénérescence. Ce sont même là des stigmates particulièrement communs chez les dégénérés de tout ordre, par exemple les idiots, les imbéciles, les candidats à la folie (Legrain), etc.

Et néanmoins, ces stigmates auriculaires ont leur prix pour le sujet qui nous touche. Ils sont même doublement intéressants pour nous, à savoir : 1° théoriquement, parce qu'ils constituent des exemples nouveaux (après tant d'autres, il est vrai) de ces dystrophies singulières que l'hérédité syphilitique peut, à l'instar d'autres hérédités, infliger à l'embryon ; — 2° et surtout, pratiquement, en ce que, témoignant d'une tare héréditaire, ils peuvent nous mettre sur une piste utile à suivre pour la découverte de l'hérédo-syphilis.

DYSTROPHIES RACHIDIENNES

L'influence hérédo-syphilitique se traduit sur le rachis par deux accidents d'ordre très différent, à savoir : la *scoliose* et le *spina bifida*.

I. — SCOLIOSE.

Des déviations rachidiennes de divers ordres ont été relevées sur les sujets hérédo-syphilitiques. La plus commune est la scoliose. Cette scoliose, bien entendu, n'offre rien de spécial ; elle est susceptible de tous degrés. Inutile de la décrire.

Tantôt elle coïncide avec des manifestations variées du rachitisme, — et tantôt, au contraire, elle existe seule, comme manifestation exclusive.

Au reste, la relation des déviations rachidiennes avec l'hérédité syphilitique n'est pas chose de connaissance récente ; il y a longtemps que les vieux syphiliographes ont remarqué « que les enfants des sujets affectés de vérole sont fréquemment sujets à devenir contrefaits et bossus ».

II. — SPINA BIFIDA.

Le spina bifida consiste, comme on le sait, en une malformation constituée par une tumeur plus ou moins grosse, faisant hernie par une fissure des arcs vertébraux et renfermant ordinairement la moelle et ses enveloppes.

Cette malformation comprend donc deux faits bien distincts et qu'il faut différencier : d'une part, la fissure vertébrale ; et, d'autre part, la tumeur.

Je ne veux pas ici m'étendre sur le développement de la moelle et de la colonne vertébrale, mais quelques mots d'explication sont pourtant indispensables à l'intelligence de ce qui va suivre.

La moelle se développe bien avant la colonne vertébrale ; — elle est primitivement constituée par une sorte de gouttière largement ouverte en arrière, dont les bords finissent par se rapprocher et se souder pour constituer un canal central d'abord très large, mais qui se rétrécit peu à peu par suite du développement du cordon médullaire.

Le développement de ce cordon est rapide ; et, dès la huitième ou neuvième semaine, il est complet.

Il en est autrement du système osseux destiné à l'entourer. Ce système osseux se développe autour de la chorde dorsale qui forme au-devant du sillon neural une sorte de cordon cylindrique axial, lequel semble servir de pivot, d'axe, aux corps vertébraux d'abord cartilagineux, puis ossifiés.

En même temps que ce travail osseux se fait en avant, autour de la chorde dorsale qui se trouve enserrée dans un véritable canal osseux, on voit naître, en arrière, des prolongements qui vont l'un au-devant de l'autre et qui sont les rudiments des lames vertébrales.

Le développement du canal antérieur, destiné à se combler plus tard par le développement des corps vertébraux, est bien plus rapide que celui du canal postérieur, destiné à enserrer la moelle.

A la huitième semaine, les corps vertébraux sont déjà cartilagineux, alors que les arcs sont encore membraneux. Ces arcs deviennent cartilagineux avant de se réunir. Ils se réunissent d'abord au niveau de la région dorsale, et cela vers le troisième mois, alors qu'aux régions cervicale et lombaire cette fermeture est bien plus tardive.

Il est donc tout naturel que ce soit sur ces deux régions restées très longtemps ouvertes, que se traduise le plus souvent une malformation du rachis ; et, pour cette même raison, on comprend la rareté des malformations des corps vertébraux, qui, très rapidement constitués, échappent par cela même à toute chance de lésion analogue.

D'après cela, on s'explique facilement comment une lésion primitive de la moelle pourra mécaniquement retentir sur le développement du rachis, en altérer la constitution et s'opposer à la réunion des lames vertébrales ; de même que l'on comprend [comme dans les cas de Houël (1) et Sulzer (2)] le rôle mécanique joué par une exostose cartilagineuse faisant saillie dans le canal rachidien et empêchant mécaniquement la réunion des arcs vertébraux.

Dans certains cas, la lésion médullaire, quelle qu'elle soit, doit être bien jeune d'apparition, puisqu'elle existait alors que la moelle était encore à l'état de gouttière et qu'elle a empêché partiellement la fermeture de cette gouttière. N'est-ce pas là le cas de ces tumeurs dites myélo-méningocèles et constituées par un hydrorachis externe?

Si la lésion en cause a agi plus tard, alors que la gouttière médullaire était close, ne peut-on pas admettre que l'hydropisie du canal central de la moelle a joué le rôle d'une exostose, d'un corps étranger, et s'est opposée par son volume même à la réunion des arcs vertébraux?

Il me semble que, dans ces cas, il est inutile de chercher le pourquoi de l'arrêt de développement du canal osseux, la raison du rachischisis, du spina bifida à proprement parler. La raison en est dans l'hydrorachis, et c'est la cause de cet hydrorachis qu'il faut seulement chercher.

Telle est au moins une induction que me permet de hasarder l'étude comparée du développement de la moelle et du rachis.

A coup sûr, la cause qui a provoqué l'arrêt de développement de la gouttière neurale peut aussi déterminer celui des lames vertébrales ; et cela est si vrai que, si, dans tous les cas d'hydrorachis, il y a spina bifida, dans tous les cas de spina bifida il n'y a pas hydrorachis.

Je m'explique. On a noté plusieurs cas de spina bifida sans tumeur ; c'est là ce que Recklinghausen a appelé le spina bifida latent ou spina bifida occulta. Cette dernière variété me semble faite pour démontrer l'indépendance relative du rachischisis et de l'hydrorachis, comme aussi la réalité de ce fait qu'il ne suffit pas d'une fissure ver-

(1) Rapport sur une pièce de spina bifida avec exostose cartilagineuse qui fait saillie dans le canal rachidien (*Bulletin* et *Mémoires de la Société de chirurgie*, 9 mai 1877).

(2) Ein fall von spina bifida (*Ziegler's Beiträge zur path. Anat.*; XII, 4, p. 566).

tébrale pour qu'il se produise une hydropisie de la moelle ou de ses enveloppes.

Si, dans ces cas de spina bifida occulta, il existe des lésions trahissant une lésion médullaire, je crois ces lésions médullaires indépendantes du spina bifida ou, en tout cas, postérieures comme origine à celles qui ont provoqué le rachischisis.

Quoi qu'il en soit, ce qu'il faut retenir de ce long préambule est ceci :

Que le spina bifida relève soit d'un arrêt de développement, soit d'une hydropisie de la moelle ou de ses enveloppes.

Cela dit, venons maintenant à l'étiologie. Cette étiologie est vraiment entourée de ténèbres, et les classiques s'accordent à la considérer comme « indéterminée ».

« La pathogénie du spina bifida, dit le Dr Kirmisson dans son article du *Traité de chirurgie* (Paris, 1891), ne laisse pas que de prêter encore, à l'heure actuelle, à de nombreuses obscurités. »

« Nous savons peu de choses sur l'étiologie du spina bifida », dit le même auteur dans son récent *Traité des maladies chirurgicales d'origine congénitale* (Paris, 1898).

Parmi les causes qui ont été invoquées jusqu'ici, je citerai :

L'opinion de Cruveilhier, d'après lequel l'inocclusion du canal vertébral résulterait des adhérences que le fœtus contracte en un point de sa portion dorsale avec les membranes de l'œuf ;

L'opinion de M. Dareste, qui croit cette inocclusion consécutive à la compression qu'exercerait sur la région dorsale de l'embryon le capuchon caudal de l'amnios anormalement étroit ;

Les opinions de Houël, Sulzer, Recklinghausen, Pilliet, qui rapportent cette inocclusion à une cause mécanique, telle que la présence d'une exostose, d'un fibro-myo-lipome, d'une tumeur pédiculée de l'épendyme ;

L'opinion de Lebedeff, qui croit cette inocclusion due à une exagération de courbure du rachis.

Aucune de ces interprétations n'est complètement satisfaisante ; aucune ne rend compte de la coexistence fréquente de cette anomalie avec d'autres malformations diverses, telles que bec-de-lièvre, hydrocéphalie, pied bot ; aucune ne rend compte surtout de la relation intime qui semble exister entre l'hydrorachis et l'hydrocéphalie.

Cette dernière coexistence a pourtant été maintes fois remarquée ; à ce point que M. Kirmisson, à propos du traitement du spina bifida, dit ceci : « Il est un certain nombre d'enfants atteints de spina bifida qui sont très frêles ou affectés d'autres vices de conformation déterminant la mort, même après l'excision la mieux réussie. D'autres fois, la mort tient aux progrès de la paraplégie, ou bien encore au développement de l'hydrocéphalie concomitante. »

Et plus loin, le même auteur ajoute encore :

« Si l'on voit se manifester chez le petit malade des signes d'hydrocéphalie, toute opération est inutile. »

Mais, en 1883, les choses changent de face. M. le professeur Lannelongue émet l'opinion que les arrêts de développement peuvent provenir d'un *état de virulence des générateurs*. A l'appui de son dire, il produit quatre cas où, d'après lui, la syphilis peut légitimement être mise en cause comme origine du spina bifida. — A son tour, mon père énonce et propage la même doctrine, d'après un certain nombre de faits de son observation particulière.

Je me garderai d'émettre ici un sentiment personnel ; mais on m'excusera peut-être de croire que, pour le spina bifida, aucune autre étiologie ne saurait être plus apte que l'**infection** à expliquer, d'une part, l'arrêt de développement et, d'autre part, l'hydropisie médullaire ; et que, parmi toutes les infections que l'on pourrait incriminer comme origine première de cette malformation, il n'en est guère qui puisse être plus légitimement suspectée que la syphilis. Et, en effet, de toutes les causes infectieuses, en est-il une qui soit plus virulente et plus intensive comme effets que la syphilis? En est-il une attaquant plus tôt et plus profondément l'embryon, réalisant mieux qu'elle tout l'ensemble de lésions qui accompagnent si souvent cette anomalie de développement ?

Il n'est pas jusqu'à cette coïncidence si fréquente du spina bifida avec l'hydrocéphalie (lésion si souvent observée dans la syphilis héréditaire) qui ne vienne témoigner en faveur de cette pathogénie nouvelle.

Et cependant c'est là une notion étiologique que je ne trouve encore mentionnée dans aucun classique. Conséquemment, je ne l'émettrais que bien timidement, si je n'avais derrière moi, d'une part les autorités précitées et, d'autre part, le témoignage des 23 observations qui vont suivre.

Obs. 165 (M. le professeur **Lannelongue**). — Père et mère syphilitiques; — le père a contracté la syphilis dix-huit mois avant son mariage et a contaminé sa femme au début de sa première grossesse.

Premier enfant : mort-né à huit mois.

Deuxième enfant : Léon C..., âgé de vingt-cinq mois. Enfant petit, chétif, présentant sur le tronc une éruption très vraisemblablement de nature syphilitique ; — des cicatrices multiples d'une éruption ayant évolué à l'âge de trois mois ; — une otorrhée purulente des deux oreilles ; — de la blépharite.

Sur la langue, large plaque desquamative ; — aux lèvres, plusieurs taches blanchâtres.

Le crâne est volumineux, asymétrique ; fontanelles soudées. — Érosions dentaires ; vulnérabilité, malformations.

Manifestement hérédo-syphilitique, cet enfant porte dans la région sacro-lombaire, sur la ligne médiane et empiétant fortement sur l'une et l'autre fesse, un volumineux *spina bifida*, comparable comme volume à la tête d'un jeune enfant.

Il se fit, au sommet de cette tumeur, une escarre qui se détacha ; et l'enfant mourut bientôt, en trois jours, d'une méningite suppurée (1).

Obs. 166 (M. le professeur **Neumann**). — S. Th..., âgée de vingt et un ans, a contracté un chancre induré de la grande lèvre au début d'une première grossesse. — Plaques muqueuses consécutives.

Accouche prématurément, au début du huitième mois, d'un enfant vivant, affecté d'un *spina bifida*. — Mort peu de temps après la naissance (2).

Obs. 167 (M. le professeur **Pinard**). — *Hydrocéphalie. — Spina bifida. — Malformations des membres inférieurs. — Équinisme. — Malformations palpébrales.*

Femme Goh... — Cette femme, secondipare, a eu un premier enfant qui est mort à deux mois d'accidents méningitiques.

Devenue enceinte une seconde fois, des œuvres d'un autre père ; — ayant une grossesse pénible, elle se présente, environ vers le cinquième mois, à la consultation du professeur Pinard qui l'hospitalise et, reconnaissant sur elle des manifestations plus que suspectes de syphilis, la soumet à un traitement au biiodure d'hydrargyre en injections sous-cutanées.

Au bout d'une vingtaine de jours de traitement, la femme quitte l'hôpital et cesse de se soigner.

Le 13 juillet, rentrée à la Clinique, elle accouche le lendemain d'un enfant qui vit quelques heures seulement. Cet enfant présentait les malformations suivantes :

Hydrocéphalie ; — *spina bifida* ; — membres inférieurs mal formés, déviés ; — pied droit en équinisme très prononcé ; — paupières supérieure et

(1) *Archives générales de médecine*, 1883, p. 556.

(2) *Étude sur la syphilis héréditaire* (*Wiener klinische Wochenschrift*. Wien, 1889, 11).

inférieure de l'œil gauche maintenues en contact par une petite bride. Hydropisie abondante de l'amnios (1).

Obs. 168 (M. le professeur **Pinard**). — Femme X..., âgée de vingt et un ans, secondipare, entre à la Clinique Baudelocque le 9 avril 1893.

Cette femme présente différents stigmates d'hérédo-syphilis, parmi lesquels : strabisme convergent, nystagmus et dents d'Hutchinson. — D'une première grossesse elle a eu un enfant qui est mort à l'âge de quatre mois.

Elle accouche, le lendemain de son entrée, d'un enfant porteur d'un *spina bifida* de la région lombo-sacrée.

La tumeur est large, non pédiculée ; — la peau présente au centre une ulcération assez étendue ; — la gouttière qui s'étend dans la région sacrée est d'au moins 3 centimètres.

La mère quitte le service cinq jours après l'accouchement (2).

Obs. 169 (M. le Dr **Fochier**). — *Spina bifida. — Consécutivement, hydrocéphalie.*

Mme X..., syphilitique ; présentant actuellement encore des accidents de syphilis cérébrale en activité ; enceinte et ayant un abdomen anormalement distendu par une volumineuse hydramnios.

Sous l'influence d'un traitement mixte, les accidents cérébraux s'amendent et l'hydramnios diminue de volume.

Naissance d'un enfant porteur d'un volumineux *spina bifida*. — Cette tumeur, grosse comme une tête d'enfant, est opérée, et un traitement spécifique est prescrit. — Un mois environ après guérison, le petit malade est de nouveau présenté au Dr Fochier, qui constate le début d'une *hydrocéphalie* déjà très accentuée.

Sous l'influence d'un traitement spécifique énergique et suivi régulièrement, l'hydrocéphalie disparaît complètement ; mais il persiste encore une paralysie des extenseurs de la cuisse (3).

Obs. 170 (M. le Dr **Schwab**). — *Spina bifida. — Ankylose des hanches. — Double pied bot.*

Femme P..., âgée de vingt-six ans ; bien portante ; — ayant fait, il y a deux ans, une fausse couche, sans causes déterminantes.

Il y a quelque temps, alopécie ; — actuellement, maux de tête, surtout nocturnes ; — ganglions volumineux et indolores dans les deux aines ; — ganglions petits et durs au niveau de la nuque ; — à la partie supérieure de la jambe droite, deux papules ressemblant tout à fait à des syphilides.

Considérée comme syphilitique, cette femme accouche prématurément d'un enfant chétif, qui pèse 2650 grammes ; — qui ne présente aucune lésion cutanée de syphilis ; — mais sur lequel on constate des malforma-

(1) *Registre de la Clinique Baudelocque*, 1892, n° 1027.
(2) *Fonctionnement de la maison d'accouchement Baudelocque*, 1893. Obs. 509.
(3) *Archives d'obstétrique et de gynécologie*, 1895, p. 176.

tions multiples; *double pied bot*, ankylose des hanches, et *spina bifida*.

Le diagnostic de syphilis est confirmé encore par la date prématurée de l'accouchement, par la grande abondance du liquide amniotique, et enfin par l'examen histologique du placenta, révélant « des lésions manifestes d'endo-périartérite ou, plus exactement, de panartérite syphilitique » (1).

Obs. 171 (M. le Dr **Gilles de la Tourette**). — *Spina bifida.* — *Double pied bot.*

« Récemment nous observions, dans le service de notre maître, M. le professeur Fournier, à l'hôpital Saint-Louis, une fillette de trois mois, hérédo-syphilitique, qui présentait un *varus* à droite, un *valgus* à gauche, avec paralysie motrice et sensitive des membres inférieurs presque absolue. Il existait au niveau de la région dorso-lombaire un *spina bifida volumineux*, qui, dissociant la moelle, tenait sous sa dépendance la paralysie et les pieds bots (2). »

Obs. 172 (M. le professeur **Moncorvo**). — Père syphilitique ; — mère saine ; — accouchement à terme d'un enfant hérédo-syphilitique, ayant une grosse hydrocéphalie et affecté, de plus, d'un *spina bifida* de la région lombaire. Ce spina bifida mesure à sa base 7 centimètres de circonférence; son contenu transsude à travers des pertuis ouverts à sa partie centrale (3).

Obs. 173 (M. le Dr **Gasne**). — Le Dr Gasne a observé, dans le service du professeur Lannelongue, une petite fille hérédo-syphilitique, qui présentait à la région périanale une ulcération caractéristique (rapidement guérie par le traitement spécifique), et qui, de plus, avait été opérée d'un *spina bifida* (4).

Obs. 174 (communiquée par M. le professeur **Budin**). — *Spina bifida cervico-dorsal.* — *Double pied bot.*

Mme B..., vingt-deux ans, secondipare ; — *très probablement* syphilitique. — Cicatrices labiales et péribuccales ; — cicatrices en bouquet sur l'épaule et dans le dos ; — très suspectes.

Première grossesse : accouchement prématuré à sept mois. Enfant mort au bout de quatre jours.

Deuxième grossesse : enfant présentant un *double pied bot* et un *spina bifida* cervico-dorsal.

Obs. 175 (communiquée par M. le professeur **Carrieu**). — Père syphilitique depuis quatre années environ. A suivi un traitement irrégulier et insuffisant; s'est marié il y a deux années, et, depuis cette époque, n'a jamais présenté aucun accident suspect, d'aucune nature.

(1) *Syphilis du placenta.* Thèse de Paris, 1896.
(2) *Pathogénie et traitement des pieds bots* (*Semaine médicale*, 30 décembre 1896).
(3) *Sur la pathogénie de l'hydrocéphalie congénitale* (*Journal de clinique et de thérapeutique infantiles*, oct. et nov. 1897).
(4) Gasne, *Localisations spinales de la syphilis héréditaire.* Thèse de Paris, 1897, p. 131.

Mère demeurée saine, primipare; a donné naissance, au mois d'août dernier, à un enfant porteur d'un très volumineux *spina bifida*.

L'enfant ne fut pas jugé en état de supporter une opération; il mourut, au bout de quelques semaines, cachectique, par le fait de complications pulmonaires.

Obs. 176 (M. le Dr **Dron**). — Père syphilitique à l'époque de son mariage. — Mère : a eu plusieurs avortements, un enfant mort-né et deux enfants vivants.

Premier enfant : très délicat, difficile à élever, âgé de dix ans; présente à l'isthme du gosier une vaste ulcération qui a détruit le voile du palais, la luette et une partie des piliers. Kératite interstitielle; dents d'Hutchinson.

Deuxième enfant : présentant un *spina bifida*.

Obs. 177 (M. le professeur **A. Fournier**). — *Spina bifida sur un enfant issu de parents en pleine période secondaire de syphilis.*

Le 24 avril 1880, un jeune ménage se présente à ma consultation. Je constate d'abord sur le mari des manifestations évidentes de syphilis secondaire, dont il ne précise pas la date d'origine, sa femme étant présente à la consultation. Sur la femme, je constate une syphilide papuleuse disséminée, de moyenne confluence; des syphilides vulvaires; des syphilides érosives des lèvres et des amygdales. Le début de ces accidents remonterait à deux mois environ (?). Traitement mercuriel (pilules de protoiodure, etc.).

7 juin. — Madame n'a pris que 15 pilules. — La syphilide persiste. — Nouvelles syphilides au niveau des amygdales.

28 juin. — La malade a continué à se traiter de la façon la plus irrégulière; la syphilide cependant est atténuée et maculeuse sur la plupart des points.

25 juillet. — Nouvelles érosions spécifiques sur les amygdales.

7 octobre. — Grossesse probable. Dernières règles datant du 15 juillet. — J'engage ma cliente énergiquement à suivre son traitement d'une façon moins irrégulière, en raison même de la présomption d'une grossesse.

17 novembre. — Céphalée. Iodure de potassium.

Je ne revois plus Madame que le 8 juin, jour où elle m'amène un petit bébé, venu au monde il y a six semaines environ. Cet enfant présente un assez bon aspect comme état général. Il n'a été affecté, me dit-on, d'aucun accident morbide jusqu'à ce jour. Mais il porte à la région lombaire un *spina bifida typique*, volumineux, gros comme une forte poire. Je l'adresse à un chirurgien, ami de la famille. — Non revu.

Obs. 178 (communiquée par M. le Dr **Lemonnier**). — « Au mois de mars 1890, je fus appelé par Mlle A..., fille mère, qui avait eu la syphilis vers le milieu de l'année 1887 (roséole, plaques muqueuses à la vulve, à l'anus et dans la bouche), et s'était soignée seulement pendant les quelques mois que durèrent les accidents secondaires. Elle accoucha, le 12 mars 1890, d'un enfant qui devait être à terme, qui était porteur d'un *spina bifida* de la région lombaire, et mourut le second jour. »

Obs. 179 (communiquée par M. le professeur **Landouzy**). — *Spina bifida sur un enfant issu d'un père syphilitique.*

Père ayant contracté la syphilis trois ans avant son mariage.

Mère restée saine. Pas de malformations dans l'une et l'autre famille.

Trois grossesses. — Première grossesse terminée par un avortement à six mois.

Six mois après, seconde grossesse, amenant à terme un enfant notablement petit, affecté d'un *spina bifida* dorso-lombaire. — Enfance difficile. Développement général tardif. — Dentition en retard. — Chétivité persistante, en dépit des meilleurs soins.

A l'âge de onze mois, la tumeur dorsale affectait le volume et la forme d'une tomate. Elle n'a pas grossi davantage.

Vers l'âge de deux ans, mort à la suite d'une rougeole compliquée d'accidents pulmonaires.

Troisième grossesse deux ans plus tard. — Enfant né à terme, bien conformé, survivant.

Obs. 180 (communiquée par M. le professeur **Moncorvo**). — *Spina bifida. — Consécutivement, hydrocéphalie.*

Père syphilitique. — Mère saine, ayant eu trois grossesses :

Première grossesse : fausse couche.

Deuxième grossesse : fausse couche.

Troisième grossesse : naissance, au mois de mars 1896, d'un enfant porteur d'un *spina bifida* de la région lombo-sacrée.

Cet enfant, chétif, peu développé, présente bientôt une éruption papuleuse manifestement syphilitique, puis un coryza chronique. — Les membres inférieurs sont inertes et restent dans une immobilité presque complète. — Au niveau du spina bifida, la peau est criblée de petits pertuis au travers desquels sourd un liquide filant et transparent.

Sous l'influence d'un traitement hydrargyrique, les accidents de syphilis congénitale disparaissent, l'état général s'amende et la santé de l'enfant devient prospère. Mais les membres inférieurs restent inertes. La tumeur formée par le spina bifida tend à augmenter, et l'enfant devient en outre *hydrocéphale*.

Actuellement, l'enfant est âgé de neuf mois, et sa tête mesure 50 centimètres de circonférence.

Obs. 181 (communiquée par M. le Dr **Tuffier**). — *Spina bifida lombaire. — Autre enfant affectée d'une hypertrophie mammaire considérable.*

Père affecté de syphilis en 1883, quatre ans avant son mariage; devenu plus tard tabétique. — Mère indemne. Sept grossesses : trois enfants morts et quatre vivants.

Parmi ces derniers, deux bien portants, mais deux autres touchés par l'hérédo-syphilis, à savoir :

Une fille a été affectée d'une *hypertrophie mammaire* droite considérable, ayant atteint le volume d'une tête d'adulte. J'ai dû l'opérer, à l'âge de dix ans.

Une autre fille (conçue à l'époque où son père débutait dans le tabès) est née avec un *spina bifida lombaire* compliqué de paralysie. Morte à sept mois.

Obs. 182 (communiquée par M. le Dr **Laborde**). — *Deux cas de spina bifida.*

Dans une note manuscrite qu'il a bien voulu me communiquer, le Dr Laborde rapporte les observations qu'il a recueillies sur les indigènes algériens, en divers points des départements de Constantine et d'Alger.

Sa statistique personnelle s'élève environ à 3000 cas de syphilis; il en ressort pour lui que les malformations congénitales sont chose rare au moins chez les indigènes habitant les Hauts-Plateaux, tandis qu'elles seraient bien plus fréquentes chez les Kabyles.

Il a observé, notamment, chez des enfants entachés d'hérédo-syphilis : *deux cas de spina bifida*; — plusieurs cas de polydactylie; — plusieurs cas de bec-de-lièvre (surtout chez les Kabyles); — plusieurs cas de rétrécissement de la glotte.

« Ce rétrécissement de la glotte, dit-il, est fort particulier. C'est la partie postérieure de la fente glottique qui est rétrécie, la partie antérieure étant presque normale. Il en résulte que la plus légère ulcération détermine un état faux-croupal que connaissent bien tous les praticiens exerçant en pays arabe et qui a fourni souvent l'occasion d'intervenir chirurgicalement. Ce faux croup existe également chez les adultes à glotte rétrécie; il cède au traitement spécifique avec une facilité remarquable (1). »

(1) Pour ne citer que des faits à l'abri de toute suspicion, j'ai omis à dessein, mais non sans regret, dans l'énumération qui précède, deux observations qui, vraisemblablement, auraient pu y prendre place sans crainte d'erreur, à savoir :

1° Un cas dû à M. le Dr Du Castel, relatif à un petit enfant de six mois qui était affecté à la fois d'un spina bifida, d'une hydrocéphalie, d'un double pied bot, d'un prolapsus rectal et d'une éruption (syphilitique ou syphiloïde ?) de la région ano-vulvaire (Voy. *Annales de dermatologie et de syphiligraphie*, 1896, p. 1295);

2° Un cas de MM. Budin et A. Fournier, concernant un fœtus affecté de *spina bifida cervico-dorsal*. Cet enfant était né d'une mère très vraisemblablement hérédo-syphilitique de par les quatre signes suivants : cicatrices en bouquet datant de l'enfance, sur l'épaule et le bras gauche; cicatrices périlabiales et cicatrices angulaires des commissures buccales; dystrophies dentaires; polymortalité infantile (cinq enfants morts sur dix) dans la famille de cette femme. — Cette même malade, en outre, avait eu une première grossesse terminée par avortement.

Les points litigieux ou les desiderata de ces deux observations consistent en ceci : pour la première, dénégation formelle, de la part des parents, de tout antécédent syphilitique, et incertitude sur la qualité de l'éruption ano-vulvaire de l'enfant; — pour la seconde, absence de tout renseignement sur la lignée ascendante et insuffisance de stigmates formellement accusateurs.

DYSTROPHIES DES MEMBRES

HYPOTROPHIES. — ASYMÉTRIES.

L'influence hérédo-syphilitique se traduit quelquefois sur les membres par des imperfections de développement allant jusqu'à l'**hypotrophie**. C'est ainsi qu'il n'est pas très rare de voir des membres, enrayés dans leur développement, conserver des dimensions inférieures à celles des membres du côté opposé, ou bien encore des segments de membres rester bien au-dessous du développement normal qu'ils auraient dû acquérir. De là, naturellement, des **asymétries** plus ou moins accentuées d'un côté à l'autre du corps.

C'est ainsi que j'ai vu dans le service de mon père, il y a quelques années, un enfant de quatre ans, hérédo-syphilitique, présenter de naissance un bras très inférieur comme développement au bras opposé. Dans son ensemble, comme dans chacun de ses segments, ce bras était réduit de toutes proportions ; il était à la fois moins long et moins gros que son congénère, *à ce point que les deux membres semblaient ne pas appartenir au même individu.* D'un côté, c'était le bras d'un enfant de quatre ans, et, de l'autre, celui d'un bébé de deux ans tout au plus.

Quelques observations de ce genre ont été déjà citées.

Ainsi, un cas de M. le professeur Lannelongue est relatif à une fillette de trois ans et demi dont tout le membre inférieur droit était très notablement atrophié, et cela depuis la naissance.

Dans une observation du professeur Moncorvo, un enfant présente différents stigmates d'hérédo-syphilis et différentes dystrophies, parmi lesquelles une *atrophie* de la jambe gauche, laquelle est de 2 centimètres plus courte que la droite.

Dans une observation du Dr Delagenière, il s'agit d'un enfant de trois ans dont la jambe droite est « plus courte que la gauche de 6 centimètres ». En outre, l'influence dystrophique se traduit sur cet enfant par l'**absence du péroné** et par la malformation du pied, qui est enroulé sur lui-même et ne porte que quatre orteils.

De même encore, un cas du Dr Legrain est relatif à une *atrophie des orteils*; — et un cas du Dr Gastou à une *atrophie considérable de la main*, coexistant avec diverses dystrophies d'autres segments des membres.

Enfin, pour n'avoir pas à ouvrir un chapitre analogue sur des lésions de même ordre affectant le thorax, je dirai ici que l'on a vu des hypotrophies semblables se produire au niveau des côtes. Je citerai comme exemple une observation du Dr Wegner, dans laquelle un fœtus macéré était particulièrement remarquable par un *arrêt de développement considérable des côtes.*

Trois autres cas du Dr Legrain concernent de curieuses déformations thoraciques constituant ce qu'il appelle le « **thorax en entonnoir** ».

Voici les divers cas auxquels je viens de faire allusion.

Obs. 183 (communiquée par M. le professeur **Lannelongue**).

Atrophie d'un membre. — Luxation congénitale du pouce.

Pas de renseignements sur le père de l'enfant. — Mère manifestement syphilitique ; elle a été contaminée par son mari dès la première année de son mariage ; elle a depuis lors présenté de nombreux accidents spécifiques.

Elle a eu cinq enfants.

Premier enfant : venu avant terme, à huit mois, mort-né.

Deuxième enfant : mort au bout de quelques jours.

Troisième enfant vivant ; fille, âgée de trois ans et demi ; présente une *atrophie du membre supérieur droit*, de tous les muscles de l'épaule et de l'avant-bras, avec légère contracture des muscles pronateurs d'origine congénitale et maintenant l'avant-bras en pronation forcée. La mère s'en est aperçue deux ou trois jours après la naissance de l'enfant.

Le squelette du membre est beaucoup moins développé que celui du membre supérieur gauche ; il existe, en outre, une *luxation congénitale de l'articulation métacarpo-phalangienne du pouce*, la tête phalangienne étant maintenue en avant du métacarpien. — Atrophie concomitante des muscles de la main.

Quatrième enfant : mort à sept mois d'accidents pulmonaires (?)

Cinquième enfant : vivant, bien portant, au dire de la mère.

Obs. 184 (M. le professeur **A. Fournier**).

Atrophie congénitale des membres d'un côté du corps sur un enfant issu de parents syphilitiques.

Une jeune femme vient me consulter pour son petit enfant âgé de neuf mois, auquel elle donne le sein. Spontanément elle me déclare qu'elle craint pour lui les effets d'une syphilis qu'elle a contractée de son mari, il y a quelques années.

Dès le troisième jour de la naissance de cet enfant, raconte-t-elle, elle s'est aperçue, en le démaillotant, qu'il présentait les membres inférieurs inégalement développés, l'un, le droit, étant « notablement plus petit que l'autre ». Deux jours après, elle faisait la même remarque pour le membre supérieur droit, inférieur de même au gauche comme développement. On l'a rassurée, en lui disant que « cela n'était rien, que cela passerait », d'autant que l'enfant remuait ses membres droits tout comme les gauches. — A cela près, du reste, le bébé était bien portant, bien venant. — Sa santé, depuis lors, n'a jamais été troublée par le moindre accident, soit banal, soit spécifique. — En sorte qu'aucun traitement n'a jamais été institué.

Et, en effet, l'enfant étant dénudé, une disparité notable s'accuse tout aussitôt entre les membres d'un côté du corps et ceux du côté opposé. Il est manifeste que *les membres droits sont moins développés que les gauches.*

Le membre inférieur droit, plus spécialement, est inférieur visiblement au gauche comme volume et comme longueur. La mensuration confirme cette impression de l'œil. A la cuisse, circonférence inférieure de deux centimètres et demi à celle de la cuisse opposée. — Longueur de ce même membre inférieure d'un centimètre et demi pour le moins à celle du membre gauche. — Le membre supérieur droit est de même notablement moins volumineux que le gauche. Je le crois aussi plus court; mais il m'est impossible de constater le degré de ces différences par la mensuration, en raison des mouvements incessants, des résistances et des cris de l'enfant.

La motilité des membres droits paraît intacte. L'enfant les agite, les remue, comme ceux du côté opposé. Avec la main droite, il serre assez énergiquement le doigt que je lui présente. Pas d'altération appréciable de la sensibilité. Pas de différence sensible du squelette d'un côté à l'autre.

Rien à noter du côté de la face.

Grandes fonctions indemnes. — Bon état général. — Nul symptôme autre qui puisse être rapporté à la syphilis et nul antécédent, non plus qu'aucun stigmate dystrophique de cet ordre.

Provisoirement, je me borne à conseiller un traitement ioduré, avec bains salés, frictions, etc.; et, voulant étudier électriquement l'état des muscles, j'adresse l'enfant à l'un de mes collègues qui s'occupe spécialement de ce genre d'études.

Depuis lors, je n'ai plus revu cet enfant. Indirectement, j'ai appris qu'il avait succombé, quelques mois plus tard, à une « maladie aiguë ».

Obs. 185 (M. le Dr **Legrain**). — Enfant européen, hérédo-syphilitique. Cet enfant présente une *atrophie très prononcée d'un bras* (1).

Obs. 186 (communiquée par M. le professeur **Moncorvo**).

Atrophie d'une jambe; — pied bot varus.

Père et mère ne présentant actuellement aucun signe manifeste de syphilis, mais très certainement syphilitiques l'un et l'autre de par les renseignements d'anamnèse qu'ils fournissent.

Premier enfant, âgé de trois ans, hérédo-syphilitique: coryza; — catarrhes; — éruption papuleuse; — adénopathies multiples; — déformations rachitiques du squelette; — retard du développement et de la marche.

(1) *Société de biologie*, 1895, p. 563.

Deuxième enfant, âgé d'un mois et demi; — trois jours après la naissance, éruption papuleuse; enchifrènement, coryza, adénopathies multiples.

Manifestement hérédo-syphilitique, cet enfant se développe mal; — ne pèse, à six semaines, que 3.200 grammes.

Il présente les malformations suivantes :

Crâne asymétrique; — bosse pariétale droite très développée; — fontanelle largement ouverte; — absence de cheveux.

Jambe gauche moins développée que la droite; — plus courte de deux centimètres; offrant un volume bien moindre; — atrophie musculaire très notable.

Pied bot varus du côté gauche.

Obs. 187 (M. le Dr **G. Wegner**). — **Arrêt de développement des côtes chez un hérédo-syphilitique.**

Enfant venu à terme, macéré. — Autopsie, le 24 juillet 1869.

Périostite gommeuse du frontal.

Décollement purulent de l'épiphyse de tous les os longs des extrémités, qui crépitent à tout mouvement.

Arrêt de développement considérable des côtes (1).

Obs. 188 (communiquée par M. le Dr **Legrain**). — **Hérédo-syphilis. — Thorax en entonnoir.**

Arabe de trente-cinq ans, environ; — seul survivant de sept enfants, dont six sont morts en bas âge.

Présente à la région sacrée « une vaste ulcération à contours polycycliques, profonde d'un centimètre au moins; — qui dure depuis trois ans et qui, sous l'influence d'un traitement mixte, a guéri complètement et avec une rapidité extraordinaire ».

Microdontisme.

Malformation thoracique; — *thorax en entonnoir*, typique. — « L'entonnoir se trouve sur la ligne médiane antérieure.

« La dépression commence au niveau de la troisième côte et sa profondeur est de quarante millimètres. Le centre de la dépression siège au niveau de l'union de l'appendice xyphoïde avec le sternum.

« L'appendice xyphoïde est notablement atrophié. »

Obs. 189 et **190** (communiquées par M. le Dr **Legrain**) (Résumé). — Ces deux observations sont relatives à deux Arabes de vingt à vingt-cinq ans, considérés par le Dr Legrain comme des hérédo-syphilitiques avérés.

Ces deux Arabes présentaient l'un et l'autre un *thorax en entonnoir*, dont la dépression mesurait vingt millimètres dans un cas et vingt-cinq dans l'autre.

(1) *Syphilis héréditaire du système osseux chez les jeunes enfants* (*Archives de Virchow*, Berlin, 1870, L, p. 305).

ÉLONGATION DES MEMBRES. — GIGANTISME PARTIEL, LOCALISÉ.

Le cartilage de conjugaison est, comme on le sait, l'agent actif de l'accroissement des os en longueur. Tant que ce cartilage persiste, les os continuent à s'allonger. Mais, alors que sous une influence quelconque il vient à être altéré ou détruit, l'allongement des os ne peut plus se faire, et, à dater de ce moment, la croissance est terminée.

Dans l'évolution normale, ce cartilage s'ossifie à une époque déterminée, et dès lors la soudure de la diaphyse à l'épiphyse marque la limite de la croissance.

Mais ce cartilage de conjugaison n'est pas sans pouvoir subir des influences variées, tant normales que pathologiques, qui en vicient l'évolution et donnent naissance à toute une série de malformations que je me propose d'étudier brièvement dans ce chapitre.

Or, parmi les influences qui peuvent modifier cette évolution normale, et qui ont été si bien étudiées par le Dr Springer dans sa thèse inaugurale (1), il faut citer :

1° Le sexe : chez la femme, le développement se ralentit cinq ou six ans plus tôt que chez l'homme.

2° Le développement des organes génitaux. Ainsi, il est d'observation courante que, si l'on pratique la castration au moment de la puberté, toute l'activité nutritive que l'on a arrêtée de la sorte se porte sur le système osseux et, en particulier, sur les membres inférieurs qui prennent un développement anormal.

Les eunuques au corps maigre supporté par de longues jambes sont un exemple frappant de cette particularité curieuse. D'autre part, ce fait d'observation que la castration élève la taille est souvent utilisé par les éleveurs de bestiaux.

3° L'alimentation, dont l'étude a été si bien faite par le Dr Springer et au sujet de laquelle je ne veux retenir que ce point important : « Lorsque la nutrition est insuffisante, l'ossification se fait lentement et incomplètement ; de sorte que le cartilage de conjugaison continue son œuvre d'édification bien au delà des limites normales. C'est

(1) *Étude sur la croissance.* Thèse de Paris, 1890.

ainsi que la taille se trouve surélevée ; mais les os sont mal formés, et, d'autre part, le développement abusif du système osseux, accaparant une grande part des matériaux de la nutrition destinés aux autres organes, laisse l'organisme dans un état de dénuement tel qu'il devient une proie facile pour la tuberculose. »

4° Enfin (et ceci est le point qui nous intéresse plus particulièrement), les *maladies infectieuses aiguës*. — Cette action est évidente de par l'observation clinique. C'est même un fait de connaissance vulgaire que « les enfants grandissent au cours de leurs maladies ». « Pendant la croissance, le tissu osseux étant le siège d'une activité nutritive portée à son maximum d'intensité, il appelle sur lui les localisations morbides. Si la localisation, ainsi qu'il arrive le plus souvent, consiste en une simple hypérémie, cette congestion augmente l'activité fonctionnelle des éléments sur lesquels elle porte et se manifeste pendant la croissance sous forme de prolifération cellulaire. *Ainsi s'explique l'allongement des os.*

« Si en certains points des os la congestion est plus intense, il peut se produire là une véritable inflammation qui s'accompagne le plus souvent de décharges bactéridiennes. Ainsi se produisent les abcès périostiques qui sont un degré plus avancé de cette ostéite de croissance générale dont M. Bouchard a le premier établi les rapports avec la fièvre typhoïde. » (Dr Springer.)

Donc, il semble bien démontré que, *sous l'influence d'une* **infection**, *le cartilage de conjugaison peut subir différentes déviations d'évolution.* A savoir :

1° Il peut provoquer l'*allongement excessif*, démesuré, de l'os, par suite d'une prolifération cellulaire déterminée elle-même par l'irritation infectieuse.

2° Inversement, il peut *enrayer le développement de l'os* ; — et cela de deux façons :

Ou bien l'inflammation qu'il subit se traduit par une incrustation calcaire, par sa transformation prématurée en tissu osseux ; d'où l'arrêt total de développement de l'os.

Ou bien l'inflammation a été assez violente pour amener la destruction de la zone cartilagineuse, destruction enrayant du coup tout accroissement.

Comme détails : Cette destruction ou cet arrêt de développement peut ne pas frapper dans sa totalité le cartilage épiphysaire d'un os ou les cartilages épiphysaires des divers os d'un segment de membre; de là résultent toutes les déformations possibles d'un membre, d'un segment de membre, voire d'un os seul ou d'un fragment de cet os.

Or, ce que peut réaliser une infection aiguë, la syphilis peut-elle le faire également? Oui, pourrait-on répondre par simple induction, avant même d'en avoir constaté des exemples cliniques; oui, la syphilis, cette affection virulente au premier chef, doit avoir une influence considérable sur les cartilages de conjugaison; et, qu'elle agisse sur eux directement par son action spécifique propre ou indirectement par son action dystrophique, elle doit produire sur l'évolution des os des troubles profonds.

Eh bien, ce que l'induction permettait de prévoir s'est trouvé confirmé par l'observation clinique et aussi par la constatation directe que le Dr Springer a pu faire, à l'aide de la radiographie, des lésions épiphysaires sur les hérédo-syphilitiques.

Voici le résultat de ces recherches radiographiques :

MM. les Drs Springer et Serbanesco ont présenté à la Société de dermatologie des épreuves radiographiques d'enfants hérédo-syphilitiques.

Ces épreuves mettaient en évidence ce fait que, chez ces enfants, le cartilage de conjugaison *n'existait plus*. On ne distinguait pour ainsi dire plus, à la place qu'elle aurait dû occuper, cette zone transparente, claire, traduisant l'existence d'un tissu cartilagineux; et c'est à peine si, entre l'épiphyse et la diaphyse de l'os, on apercevait une légère différence de coloration.

Cette apparence uniforme est due à l'ossification du cartilage, ossification prématurée qui arrête la croissance de l'os (1).

Parmi les nombreuses observations que j'ai pu recueillir dans la littérature médicale à l'appui de cette réaction particulière de l'hérédo-syphilis sur le squelette, je citerai d'abord celles où l'influence dystrophique s'est traduite par un **allongement excessif des os**, par exemple :

L'observation de Joachimsthal relative à un enfant chez lequel l'*allongement exagéré d'un radius* avait provoqué une déviation considérable de la main sur le bord cubital;

L'observation de Mills Jones relative à un enfant présentant, avec

(1) Springer et Serbanesco, *Hérédo-syphilis et cartilages de conjugaison* (*Annales de dermatologie et de syphiligraphie*, 1897, p. 738).

un thorax et un bassin très réduits, une élongation partielle des membres portant sur les avant-bras et les jambes;

L'observation de Werther relative à un jeune homme *infantile par le tronc et les membres supérieurs*, mais *géant par les membres inférieurs*; — et plusieurs autres encore du même genre.

Obs. 191 (Dr G. L. Makins).

Allongement excessif des radius et des tibias.

Mère syphilitique; contaminée au début de son mariage. A eu cinq enfants; le premier est mort d'accidents de syphilis congénitale; le second fait le sujet de cette observation; les trois autres sont vivants, mais tous chétifs; au dire de la mère, ils présentent, mais à un degré moindre, les mêmes lésions que le petit malade dont voici l'histoire :

W. S.., âgé de dix-sept ans; a été bien portant jusqu'à l'âge de dix ans, époque à laquelle commencèrent à se manifester les divers symptômes suivants :

Tumeurs gommeuses du frontal et des pariétaux.

Tuméfaction du foie et de la rate, provoquant une saillie anormale des côtes inférieures.

Pigmentation générale de la peau; pâleur; émaciation.

Déformation et allongement excessif des membres. — A savoir : Aux membres supérieurs, la déformation porte sur les *radius* qui sont volumineux, tuméfiés et très notablement *augmentés de longueur* ; l'apophyse styloïde radiale descend plus bas que celle du cubitus d'au moins 25 millimètres, ce qui fait que la main est fortement déjetée sur le bord cubital. Le radius est en outre déformé; il représente un arc dont le cubitus serait la corde. Cette malformation détermine des troubles fonctionnels très accentués dans le jeu des articulations de l'avant-bras sur le bras et des os de l'avant-bras entre eux.

Le cubitus gauche est intéressé et présente à sa partie inférieure deux tuméfactions fusiformes, ainsi qu'une tuméfaction volumineuse au niveau de l'olécrâne.

Aux membres inférieurs, la déformation et l'allongement sont encore plus frappants.

Les fémurs sont très épaissis, mais ne semblent pas allongés.

Les tibias sont, eux aussi, très épaissis; mais ils forment une grande courbe antérieure et ils sont *très allongés*, surtout le droit, qui est d'un centimètre et demi plus long que le gauche. Ils forment un arc dont le péroné représente la corde.

Voici la longueur des divers os :

Humérus droit..................	27c,4	Fémur droit..................	43c,6
Radius —	24c,2	Tibia —	40c,4
Cubitus —	22c,6	Péroné —	38c,5

Humérus gauche	25c,4	Fémur gauche	43c,3
Radius —	24c,2	Tibia —	38c,5
Cubitus —	23c,5	Péroné —	38c,2

Taille ... 1m,50 (1)

Obs. 192 (M. le Dr **Schede**).

Élongation d'un tibia (neuf centimètres).

Jeune fille de quinze ans, manifestement hérédo-syphilitique, et présentant une élongation notable d'un tibia. Le *tibia droit était de neuf centimètres plus long que le gauche*. Le péroné n'avait pas suivi cette croissance exagérée ; et de là était résultée une malformation excessive de toute la jambe droite (2).

Obs. 193 (M. le Dr **Werther** [de Dresde]).

GIGANTISME PARTIEL. — **Infantilisme de la moitié supérieure du corps, contrastant avec une élongation excessive des membres inférieurs.**

Père présentant sur le front et au niveau de la paroi pharyngienne des cicatrices ne laissant aucun doute sur leur origine spécifique. (Pour le Dr Werther, cet individu ne serait devenu syphilitique qu'après la naissance de son premier enfant.)

Mère morte, pendant une épidémie de grippe, d'accidents pulmonaires; — huit grossesses.

Première grossesse : fille, aujourd'hui âgée de vingt-deux ans, bien constituée et bien portante.

Deuxième grossesse : fausse couche de six mois.

Troisième grossesse : accouchement à terme d'un enfant mort-né.

Quatrième grossesse : l'enfant qui fait le sujet de cette observation.

Cinquième grossesse : enfant mort à six mois, de convulsions.

Sixième grossesse : enfant mort-né.

Septième grossesse : enfant vivant, tout petit, chétif, atrophié.

Huitième grossesse : enfant vivant, extraordinairement débile.

L'enfant issu de la quatrième grossesse est un garçon âgé aujourd'hui de seize ans.

Venu à terme, bien proportionné ; il présente, dans les premières semaines, une éruption cutanée, restée indéterminée. Puis, plus tard, à l'âge de neuf ans et de quatorze ans, apparurent aux jambes des ulcérations purulentes, qui persistèrent plusieurs semaines, mais sur la nature desquelles le Dr Werther ne se prononce pas.

Dans le cours de la première année, l'articulation du pied droit se tuméfia, et dès lors commença à se manifester un *accroissement exagéré des membres inférieurs.*

(1) *Transactions of the Clinical Society of London*, 1886, p. 323.

(2) *Congrès chirurgical de Berlin*, 1887.

« Dès l'époque où il allait à l'école, ses parents remarquèrent que ses jambes étaient plus longues qu'il n'était naturel et qu'elles paraissaient dessiner une courbe en avant. »

A l'âge de quatorze ans, non seulement les jambes avaient une longueur

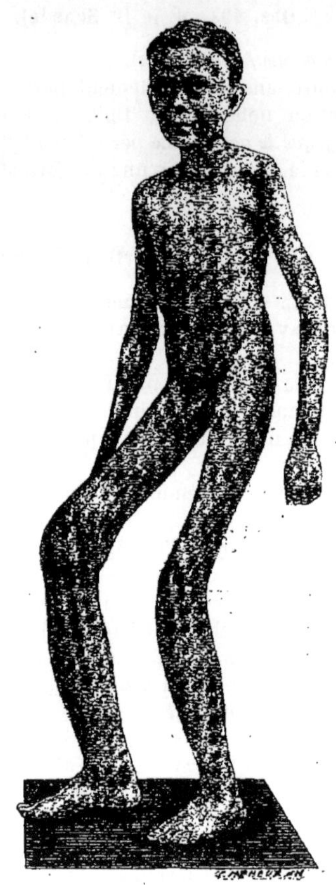

Fig. 21. (Empruntée à M. le Dr Werther.)

démesurée; mais encore elles subirent à cette époque une *inégalité de développement.* La jambe droite s'allongea davantage et l'enfant commença à boiter.

L'état général, qui était toujours allé en déclinant depuis plusieurs années, avait abouti à un état de cachexie extrême et de faiblesse considérable, lorsque l'enfant fut conduit à l'hôpital.

État actuel. — Enfant de seize ans, maigre, chétif, à peau blafarde et sèche; pesant, sans habits, 25 kilos.

Ce qui frappe immédiatement, *c'est la disproportion extrême qui existe entre le corps et les extrémités inférieures.* La poitrine et les membres supérieurs sont petits, minces, de proportions infantiles, tandis que *les jambes ont la longueur de celles d'un adulte.*

La colonne vertébrale présente une légère déviation à gauche, dans la région thoracique, et, à droite, dans la région lombaire.

La tête est remarquable par la *petitesse du crâne*; les oreilles sont grandes et insérées particulièrement bas; le nez est écrasé à la base, et il existe une perforation de la cloison.

Les dents sont petites et mauvaises; mais elles sont régulièrement disposées et ne présentent pas le type d'Hutchinson.

Rien aux yeux ni aux oreilles.

Testicules remarquablement petits, gros comme des haricots, et durs au toucher.

A la face antérieure du tibia gauche, à la limite du tiers supérieur et du tiers moyen, il existe une ulcération assez grande, à contours en arcs de cercle, profonde, intéressant les tissus osseux sous-jacents, dont un séquestre, gros comme un dé à coudre, est prêt à se détacher.

Les jambes ont leurs os profondément altérés dans leurs formes et leurs rapports réciproques. Il est impossible par la palpation de distinguer le tibia du péroné; les deux jambes sont « en lame de sabre »; et toutes deux ont une *longueur excessive* et inégale; la jambe droite est la plus longue, et, lorsque l'enfant se tient debout, appuyé sur cette jambe droite, il ne peut du côté gauche toucher le sol qu'avec la pointe du pied tenu en pied bot équin.

La cuisse mesure 39 centimètres à droite; 38,5 centimètres à gauche.

La jambe mesure 41 centimètres à droite; 38 centimètres à gauche (mesurée depuis l'interligne articulaire jusqu'à l'extrémité de la malléole externe).

Cette ostéite proliférante n'a donc pas seulement porté sur le périoste en déterminant l'épaississement considérable des os, mais aussi sur les cartilages épiphysaires où elle a, sans doute par irritation de la zone de croissance, provoqué une croissance en longueur anormale et déterminé une tuméfaction plus ou moins considérable de ces épiphyses, surtout au membre droit dont le genou mesure 31 centimètres de circonférence.

Voici, d'ailleurs, les mesures exactes

Taille	1m,45
Longueur de la cuisse droite	39 cent.
Longueur de la jambe droite	41 —
Circonférence du genou droit	31 —
Circonférence du milieu de la jambe droite	26 —
Longueur de la cuisse gauche	38c,5
Longueur de la jambe gauche	38 —
Circonférence du genou gauche	27 —

Circonférence du milieu de la jambe gauche... .... 25 cent.
Circonférence à la hauteur de l'ulcération de la jambe gauche.. 29c,5
Circonférence au niveau des malléoles droites........... 25c,5
Circonférence au niveau des malléoles gauches.......... 21 cent. (1).

Obs. 194 (M. le Dr **G. Davis** [de Philadelphie]).

Élongation considérable de la jambe gauche.

R. B..., garçon, âgé de quinze ans, se présente à l'hôpital orthopédique de Philadelphie pour une lésion du tibia gauche. Voici son histoire :

Le père est syphilitique; la mère a eu dix-neuf grossesses se répartissant ainsi :

Cinq fausses couches.

Huit enfants morts en bas âge, à savoir :

Un enfant mort *hydrocéphale*.

Un enfant mort à onze ans de diphtérie (?). Cet enfant était *sourd et aveugle*; il était, en outre, affecté d'une lésion osseuse de la jambe.

Trois enfants bien portants.

Un enfant vivant, qui fait le sujet de cette observation.

Cet enfant, chétif, malingre, a eu, dans les premières années de sa vie, plusieurs éruptions restées indéterminées.

A l'âge de sept ans, à la suite d'un coup (?), la jambe gauche se tuméfia et devint douloureuse, surtout la nuit. Aucun traitement jusqu'à ce jour.

Actuellement on remarque un *allongement considérable de la jambe gauche*. Cet allongement porte sur le tibia seul, qui mesure 5 centimètres de plus en longueur que celui de la jambe droite et qui est, en outre, très augmenté de volume. — Le péroné paraît indemne.

Le genou gauche est fortement infléchi en dedans, dans une position de genu valgum, et il existe une abduction prononcée du pied en *valgus*.

Cette augmentation de longueur de la jambe gauche détermine en outre une inclinaison du bassin et une courbure compensatrice de la colonne vertébrale.

Cette même jambe présente, au milieu de sa face antérieure, une assez vaste ulcération (dont la nature n'est pas spécifiée dans l'observation originale).

La jambe droite est normale dans ses proportions; seul, le péroné présente aussi une légère tuméfaction douloureuse un peu au-dessus de l'articulation de la cheville (2).

Obs. 195 (M. le Dr **Joachimsthal** [de Berlin]).

Élongation considérable d'un radius. — Gigantisme partiel.

Garçon de huit ans; quatrième et dernier enfant d'une famille dont le père est mort paralytique général à quarante et un ans.

(1) *Deutsche medic. Wochenschrift*, 1891, p. 802. Leipzig et Berlin.
(2) *New-York medical Journal*, LV, 1892, p. 85.

Une sœur aînée est sourde-muette ; une autre a une amblyopie congénitale grave des deux yeux.

Cet enfant est un type accompli d'hérédo-syphilitique. Dans l'enfance, éruptions, coryza, écoulement d'oreille. Actuellement bosses frontales très saillantes; érosions dentaires; absence de plusieurs dents qui n'ont jamais poussé; écoulement purulent de l'oreille et perforation du tympan ; tuméfaction de la rate ; retard général du développement, etc.

Sans parler d'intumescences osseuses très douloureuses, affectant la diaphyse des os des jambes et des avant-bras, on peut constater chez cet enfant, au niveau des membres supérieurs, une déformation due à la croissance exagérée d'un os, à ce qu'on peut appeler véritablement un *gigantisme partiel.*

Le radius est non seulement modifié dans sa forme et dans son épaisseur, mais il est encore *allongé* au point de provoquer une déviation considérable de la main sur le bord cubital.

Ces conditions sont surtout exagérées du côté gauche et entravent d'une façon considérable tous les mouvements du poignet, surtout ceux de supination et de pronation.

Sous l'influence d'un traitement antisyphilitique, l'état général de l'enfant s'améliora remarquablement; les intumescences osseuses disparurent, et il se produisit peu à peu un changement notable dans la position de la main qui revint progressivement à une situation telle qu'une intervention opératoire, jugée d'abord indispensable, devint inutile.

Cet allongement excessif d'un ou de plusieurs os, dit le Dr Joachimsthal, qui a déjà été signalé par d'autres observateurs dans la syphilis héréditaire, semble bien lié à la participation des cartilages épiphysaires, sur l'énergie de croissance desquels cette affection semble exercer une action véritablement stimulante (1).

Obs. 196 (Dr **Ph. Mills Jones** [de San Francisco]).

Gigantisme partiel des membres supérieurs et inférieurs. — Infantilisme exagéré.

Père et mère syphilitiques.

Enfant chétif, mais relativement bien portant jusqu'à l'âge de deux ans. — A cette époque, éruption; puis, plus tard, nécroses osseuses et ulcérations très nombreuses. — Depuis l'âge de quinze ans, le malade est littéralement couvert de ces ulcérations qui n'ont jamais complètement guéri.

État actuel, 4 août 1892. « Le patient, dit le Dr M. Jones, présente un aspect que je n'oublierai jamais. »

Agé de vingt-deux ans, ce malade donne l'impression d'un enfant de dix ans. Cet *infantilisme* se traduit non seulement par la petitesse de taille, mais aussi par la petitesse de la cage thoracique et du bassin, par la minceur des os,

(1) *Société de dermatologie de Berlin*, 14 novembre 1893.

par la petitesse tout à fait rudimentaire des organes génitaux et par l'absence totale de poils.

Le crâne est volumineux et contraste singulièrement avec la face qui est petite et infantile ; — les yeux sont grands et saillants.

Mais ce qui est surtout extraordinaire, c'est *la dimension vraiment excessive des oreilles*, dont le pavillon mesure 9 centimètres en hauteur sur une largeur de six centimètres et demi.

Une autre particularité fort intéressante que présente ce malade réside dans une sorte *de gigantisme partiel des extrémités des membres.*

Les avant-bras, mesurés du poignet au coude, sont de 75 millimètres plus longs que les bras, mesurés du coude à l'épaule.

Il en est *de même pour les membres inférieurs.* — Les deux jambes mesurées de la cheville au genou sont de 5 centimètres plus longues que les cuisses (1).

Obs. 197 (M. le Dr Stamm [de Hambourg]).

Gigantisme partiel des jambes.

Père syphilitique. — Mère morte du choléra ; a eu huit grossesses : deux fausses couches ; — un enfant mort au bout de quelques jours ; — un enfant mort du choléra (?) ; — une fille vivante, qui a été traitée, à l'âge de neuf ans, à Vieil-Hôpital, dans la section des syphilitiques ; — deux autres enfants vivants et bien portants, paraît-il ; — et, enfin, notre malade, Berthe B..., âgée de douze ans.

Dès l'enfance, écoulements d'oreille et ophtalmies.

A huit ans, à la suite d'une chute (?), les jambes commencent à prendre une forme anormale et à se courber en avant, à *s'allonger d'une façon démesurée* et inégalement d'une jambe à l'autre ; — cela, sans manifestations douloureuses.

L'état actuel de la malade est le suivant :

Enfant faiblement musclée, maigre ; — os petits ; — bosses frontales saillantes ; — nez écrasé en forme de selle ; — au-dessus du nez, légère tuméfaction osseuse, sensible à la pression ; — écoulement purulent de l'oreille gauche, où il existe une large perforation du tympan ; — dents cariées, irrégulièrement implantées ; — les incisives supérieures présentent une encoche semi-lunaire.

Les deux jambes, surtout la droite, sont le siège de lésions particulières. Des stratifications hyperostosiques considérables donnent aux deux jambes l'aspect en lame de sabre ; — les tibias considérablement tuméfiés ne se distinguent plus au palper des péronés, avec lesquels ils semblent faire une masse uniforme ; — et il est impossible, surtout à droite, de sentir la crête du tibia.

Mais ce qui surprend surtout chez cet enfant, c'est *la disproportion excessive qui existe entre la longueur démesurée des jambes et le reste du corps.*

(1) *Affection des os due à la syphilis congénitale* (*The medical News*, LXVII, 1895, p. 462). Philadelphie.

Les cuisses n'offrent rien d'anormal ; mais *les jambes ont pris une extension considérable*, et l'une d'elles, étant plus longue, provoque une claudication assez marquée (1).

GIGANTISME.

Me voici logiquement conduit par ce qui précède à aborder une question véritablement extraordinaire, c'est-à-dire à rechercher si la syphilis, qui produit les cas de gigantisme partiel dont je viens de parler, peut aussi produire des cas de gigantisme *général*. Certains géants seraient-ils donc des hérédo-syphilitiques, et seraient-ils géants de par le fait de leur hérédité spéciale ?

Depuis plusieurs années déjà, mon père, dans son enseignement clinique, s'est cru autorisé à répondre affirmativement à cette question, et je recueille dans une de ses leçons le passage suivant :

«... Une induction légitime autorisait à prévoir qu'un jour ou l'autre on rencontrerait le gigantisme comme résultat de l'influence hérédo-syphilitique. Eh bien, cette prévision s'est réalisée, et nous sommes en possession aujourd'hui de quatre cas de gigantisme sur des sujets hérédo-syphilitiques. Je pourrais même dire de cinq cas, si j'avais l'imprudence d'y ajouter une observation personnelle que voici en deux mots : A la fête de Neuilly, j'ai rencontré dans une baraque un géant exotique qui présentait d'une façon ultrafrappante divers attributs de l'hérédo-syphilis. Mais, comme des faits scientifiques ne se recueillent pas à la fête de Neuilly, je ne tiendrai pas compte de ce cas, qui cependant, pour moi, reste probant. »

J'ai dit et je répète que cette question de gigantisme en relation avec l'hérédo-syphilis peut paraître, doit paraître même au premier abord plus qu'inattendue et surprenante, à savoir extraordinaire. Mais, j'ajouterai qu'après réflexion elle n'a rien que de naturel et de légitime. Et voici pourquoi :

Nous venons de voir que, d'une façon incontestable et d'ailleurs incontestée, la syphilis peut déterminer des élongations partielles des membres, élongations parfois assez considérables pour avoir mérité le nom de *gigantisme partiel*. Elle produit irrécusablement des gigantismes partiels des membres supérieurs ou inférieurs. Eh bien, est-ce que ce gigantisme partiel n'est pas une *transition* naturelle au gigan-

(1) *Archiv. für Kinderheilkunde*, Stuttgart, 1896, XIX, p. 170.

tisme généralisé? Que le processus d'élongation, au lieu de se limiter à quelques os, envahisse tout le système osseux (à la façon d'un syphilide qui, au lieu de se circonscrire à quelques foyers, se répand sur toute la peau), voilà le gigantisme constitué. Nous venons, dans ce qui précède, de constater des géants partiels par hérédo-syphilis ; il n'est donc rien d'étonnant, rien que de normal, dirai-je, à ce que la même cause puisse, de par une même pathogénie, réaliser le gigantisme généralisé.

Jusqu'à l'époque contemporaine, s'était-on jamais préoccupé de l'hérédo-syphilis comme cause possible du gigantisme? Non, que je sache ; non, très certainement, ajouterai-je, après lecture de quelques rares articles consacrés à ce sujet. Il n'est donc pas étonnant qu'on n'ait pas trouvé ce qu'on ne cherchait pas. Sera-t-on plus heureux alors que l'attention aura été éveillée sur ce sujet? L'avenir seul nous éclairera sur ce point.

En tout cas, dès à présent, nous possédons *quatre* exemples de gigantisme développé sur des sujets hérédo-syphilitiques. — Voici ces cas :

Obs. 198 (M. le Dr **S. Sirena**) (Résumé).

Gigantisme sur un hérédo-syphilitique.

Géant égyptien, mesurant 2m,40 ; mort à Palerme en 1892.

La syphilis héréditaire est attestée chez lui par de nombreux stigmates, à savoir :

Triade d'Hutchinson.

Microdontisme.

Organes génitaux petits.

Exostoses nombreuses.

Ostéopériostites poreuses des os du crâne, des maxillaires, des os du nez, des côtes, de l'os iliaque et du fémur droit.

Cyphose légèrement angulaire, correspondant aux cinquième, sixième et septième vertèbres dorsales.

Autopsie: Cerveau petit, déformé; — lobe frontal réduit (1).

Obs. 199 (M. le Dr **Nobl**).

Gigantisme sur un hérédo-syphilitique.

Père syphilitique.

Mère ayant eu plusieurs fausses couches et douze enfants, dont neuf sont morts en bas âge.

Parmi les trois survivants : une sœur épileptique, et le malade qui fait le sujet de cette observation.

(1) *Riforma medica*, 1894, p. 783.

Pas de renseignements sur le troisième.

Géant âgé de vingt-six ans; — présentant des lésions manifestes d'hérédo-syphilis : lésions nasales et palatines caractéristiques; — lésions des cornées et de l'appareil auditif; — infantilisme.

Ce qui rend intéressante l'observation de ce malade, c'est « le développement considérable qu'a pris son squelette ». Ce développement porte surtout sur les diaphyses des tibias qui sont remarquables par leur *longueur excessive*.

On observait aussi une augmentation notable des épiphyses du coude et de la main, ainsi qu'une dilatation en massue de la dernière phalange des doigts.

Ce malade avait, en outre, depuis longtemps, une albuminurie prononcée atteignant six grammes et demi par litre. Ce dernier trouble semble aussi reconnaître la syphilis pour cause, car il s'est amendé sous l'influence du traitement antisyphilitique (1).

Obs. 200 (M. le Dr **Th. Fuchs** [de Vienne]).

Gigantisme sur un sujet hérédo-syphilitique.

O. R..., vingt-six ans; admis le 2 avril 1895 à l'hôpital général de Vienne.

Son père a eu un chancre à l'âge de trente-deux ans.

La mère a eu quatorze grossesses : six fausses couches; — deux enfants morts en bas âge; — un fils mort à douze mois d'accidents syphilitiques; — une fille morte épileptique; — et quatre enfants vivants.

De ces quatre enfants, l'aîné, fort et bien portant, est né avant l'infection du père; — un autre, âgé de trente ans, a eu dans l'enfance une hémiplégie; — un autre, âgé de vingt-trois ans, a eu, à l'âge de six ans, une ostéomyélite et une kératite.

Le malade actuel porte des stigmates d'hérédo-syphilis manifestes : cicatrices péribuccales; — kératite bilatérale; — nez écrasé à la base; — cloison nasale détruite en partie; — cornets presque totalement détruits; — ozène et écoulement purulent du nez, avec élimination à plusieurs reprises de fragments d'os plus ou moins volumineux; — surdité; — lésions dentaires; — bosses frontales saillantes; — tête petite, mesurant 53 centimètres de circonférence; — absence complète de barbe et de moustache; — organes génitaux très petits, tout à fait disproportionnés.

Malgré cela, c'est un individu de haute stature, d'une ossature et d'une musculature bien développées. — Il mesure $1^m,88$ de taille. C'est un véritable *géant*.

Les membres sont inégalement développés; — ceux du côté droit sont bien mieux musclés, bien plus forts; — et le bras droit est sensiblement plus long que le gauche, avec une différence d'au moins 2 centimètres.

« Ce développement excessif de la taille est vraisemblablement dû, dit

(1) *Wiener medizinische Presse*, 1895, p. 1106, et *Bulletin médical*, 1895, p. 739.

le Dr Fuchs, à la réaction de tout le système osseux sous l'influence de l'irritation du virus syphilitique (1). »

Obs. 201 (M. le Dr **Buhl**) (Résumé).

Gigantisme sur un sujet hérédo-syphilitique.

Le Dr Buhl a relaté l'observation d'un hérédo-syphilitique qui présentait des exostoses multiples et des hyperostoses des deux maxillaires. — Cet individu, qui mourut d'une compression cérébrale, présentait un développement excessif du squelette.

C'était un *géant*, qui mesurait $2^m,35$ de taille.

Je ne ferai suivre ces quatre curieuses observations (2) que des remarques suivantes :

Par un hasard heureux, les stigmates d'hérédo-syphilis sont aussi bien accentués que possible dans trois des observations qui précèdent. L'hérédité syphilitique y est indéniable, irrécusable, patente. Donc, les quatre géants en question sont, au-dessus de toute discussion possible, des *sujets hérédo-syphilitiques*, et la discussion ne saurait rester ouverte que sur la relation du gigantisme avec l'hérédo-syphilis. Or, cette relation, on en conviendra, est rendue plus que probable par les détails et l'ensemble des observations. J'en fais juge le lecteur.

En second lieu, on a dû voir par ce qui précède qu'au gigantisme se sont associés plusieurs fois des stigmates non douteux d'*infantilisme* (absence de barbe et de poils du corps ; — microdontisme ; — réduction notable de volume des organes génitaux ; — cerveau petit, etc). Voilà donc associés ces deux termes en apparence contradictoires : **gigantisme** et **infantilisme.** Rien d'étonnant à cela ; car, on le sait, le géant est un dystrophié, un dégénéré, en dépit de ses apparences de supériorité physique ; c'est même, le plus sou-

(1) *Syphilis héréditaire et gigantisme* (*Wiener klinische Wochenschrift*, VII, p. 668, Wien., 1895).

(2) A ces cinq cas bien typiques et bien nets, je voudrais pouvoir avec plus de certitude en ajouter un autre. Mais celui-ci reste douteux, en raison de l'absence de stigmates nettement accusateurs, et c'est donc avec la plus grande réserve que j'en parlerai :

Dans les galeries d'*Anthropologie du Muséum* existe le squelette d'un homme mort à vingt-six ans, lequel squelette présente un développement considérable.

Ce géant, sur les antécédents duquel je n'ai pu recueillir aucun renseignement, pourrait, sous toutes réserves, être taxé d'hérédo-syphilitique, en raison des malformations osseuses qu'il présente au niveau des humérus, du maxillaire inférieur et de l'apophyse mastoïde gauche, en raison aussi de quelques érosions dentaires, légères, il est vrai, et non pathognomoniques. Aussi bien ne ferai-je que le signaler à l'attention, sans rien conclure à son sujet.

vent, un débile, un impuissant, un stérile, un pauvre d'esprit, etc.

A ce titre, il a sa place naturellement marquée parmi les dystrophiés de l'hérédo-syphilis.

NANISME.

NANISME PARTIEL. — NANISME GÉNÉRAL.

A côté de ces géants, et malgré l'apparence paradoxale d'un tel rapprochement, je parlerai des nains.

C'est qu'en effet, comme je l'ai dit au début du chapitre précédent, la même cause peut produire deux résultats très opposés. Vicié dans son évolution normale, le cartilage de conjugaison peut provoquer tantôt le développement excessif des os et tantôt l'arrêt de leur développement à des degrés variés.

Et ici, comme pour le gigantisme, suivant que la lésion du cartilage intéresse soit un os, soit plusieurs os, soit un membre, soit plusieurs membres, soit enfin tout le squelette, on observe des cas de nanisme partiel, d'arrêt de développement d'un segment de membre ou d'un membre tout entier, ou bien des cas d'arrêt de développement de plusieurs membres, ou bien enfin des arrêts de développement général aboutissant à constituer de véritables **nains**.

Ce nanisme vrai n'est d'ailleurs, par transitions graduées, que le dernier terme de ces singuliers états d'apetissement et de réduction dont j'ai parlé au début même de ce travail et qui s'observent d'une façon si fréquente comme conséquences de l'hérédité syphilitique. Les *infantiles,* on le sait de reste, sont des produits fréquents de l'hérédo-syphilis. Eh bien, exagérez les infantiles dans le sens de la réduction de taille et de l'exiguïté des formes, et vous aurez des êtres plus rudimentaires encore, plus abâtardis, plus dégénérés ; vous aurez des nains.

I. — Le **nanisme partiel** est une exception des plus rares dont on ne connaît encore que quelques exemples.

Il est le dernier terme et l'expression exagérée de ces **hypotrophies** partielles des membres qui, elles, sont bien autrement communes et dont j'ai parlé précédemment.

J'ai vu, à la policlinique de l'hôpital Saint-Louis, un enfant, hérédo-syphilitique avéré, qui présentait une *toute petite main*, d'ailleurs absolument bien conformée. Cette main était véritablement naine, par rapport à celle du côté opposé.

Rumpf a relaté un cas tout semblable, sur un enfant de six ans, à peu près idiot, dont la *main gauche toute petite* avait subi un arrêt de développement considérable.

Le Dr Legrain a observé deux cas analogues. Dans l'un, atrophie de plusieurs orteils. — Dans l'autre, deux orteils, à chaque pied, étaient absolument *nains*, présentant, sur un jeune homme de vingt-cinq ans, les proportions d'orteils d'un tout jeune enfant.

Obs. 202 (M. le Dr **Théodore Rumpf**, de Bonn). — **Nanisme d'une main.**

A. A..., âgée de six ans; enfant manifestement hérédo-syphilitique. — Pas de renseignements précis sur les parents; un premier enfant mort-né; un second enfant mort de convulsions peu de temps après la naissance; un quatrième et un cinquième vivants, bien portants.

La malade actuelle est le troisième enfant; à deux ans, elle a eu une méningite et des convulsions; depuis lors, arrêt général du développement. Crâne petit; intelligence presque nulle; l'enfant dit à peine quelques mots, et ne marche pas.

Main gauche toute petite, ayant subi un arrêt de développement considérable; quelques mouvements choréiformes, rendant la main maladroite, mais n'empêchant pas l'enfant de s'en servir (1).

Obs. 203 (communiquée par M. le Dr **Legrain**). — **Deux orteils nains.**

Kabyle, âgé de vingt-cinq ans.

Gommes symétriques des régions olécraniennes et trochantériennes, datant de plusieurs années et améliorées en quelques jours par un traitement mixte.

Microdontisme.

Malformation symétrique des deux derniers orteils à chaque pied.

Ces deux orteils sont réduits à deux *petits moignons*; ils sont tout à fait *nains*, et ressemblent aux orteils d'un tout jeune enfant.

Obs. 204 (communiquée par M. le Dr **Legrain**). — **Atrophie de trois orteils.**

Kabyle, âgé de quinze ans.

Kératite parenchymateuse double, amendée par le traitement mixte.

Malformations des extrémités inférieures:

Pied droit : Atrophie des trois derniers orteils.

Pied gauche : Atrophie et implantation vicieuse du quatrième orteil.

(1) *Die syphilitischen Erkrankungen des Nervensystems*, 1 vol., Wiesbaden, 1887.

II. — **NANISME GÉNÉRAL** ou **NANISME VRAI.** — L'exagération, la généralisation à tout le squelette de ce processus atrophique, de cet arrêt de développement de la charpente osseuse, réalise les cas de nanisme vrai.

Plusieurs cas de nanisme ont été observés en relation non douteuse avec l'hérédité syphilitique.

J'emprunterai d'abord à une leçon de mon père le passage suivant :

« ... Mon attention a été attirée sur ce point, il y a quelques années, par une constatation inattendue, dont je dois la connaissance à mon ami le Dr Porak ; — constatation relative au fameux Bébé, le nain du roi Stanislas I (ex-roi de Pologne et, plus tard, duc de Lorraine).

« Bébé, sans nul doute, était un hérédo-syphilitique. Cela résulte en pleine évidence et de son crâne, qui présente un type d'ostéome gommeux, et des détails de l'autopsie qui a été pratiquée et publiée par Saucerotte.

« A sa naissance, dit-on, il pesait 15 onces (environ 450 grammes), et un sabot à demi rempli de laine fut son premier berceau. Quand il eut atteint sa croissance, vers sa quinzième année, il avait deux pieds comme taille et pesait 9 livres et demie. Il mourut « *de vieil-* « *lesse* » à vingt-cinq ans. Son intelligence était peu développée. On ne put jamais lui apprendre à lire. »

Le mannequin de Bébé, avec ses habits authentiques, est exposé dans le musée Orfila de notre Faculté, et on ne saurait mieux le comparer qu'à une grande poupée.

Le squelette complet est conservé dans les galeries d'anthropologie du Muséum, et c'est là que je l'ai retrouvé. Grâce à l'obligeance extrême de M. le professeur Hamy, le crâne en a été photographié, et je le reproduis ici.

« Ce crâne, qui, par ses dimensions, est celui d'un enfant et, par ses sutures, celui d'un adulte, est bien sûrement aussi celui d'un hérédo-syphilitique. On y voit, en effet, au niveau des deux bosses pariétales, une lésion qui constitue un type d'ostéome gommeux — type admirable même en son genre — et qui, de par son siège, sa limitation exacte aux deux pariétaux, répond absolument au type des lésions osseuses hérédo-syphilitiques si bien décrites par mon regretté collègue et ami le professeur Parrot. » (A. Fournier.)

« Les deux pariétaux, dit d'autre part Saucerotte dans le compte rendu de l'autopsie de Bébé, avaient au moins six lignes d'épaisseur vers leur centre, à cause d'une tumeur rouge, spongieuse et de nature diploïque qui bombait vers le cerveau. Nous raclâmes avec

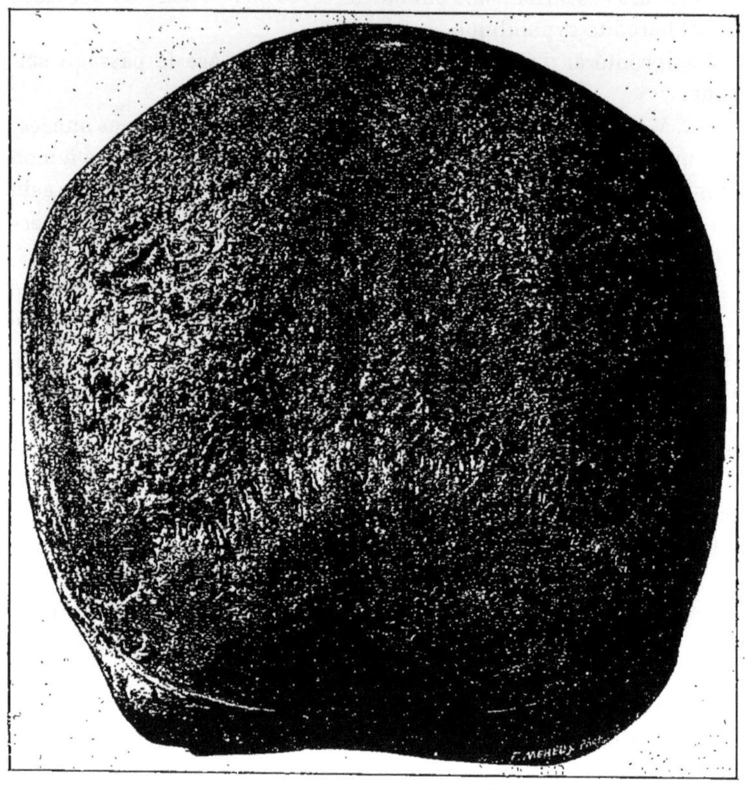

Fig. 22.

le scalpel au moins trois lignes de cette substance sur la partie interne de chaque pariétal, et nous nous en tînmes là, de peur d'amincir trop cette partie du casque osseux et de la rendre fragile.

« Ne peut-on pas conclure que les nerfs et les vaisseaux de la substance cérébrale étaient comprimés par la présence de ces deux tumeurs? La courbure de l'épine, la voûture des épaules, l'air prématuré de vieillesse, sur le visage surtout, n'en étaient-ils pas aussi un effet? (1) »

Il ne saurait donc guère subsister de doute sur l'origine hérédo-syphilitique de ce nain célèbre dont le squelette, d'ailleurs harmonieux de forme et de proportions, semble être « un modèle réduit et parfaitement réduit » du squelette d'un homme adulte.

Ce cas de nanisme hérédo-syphilitique n'est pas unique dans la science. A la vérité, les observations analogues ne sont pas nombreuses, mais, pour le moins, nous en possédons quelques-unes. Ainsi, je rappellerai comme telle une observation de mon père, relative à une jeune fille de quatorze ans qui semblait presque « un bébé ». (Obs. 5, p. 10);

Puis, l'observation du Dr Rivington (Obs. 10, p. 14), relative à une *naine*, âgée de seize ans, qui en paraissait à peine six ;

Puis, l'observation du Dr Hutchinson (page 15), relative à deux femmes hérédo-syphilitiques « qui étaient *naines* et ne présentaient pas de caractéristique sexuelle ».

Puis, enfin, les deux observations suivantes :

Obs. 205 (M. le Dr **Rohrer**). — Père syphilitique.

Enfant atteint, à l'âge de onze ans, d'un arrêt de développement dans la croissance.

A vingt-deux ans, c'était un *véritable nain*, qui ne mesurait guère que 1m,20.

Organes génitaux rudimentaires.

Corps entièrement glabre.

Voix d'enfant (2).

Obs. 206 (M. le professeur **Guyon**). — « Un sujet que, très rigoureusement, on peut qualifier de *nain* et qui est aujourd'hui âgé d'une vingtaine d'années, est né d'un père et d'une mère ne présentant absolument rien que de normal soit comme taille, soit comme constitution, et appartenant à un milieu bourgeois aisé, d'où sont exclues toutes causes de dépression et de déchéance organique. Or, le père de cet enfant avait été affecté de syphilis peu de temps avant son mariage. Enquête ouverte et minutieusement poursuivie sur toutes causes ayant pu produire la déchéance de cet enfant, M. le professeur Guyon n'en a trouvé qu'une seule, à savoir : l'influence hérédo-syphilitique (3). »

(1) Saucerotte, *Mél. de chirurgie*, p. 504, 1801.
(2) *Archiv für Anat. und Physiol.*, 1885, p. 196.
(3) *Influence dystrophique de l'hérédo-syphilis*, par le professeur A. Fournier (*Médecine moderne*, 1890).

POLYDACTYLIE. — SYNDACTYLIE.

La polydactylie et la syndactylie ne constituent, à coup sûr, que des raretés dans l'hérédo-syphilis; cependant elles ne laissent pas de s'y rencontrer de temps à autre.

Quelques explications préalables sont ici nécessaires, relativement aux différentes théories pathogéniques qui ont été successivement invoquées, comme origine de ces malformations (1).

Les membres, on le sait, naissent d'une saillie latérale des somatopleures, désignée sous le nom de crête de Wolf. Cette saillie latérale produit deux bourgeons, l'un à la hauteur du cœur, l'autre au niveau de l'extrémité caudale. Ce sont là les rudiments des deux futurs membres. Et, pendant que se produit ce surdéveloppement de la crête de Wolf, l'intervalle de la saillie s'atrophie et disparaît peu à peu.

C'est du douzième au quinzième jour qu'apparaissent chez l'homme ces bourgeons.

Chacun de ces bourgeons, d'abord conique, présente bientôt un pédicule arrondi et une portion terminale qui prend la forme d'une palette ou d'une nageoire parallèle au corps. La portion arrondie donnera naissance aux divers segments du membre, la palette formant exclusivement soit la main, soit le pied.

Vers la sixième ou septième semaine, à l'extrémité de ces palettes, on voit poindre de petites échancrures qui indiquent la future séparation des doigts et des orteils.

Bien avant que les incisures des palettes apparaissent, on peut voir, sur une coupe de cette palette, les doigts représentés par des traînées cellulaires disposées en rayons comme les doigts futurs.

Ainsi, les doigts, nés aux dépens des éléments de cette palette, se trouvent primitivement reliés par une membrane qui se prolonge jusqu'à leur extrémité libre, et ce n'est que plus tard que cette sorte de palmure originelle et normale disparaîtra, les doigts grandissant plus vite que les membranes interdigitales.

Schenk, en examinant deux embryons, a pu observer que ces traînées cellulaires, vestiges primordiaux des doigts, étaient plus nombreuses que le nombre normal des doigts; dans un cas, il put compter jusqu'à neuf de ces traînées.

(1) Voy., à ce sujet, l'intéressante thèse de M. le Dr Crémazy. Thèse de Toulouse, 1897.

Cette constatation a permis l'édification de la **théorie atavique** de la polydactylie ; théorie si habilement défendue, il y a quelques années, par M. le Dr Poirier dans sa thèse d'agrégation. Suivant l'opinion de M. Poirier, l'existence de ces traînées supplémentaires contenues dans les palettes de Schenk est chose normale et simple reliquat d'un type ancestral, celles qui excèdent le nombre habituel étant destinées à disparaître.

Pour cet éminent anatomiste, « l'apparition d'un doigt surnuméraire doit être considérée comme un retour au type hyperdactyle disparu dans l'évolution phylogénétique » ; et, lorsque le nombre des doigts dépasse le chiffre 7, « nous devons, dit-il, pour expliquer leur provenance, remonter au delà de nos ancêtres batraciens et arriver jusqu'à la forme ichtyoïde où la polydactylie est la règle ».

De même, pour le professeur Testut, la polydactylie est une déviation du processus embryonnaire, et, pour lui, comme pour le Dr Poirier, l'apparition de doigts surnuméraires doit être considérée comme une anomalie réversive.

Je ne me permettrai pas d'apprécier cette théorie. Mais j'ai devoir de produire ici les objections qui lui ont été opposées par mon très cher et vénéré maître le professeur Delage, dans son livre sur l'*Hérédité* (p. 205).

« Dans ses premiers essais, Weismann a cru trouver dans l'atavisme une explication de certaines de ces hémitéries transmises. Cette oreille fendue transmise par la mère à son fils, cette absence de queue chez certains chats, représentent pour lui, non la particularité acquise des parents, mais une particularité héréditaire de quelque ancêtre plus éloigné. Mais, chez cet ancêtre, la particularité en question devrait être aussi héritée ; car, si elle eût été acquise, elle n'eût pas été transmissible ; et nous conduisons ainsi Weissmann jusqu'à un ancêtre où ce caractère était normal. Or, nous lui demandons de nous montrer les *ancêtres sans queue* du chat, les *ancêtres à oreilles fendues* de l'homme, de nous montrer aussi nos ancêtres polydactyles, nos ancêtres à main transformée en pince de homard par la soudure des quatre derniers doigts.

« Je connais, poursuit le professeur Delage, une dame dont les deux petits doigts des mains ont de naissance la phalangine ankylosée sur la phalange à angle droit. Plusieurs personnes de sa famille ont la même malformation. Chez un de ses fils à doigts normaux jusqu'ici, elle est en train de se produire à l'âge de vingt-quatre ans. Je demanderai à Weismann le nom de l'ancêtre à cinquième doigt normalement ankylosé à angle droit qui a cédé cette malformation. S'il nous le montre, nous emploierons contre lui le raisonnement qu'il applique à l'enfant à l'oreille fendue, lorsqu'il dit qu'il ne pourrait tenir cette malformation de sa mère que s'il avait hérité de l'oreille de sa mère ; nous lui dirons que ce chat à queue atrophiée, cet infirme polydactyle ou syndactyle devrait avoir non seulement la brièveté de queue, la syndactylie, la polydactylie de cet ancêtre, mais sa queue elle-même ou sa main avec la nature de peau et de poils qui les recouvrent. Or, il n'en est rien ; cette queue est recouverte de poils de chat, et cette main a une peau humaine, avec tous ses caractères histologiques si précis.

« Un ancêtre ne peut transmettre une brièveté de queue, une soudure ou multiplicité de doigts sans transmettre tout au moins une partie de sa queue ou de ses doigts ; et on devrait au moins, au point précis où réside la malformation, trouver le tissu de cet ancêtre. Or, cela n'a pas lieu. »

Ainsi, pour M. Delage, la théorie atavique est inacceptable aussi bien pour la polydactylie que pour la syndactylie et d'autres malformations analogues.

En définitive, c'est par un **trouble survenu dans l'évolution normale** que M. le professeur Delage croit pouvoir expliquer la pathogénie des malformations qui nous occupent ; et il continue en ces termes :

« Pour la polydactylie, on avait poussé la théorie atavique jusqu'à dire que, lorsqu'il y avait plus de cinq doigts, c'était « un souvenir « de l'Ichtyosaure ». Les recherches récentes ont montré que cette malformation consiste simplement en ce que certains doigts se sont *doublés par division.* »

Grönberg (1) a étudié sous ce rapport les poules Dorking et Houdan à cinq et six doigts. La poule en a normalement quatre qui sont les doigts I, II, III, IV.

Quand il y a cinq doigts, ce n'est pas le doigt V qui apparaît, comme le voudrait la théorie atavique, mais le doigt I qui se dédouble et l'on a alors la formule suivante :

I, I, II, III, IV.

(1) *Beiträge zur Kenntniss der polydaclylen Hünerassen* (*Anat. Anz.*, IX, p. 509, 1894).

Quand il y a six doigts, la formule devient :

I, I, II, II, III, IV.

C'est donc là un simple **doublement par fissure**, comme on en voit chez l'homme, où parfois la main entière devient double et symétrique par rapport à un plan passant entre ses deux moitiés. — Ces conclusions reposent sur une étude attentive de la distribution des muscles et des nerfs.

D'ailleurs, chez le cheval et le cochon, Boas avait déjà démontré que la polydactylie est due à un phénomène du même genre (1).

Cette dernière explication satisfait, je crois, à tous les cas imaginables, et c'est à elle que je n'hésiterais pas à me rattacher, si j'avais voix au chapitre.

Mais il importe encore de produire ici l'opinion du professeur Lannelongue sur ce même sujet. Pour M. Lannelongue, les **affections pathologiques du fœtus ou de ses enveloppes** jouent un rôle considérable dans la production des difformités. D'après l'éminent professeur, la polydactylie reconnaîtrait pour cause la production d'une **adhérence** par un mécanisme quelconque entre la palette, qui représente la main au moment où s'opère la scission en bourgeons digitaux, et un point quelconque du corps du fœtus ou des membranes de l'amnios. « Qu'une adhérence s'établisse, et l'on verra, sous l'influence des tractions incessantes exercées par les membranes de l'œuf, un bourgeon se détacher du point où s'est faite l'adhésion, bourgeon rempli de cellules embryonnaires comme le tissu d'où il émane... Ne peut-on pas alors admettre que les cellules du bourgeon néoformé jouiront des mêmes propriétés que celles du bourgeon principal, c'est-à-dire pourront se différencier, se grouper de diverses façons, pour former des cartilages, des os, des nerfs, des tendons, en un mot toutes les parties qui entrent dans la constitution des doigts? Ainsi nous aurions trouvé la cause de la division du bourgeon digital, division que nous avions constatée jusqu'ici sans l'expliquer. »

Quelle que soit la théorie qu'on accepte ; que l'on admette le retour

(1) *Bidrag til opfattelsen af Polydactyli hos Pattedyrene* (*Videnskap. Middel. fraden Naturh. Forening i Kjobenhavn*, 1883).

soudain à un caractère ancestral, si difficile soit-il à expliquer ; — que l'on admette plus simplement l'influence d'un trouble survenu dans l'évolution normale, etc. ; — il est un point qui, sous le couvert de la discussion et des différentes théories, passe en général inaperçu. Et ce point, c'est *la cause même* qui a rappelé de si loin ou simplement occasionné pour la première fois le vice de développement. Eh bien, cette cause, quelle peut-elle être?

En dehors de l'hérédité directe et du rôle mécanique de l'amnios, causes indéniables et d'observation si commune, mais causes de seconde main, si je puis ainsi dire, je ne trouve, dans les classiques et dans les livres que j'ai pu consulter, aucune étiologie indiquée nettement, ni même supposée, produite à titre d'hypothèse.

Or, si fécondes en malformations et arrêts de développement, les **maladies infectieuses** ou **toxiques** perdraient-elles ici leurs droits? Et, parmi elles, la syphilis, notamment, abdiquerait-elle en l'espèce son influence dystrophique? *A priori*, cela n'est guère supposable. De par expérience, cela n'est pas.

Et, en effet, *déjà l'on a observé plusieurs fois la syndactylie et la polydactylie en relation bien manifeste avec l'hérédo-syphilis.*

Plusieurs cas de ce genre ont été cités ; j'ai pu en réunir quatorze, dont quelques-uns vont suivre, les autres étant épars dans ce travail.

Obs. 207 (M. le Dr **Legrain**). — Dans une communication faite en 1895 à la Société de biologie (1), le Dr Legrain rapporte plusieurs cas de malformations congénitales qu'il a observés chez des indigènes algériens entachés d'hérédo-syphilis.

Il fait d'ailleurs remarquer la fréquence relativement si grande des malformations des membres, surtout des doigts, dans les tribus arabes où la syphilis est si répandue.

« Sans pouvoir donner de chiffre exact, il me semble certain, dit-il, que les malformations des extrémités (polydactylie, syndactylie, etc.) se voient beaucoup plus fréquemment chez les indigènes algériens qu'en France. — En outre, des renseignements que je ne puis suspecter indiquent clairement que les indigènes savent se débarrasser des enfants dont les malformations seraient une cause d'infériorité notable. »

Obs. 208 (M. le Dr **Legrain**). — **Syndactylie de quatre doigts.** Arabe, douze ans.

(1) *Société de biologie*, 1895, p. 563.

(Père manifestement syphilitique; — porteur d'ulcérations tertiaires, en voie de guérison par l'iodure).

Malformations dentaires; — Microdontisme.

Syndactylie des quatre doigts de la main gauche.

Obs. 209 (M. le Dr **Legrain**). — **Syndactylie. — Absence d'une phalange. — Atrophie d'une autre phalange.**

Arabe saharien, âgé de vingt ans; — rachitique.

Genu valgum. — Malformations dentaires. — Gommes craniennes.

Main droite : *Syndactylie* de l'index et du médius.

Absence de la phalange unguéale de l'annulaire.

Main gauche: Atrophie notable de la *phalange unguéale du médius.*

Obs. 210 (M. le Dr **Legrain**).

Syndactylie des orteils.

Arabe, âgé de seize ans.

Syphilide gommeuse du front.

Pied droit : il existe deux pouces avec squelette osseux distinct; — et *syndactylie* des deux pouces.

Syndactylie des deuxième et troisième orteils.

Syndactylie des quatrième et cinquième orteils.

Pied gauche: *Syndactylie* des troisième et quatrième orteils.

Obs. 211 (M. le Dr **Legrain**). — **Gros orteil supplémentaire.**

Enfant européen, manifestement hérédo-syphilitique.

Cet enfant présente *un pouce de pied supplémentaire.*

Obs. 212 (communiquée par M. le professeur **Landouzy**).

Pouce bifide sur un hérédo-syphilitique.

M. X... a contracté la syphilis pendant qu'il faisait son service militaire. — Immédiatement traitée par le Dr Ricord, cette syphilis a été légère et s'est bornée à un petit nombre d'accidents : chancre induré; — roséole; — plaques muqueuses labiales et amygdaliennes.

Plus tard, cependant, M. X.., a été affecté d'une exostose de l'orbite, avec paralysie de la troisième paire. — Ces accidents ont cédé au traitement spécifique avec une rapidité tout à fait significative.

Huit ans après le début de l'infection (et quatre avant l'invasion de ces derniers accidents), il s'est marié. — Sa femme n'a jamais présenté les moindres symptômes d'infection; ce qui ne l'a pas empêchée d'être affectée d'un tabès auquel elle a succombé.

Deux enfants sont nés de ce mariage, l'un dix-huit mois après, et l'autre dix-huit mois plus tard.

Le premier de ces enfants, de ce reste bien constitué, présente un *pouce bifide.* Ce doigt est normal quant à sa première phalange; mais, au niveau de la seconde, il se divise, dans ses deux tiers supérieurs environ, en deux segments juxtaposés, représentant chacun à peu près la moitié de ce qu'eût été la phalange normale. Chacun de ces deux petits pouces porte un ongle bien formé, de volume proportionnel à celui de la phalange.

Le second enfant est bien constitué.

Aucune anomalie de cet ordre n'a jamais été constatée dans la famille de M. X.., non plus que dans celle de sa femme.

BRACHYDACTYLIE. — ECTRODACTYLIE.

L'influence hérédo-syphilitique n'est pas seulement capable de souder les doigts entre eux ou d'en accroître le nombre. Elle peut aussi en enrayer le développement, les réduire à des moignons, semblables à ceux qui résultent soit de la perte d'une ou de plusieurs phalanges, soit d'une amputation partielle, ou même les anéantir en germe, si bien qu'ils manquent absolument.

De cela voici quelques exemples.

Obs. 213 (M. le professeur **A. Fournier**). — **Ectrodactylie.**

J'ai observé dans ma clientèle un singulier cas de malformation sur un enfant hérédo-syphilitique.

Cet enfant était né d'un père que je n'ai pu interroger et d'une mère que je traitais pour des accidents de syphilis secondaire. — Une grossesse survint à ce moment.

L'enfant vint au monde avec un *médius extrêmement raccourci*. Ce doigt était constitué par une seule phalange et portait un petit ongle d'ailleurs bien conformé.

Obs. 214 (M. le professeur **A. Fournier**) (résumée).

Ectrodactylie. — **Syndactylie.** — **Atrophie d'un doigt** (Observation recueillie dans le service du professeur A. Fournier).

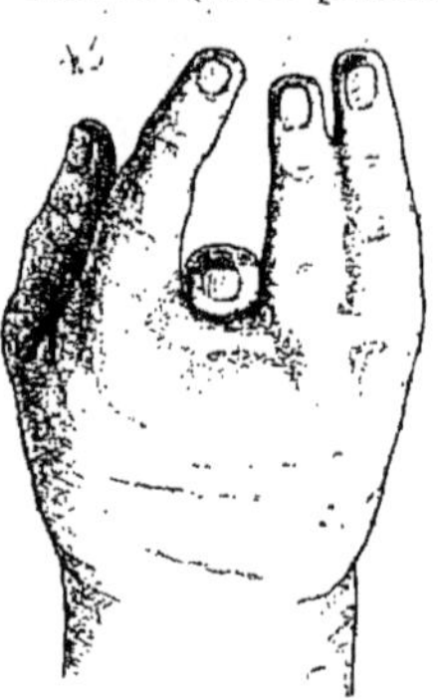

Fig. 23.

Célestine V..., âgée de trente et un ans; entrée à l'hôpital Saint-Louis en août 1889.

Enceinte; — présente un chancre induré de la grande lèvre gauche en voie de cicatrisation et remontant à « plusieurs mois »; — ce chancre est bientôt suivi d'accidents secondaires typiques (syphilide papuleuse, céphalée nocturne, etc.).

Accouche prématurément, en janvier, d'un enfant petit, chétif, présentant une éruption de syphilides papuleuses et une malformation d'une main.

Main droite: métacarpiens normaux; — pouce normal. — Auriculaire et annulaire en *syndactylie* sur les deux tiers de leur longueur. — *Annulaire atrophié*; porte un ongle normal.

Médius réduit à un petit moignon sans squelette, portant à son extrémité un ongle bien formé.

Index de longueur normale, mais dévié en dedans de l'axe de la main.

Je reproduis ici la photographie de ce dernier cas.

Obs. 215 (communiquée par M. le Dr **Barbillion**).

Ectrodactylie (auriculaire réduit à un moignon).

André H... entre en novembre 1897, à Chatillon-sur-Bagneux, dans le service du Dr Barbillion.

Enfant de huit mois, maigre, chétif, pesant 4380 grammes et présentant de nombreux stigmates d'hérédo-syphilis (tête volumineuse; — crâne natiforme; — coryza muco-purulent; — otite purulente; — cicatrices multiples d'ulcérations anciennes sur les jambes, les fesses, le scrotum, le périnée, le fourreau de la verge, etc.).

Cet enfant est affecté d'une malformation congénitale de la main gauche consistant en ceci :

« *L'auriculaire est réduit à un moignon arrondi*, déjeté en dehors, sans trace d'ongle, et semblant n'avoir qu'une seule phalange osseuse. — Sur le bord externe et dorsal de ce moignon existe une bride longitudinale, d'aspect cicatriciel, qui part de l'extrémité même de ce moignon et va se terminer en se bifurquant sur la région métacarpo-phalangienne. »

Enfin, on a constaté en quelques cas l'absence absolue d'un ou de plusieurs doigts, d'un ou de plusieurs orteils, comme dans les cas suivants :

Obs. 216 (M. le Dr **Legrain**). — **Absence de deux orteils.**

Enfant de six mois: Syphilides papuleuses de la face.

Syphilis certaine chez les parents.

Malformation du pied droit, qui n'a que **trois doigts.**

Fracture congénitale consolidée du tibia droit (1).

Obs. 217 (M. le Dr **Gastou**). — Une curieuse observation de mon ami, le Dr Gastou (citée *in extenso* au chapitre suivant, obs. 223) est relative à un enfant hérédo-syphilitique qui présentait, sans parler de malformations plus importantes, une **absence complète de quatre orteils** au pied droit. — Le cinquième existait, mais sous forme tout à fait rudimentaire. Il était de plus vicieusement implanté, et l'ongle n'y était représenté que par une écaille cornée minuscule.

(1) *Société de biologie*, 1895, p. 563.

ECTROMÉLIE. — HÉMIMÉLIE.

L'arrêt de développement ne se localise pas toujours à tout ou partie des extrémités des membres. Il peut être plus intense ; il peut intéresser un segment plus ou moins considérable d'un membre, tel qu'une portion de la main, la main ou l'avant-bras, voire le bras dans une partie de sa hauteur. Si bien que, dans ce dernier ordre de cas, les malades se présentent avec l'aspect d'*amputés*. C'est aux dystrophies de cet ordre qu'on a donné les noms d'**ectromélie** ou d'**hémimélie.**

Deux interprétations ont été proposées pour les malformations de cet ordre. L'une les rapporte à un arrêt de développement, à un vice d'évolution formatrice. L'autre en fait le résultat d'adhérences et de brides amniotiques.

Je ne prétends en rien récuser cette dernière théorie. Je la considère même comme l'origine démontrée d'un certain nombre de malformations étudiées jusqu'ici et de celles qui nous occupent pour l'instant. Mais ma querelle porte sur un autre point que voici.

L'action de la bride amniotique, que l'on considère comme une *cause*, n'est pas une cause pour moi ; ce n'est qu'un *intermédiaire*. Étiologie et pathogénie sont choses différentes. La bride amniotique, c'est le lien pathogénique entre un effet et une cause. Je vois l'effet, à savoir la malformation ; je vois l'intermédiaire, à savoir la bride ; mais c'est la cause, la cause originelle, vraie, que je réclame.

Or, cette cause, pourquoi ne serait-ce pas en l'espèce, comme en tant d'autres cas du même ordre, une **influence infectieuse** ou **toxique**? Pourquoi ne serait-ce pas ou la tuberculose, ou l'alcoolisme, ou le saturnisme, ou un agent infectieux quelconque? Et pourquoi, aussi, ne serait-ce pas la syphilis? Est-ce que la syphilis, qui dystrophie le fœtus de tant de façons, n'aurait pas le droit également de dystrophier l'amnios, d'y déterminer des processus pathologiques, d'y provoquer des néoformations, des adhérences, des brides, etc.?

Et alors, dans cette façon de voir, le cycle pathologique serait au complet, à savoir : une cause originelle, l'agent infectieux ; — un intermédiaire, la bride ; — et un effet de cette bride, la malformation.

Quoi qu'il en soit, on a plusieurs fois déjà observé chez les hérédo-syphilitiques des malformations du genre de celles que nous avons en vue pour l'instant; et je n'hésite pas à croire que les cas de cet ordre iront en se multipliant alors que l'attention aura été appelée sur les maladies infectieuses et la syphilis en particulier comme causes possibles de telles dystrophies.

La lecture des observations qui vont suivre ne laissera, je l'espère, que peu de doute relativement à cette influence possible de l'hérédité syphilitique.

I. — Je signalerai d'abord deux cas curieux par *absence absolue d'un os*. Dans l'un, c'est un *métacarpien*, et, dans l'autre, un *péroné* qui fait absolument défaut.

Obs. 218 (communiquée par M. le professeur **Moncorvo**).

Absence d'un métacarpien. — Imperforation de l'anus.

Père syphilitique.

Mère chétive. — Trois enfants.

Premier enfant : garçon, âgé de quatre ans (sur lequel on n'a pas de renseignements);

Deuxième enfant : fille, âgée de trois ans; entrée, en janvier 1898, dans le service du professeur Moncorvo;

Troisième enfant : fille morte à onze mois d'accidents palustres, après avoir présenté plusieurs manifestations d'hérédo-syphilis.

La petite malade A. X... est née à terme. — Enfant chétive, petite, ayant eu, dès les premiers jours de sa naissance, du coryza, et une alopécie très accentuée. — Elle présente actuellement les particularités suivantes :

Crâne très allongé dans le sens antéro-postérieur; — voûte palatine très ogivale ; — tibias incurvés; — rachitisme; — dentition très arriérée; — malformations des canines qui sont étranglées à leur sommet; — retard de la marche ; — éruption papuleuse de la face, du tronc et des membres.

Enfin, elle offre les deux malformations congénitales suivantes :

1° *Absence totale du premier métacarpien de la main droite.* Le pouce, avec ses deux phalanges, constitue une sorte d'appendice immobile, qui n'est rattaché au bord radial de la main que par les parties molles; il semble que les muscles de l'éminence thénar n'existent qu'à l'état rudimentaire.

2° *Imperforation de l'anus et écoulement des matières fécales par la vulve.* A un demi-centimètre au-dessus de la fourchette, sur la paroi postérieure du vagin, il existe une ouverture à peu près circulaire, à bords tuméfiés et rougeâtres, qui établit une communication entre l'ampoule rectale et le vagin. — L'appareil urinaire est normal et la miction s'opère librement.

Obs. 219 (M. le Dr **Paul Delagenière**, de Tours).

Absence du péroné. — Absence d'un orteil. — Malformation du pied.

Enfant de trois ans, hérédo-syphilitique.

La jambe droite est plus courte de 6 centimètres par rapport à la gauche. — *Absence du péroné.*

Il existe une fracture congénitale au niveau du tiers inférieur du tibia, avec consolidation à angle droit. — Le sommet de l'angle dirigé en avant offre une dépression cutanée dont le fond adhère à l'os.

Le pied, enroulé sur son bord interne, ne présente que *quatre orteils.*

Après une ostéotomie cunéiforme, on trouve l'os éburné; la jambe ne s'accroît pas en longueur, mais la marche devient satisfaisante cinq mois après l'opération (1).

II. — En second lieu, voici tout un groupe de cas relatifs soit à des **hémimélies**, soit à des **amputations congénitales** des membres, soit enfin à des **atrophies en masse** d'un segment de membre.

Obs. 220 (M. le Dr **Leroy des Barres**). — **Hémimélie de l'avant-bras gauche.**

Père âgé de trente-six ans, robuste; a contracté la syphilis il y a deux ans (chancre, roséole, plaques muqueuses); commet aussi quelques excès alcooliques.

Mère demeurée saine, primipare.

Aucun vice de conformation dans les ascendants maternels ni paternels.

Enfant de dix mois; bien portant, indemne de syphilis, mais présentant *une hémimélie de l'avant-bras gauche.*

Le bras gauche est normal; il mesure, comme le droit, 13 centimètres et demi de longueur; mais l'avant-bras est constitué par un moignon qui ne mesure que 4 centimètres et demi de longueur. Ce moignon est conique; il offre à son sommet deux dépressions, dont chacune correspond à l'extrémité de l'un des os de l'avant-bras.

Il jouit de mouvements de flexion et d'extension très complets; on peut même constater l'existence de légers mouvements de pronation et de supination. Les muscles s'y contractent énergiquement, et l'enfant offre une résistance sérieuse aux explorations de ce moignon (2).

Obs. 221 (communiquée par M. le Dr **Bar**).

Hémimélie du membre supérieur gauche. — Nævus facial.

Mme R..., âgée de vingt-quatre ans, entre à la Maternité de Saint-Antoine en mars 1898.

Issue d'une mère vivante et bien portante et d'un père qui est affecté, dit-elle, d'un cancer de l'estomac, elle a un frère et une sœur bien portants, et offre elle-même toutes les apparences de la santé. — Aucun vice de conformation dans la famille. — Elle a été mariée deux fois.

Premier mariage en 1891. Mari syphilitique, qui a été soigné à l'hôpital Saint-Louis pour des accidents secondaires. — Contaminée immédiatement,

(1) *Annales de gynécologie*, 1894, p. 377.

(2) *Revue photographique des hôpitaux*, 1871, t. III, p. 80 (avec planche).

elle a aussi été soignée à Saint-Louis pour des plaques muqueuses vulvaires, et depuis lors a été soumise à deux ou trois reprises à un traitement mixte.

De ce premier mariage, deux grossesses.

Première grossesse : fausse couche de six mois; enfant macéré.

Deuxième grossesse: Fausse couche de sept mois; enfant mort depuis un mois.

Accidents puerpéraux consécutifs.

Deuxième mariage en 1895. — Mari bien portant. Aucune tare dans les ascendants.

Deux grossesses nouvelles.

Troisième grossesse: accouchement à terme ; fille née vivante ; morte à l'âge d'un mois d'accidents gastro-intestinaux.

Quatrième grossesse : accouchement à terme, le 17 mars 1898, d'un garçon assez fort, pesant 3 820 grammes, présentant un *nævus* sur le front, ainsi que sur les paupières supérieures et sur la lèvre supérieure.

Cet enfant est, de plus, affecté d'une *hémimélie du membre supérieur gauche*.

Le bras gauche est de même longueur et de même grosseur que le droit ; le coude est normalement conformé ou semble tel ; mais, au delà, il existe un moignon de 4 centimètres de longueur environ, dans lequel on distingue une charpente osseuse constituée par une masse dure, en apparence unique ; — ce moignon est terminé par une dépression légèrement ombiliquée. Au fond de cette petite dépression se trouve un petit appendice triangulaire de forme, couleur blanc nacré, et ressemblant à un petit molluscum.

Pas d'altérations du placenta. Liquide amniotique peu abondant. Pas de brides amniotiques; pas trace de végétations sur l'amnios.

Obs. 222 (M. le Dr **Gastou**). — **Amputation congénitale de l'avant-bras. Hérédo-syphilis de seconde génération.**

I. — Mme A..., âgée de cinquante-trois ans, a été récemment soignée à l'hôpital Saint-Louis pour des syphilides tuberculo-squameuses circinées. La recherche des accidents antérieurs et l'interrogation restent infructueuses; il s'agit certainement ici d'une syphilis ignorée.

Le mari aurait eu « des éruptions » et prenait de temps en temps de l'iodure de potassium.

Mme A... n'a eu qu'une fille (actuellement Mme B...).

II. — Mme B..., âgée de vingt-sept ans, présente de nombreux antécédents et stigmates d'hérédo-syphilis, à savoir :

Maux d'yeux et d'oreilles, dans l'enfance.

A neuf ans, plaques muqueuses buccales.

A seize ans, perforation du voile palatin, guérie par traitement spécifique.

Affaissement du nez, qui offre la forme dite « en pied de marmite ».

Perforation de la cloison nasale.

Dents d'Hutchinson ; atrophies cuspidiennes des molaires, etc.

Mme B... n'a eu qu'une grossesse. — Son mari, dit-elle, serait bien portant et il renie tout antécédent de syphilis.

C'est l'enfant issu de cette famille qui fait le sujet de l'observation actuelle.

III. — G..., âgée de trois ans, est une enfant présentant les apparences d'une bonne santé; elle n'a du reste jamais été malade. Ni écoulements d'oreilles, ni maux d'yeux, ni éruptions d'aucune sorte.

Mais, en la déshabillant, on constate sur le bras gauche une malformation tout à fait particulière.

Au-dessous de l'articulation du coude gauche, *le bras se termine par un véritable moignon.* On dirait que l'enfant a subi une amputation, tellement

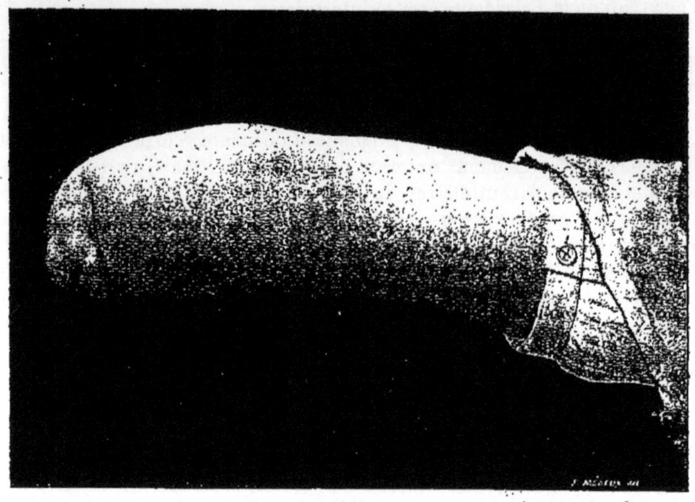

Fig. 24.

la cicatrice est nette, comme si elle eût été formée de lambeaux savamment taillés.

Les deux tiers inférieurs de l'avant-bras manquent et ont toujours manqué. L'enfant est venue ainsi au monde.

Il s'agit d'une véritable *amputation congénitale.* Ce qui reste du bras est bien conformé. — Il en est de même de tout le squelette, sauf cependant l'existence de bosses frontales saillantes.

Pas de malformations d'autres sièges.

On note la présence d'une glossite exfoliatrice marginée, dont le début est déjà ancien (1).

(1) *Annales de dermat. et de syphil.*, 1895, p. 1009.

Obs. 223 (M. le Dr **Gasne**). — **Hémimélie du membre supérieur droit.**

M. Th..., marié à dix-sept ans, contracte la syphilis à vingt ans.

En 1891, psoriasis syphilitique, qui persiste encore.

En 1894, amblyopie, vertiges, hémiplégie gauche; céphalées horriblement douloureuses ; tous symptômes amendés sous l'influence du traitement spécifique.

Sa femme, demeurée saine, a eu trois enfants :

Premier enfant, né avant l'infection du mari, âgé de huit ans, très bien portant.

Deuxième enfant, né après l'infection du mari.

Cet enfant, Ernest Th..., est né à terme; il a aujourd'hui quatre ans, il est pâle, chétif ; dents cariées ; gros foie, grosse rate.

Hémimélie du membre supérieur droit.

Le bras droit est normal, semblable au gauche ; le coude est également bien conformé ; mais l'avant-bras est extrêmement raccourci et ne porte qu'un rudiment de main ; l'ensemble de ce segment de membre ne mesure que 7 centimètres.

Près du coude, le cubitus et le radius sont distincts ; mais plus bas, ils semblent se fusionner en un os unique, qui se termine par une extrémité arrondie du côté de ce qu'on peut appeler le poignet.

Le moignon qui représente la main est séparé de cet avant-bras par un sillon circulaire très net, esquisse du poignet. Ce petit moignon, globuleux, a environ 1 centimètre dans tous les sens ; il se termine par cinq petits bourgeons représentant manifestement les doigts. Il est absolument mou et flasque, inerte, immobile, et ne semble pas posséder de squelette.

Les mouvements de flexion et d'extension du coude se font facilement, mais ceux de pronation et de supination ne peuvent s'accomplir.

Troisième enfant, âgé de dix-huit mois ; — a eu des crises convulsives graves à l'âge de sept mois (1).

Obs. 224 (communiquée par M. le Dr **Gastou**).

Atrophie de la main droite. — Syndactylie. — Absence de tout l'avant-pied gauche. — Absence de quatre orteils au pied droit, et cinquième orteil rudimentaire.

M. X..., vingt-sept ans, a contracté la syphilis à dix-sept ans. Chancre, soigné à l'hôpital du Midi. Roséole. Pas d'autres accidents. Traitement régulièrement suivi pendant trois ans.

S'est marié à vingt-quatre ans, c'est-à-dire sept ans après la contamination.

La femme est restée saine; n'a jamais été malade.

Primipare. Grossesse normale. Pas de traumatisme.

Se rappelle avoir été impressionnée au début de sa grossesse par la vue d'un homme affecté de pied bot (?).

(1) *Nouvelle iconographie de la Salpêtrière*, 1897, p. 31 (avec planche).

Aucun antécédent de malformation, ni dans la famille du père ni dans celle de la mère, au moins jusqu'aux bisaïeuls, dont un (la bisaïeule maternelle) vit encore. Le père a cinq frères et sœurs bien portants ; la mère a aussi cinq frères et sœurs bien portants.

Le grand-père paternel serait mort d'un cancer du foie (?).

L'enfant qui fait le sujet de cette observation est présenté par ses parents dans le service du professeur Fournier.

C'est une petite fille, âgée actuellement de dix-huit mois. Elle est née à terme, avec plusieurs circulaires autour du cou, sans autres particularités que les malformations pour lesquelles elle est conduite à l'hôpital. Celles-ci portent sur la main gauche et sur les pieds.

Ces malformations sont les suivantes :

Main gauche. — **Atrophie** portant sur l'ensemble de la main, qui est réduite, ratatinée, diminuée de volume, plus petite que la main droite dans la proportion d'au moins un tiers, presque de moitié.

Néanmoins l'enfant s'en sert et peut saisir différents objets.

L'atrophie porte surtout sur les doigts, dont les phalanges sont réduites en toutes proportions. Elles sont amincies, fines, grosses à peine comme une plume d'oie. Elles sont très courtes, surtout la troisième, qui est réduite à la longueur de l'ongle. La peau qui les recouvre est lisse, vernissée. Dans son ensemble, cette petite main ressemble plus à la main d'une poupée qu'à celle d'un enfant.

En outre, il existe entre l'annulaire et l'auriculaire une **syndactylie** qui s'étend jusqu'au niveau des troisièmes phalanges (doigts *palmés*).

Main droite normale, à cela près que le petit doigt est peu développé, notablement grêle.

Pied gauche. — **Réduit aux os du tarse**, il présente tout à fait l'aspect d'un pied partiellement amputé.

Sa partie antérieure est représentée par une sorte de moignon que constituent des parties molles, à l'intérieur desquelles on ne perçoit pas de portions osseuses. Donc tout l'avant-pied (métacarpiens et phalanges) fait absolument défaut.

Pied droit. — La malformation est bien moins prononcée sur ce pied. Il ne manque ici que les quatre premiers orteils. Le cinquième existe ; mais il est tout à fait rudimentaire, vicieusement implanté, et l'ongle y est à peine représenté par une sorte de petite écaille cornée minuscule.

Pas d'autres malformations, à cela près d'une légère ogivalité de la voûte palatine.

En définitive, donc, ce qu'on observe sur cet enfant consiste en ceci :

A la main gauche : atrophie générale des doigts et syndactylie entre le quatrième et le cinquième doigt.

Au membre inférieur gauche : absence de tout l'avant-pied.

Au membre inférieur droit : absence des quatre premiers orteils.

A noter, en conséquence, que les vices de conformation, bien que bilatéraux, sont infiniment plus marqués du côté gauche que du côté droit.

DYSTROPHIES PELVIENNES.

L'influence hérédo-syphilitique, qu'on a vue s'étendre à toutes les parties du squelette, doit naturellement porter parfois sur le bassin et par conséquent devenir cause possible d'accidents variés de dystocie. Cette induction rationnelle a été vérifiée par l'expérience clinique, et c'est à M. le professeur Pinard que revient l'honneur de l'avoir démontrée.

« Depuis l'époque, dit l'éminent professeur, où les travaux de Parrot, de Lannelongue, de Fournier, sont venus démontrer l'influence de la syphilis héréditaire sur le développement et les altérations consécutives du squelette, je me suis attaché à rechercher si certaines déformations pelviennes jusqu'alors exclusivement imputées au rachitisme ne pouvaient pas relever de la même influence. Et, d'autre part, j'ai engagé un de mes anciens élèves, le Dr E. Turquet, à rechercher de son côté si, chez les enfants manifestement entachés de syphilis héréditaire, le bassin offrait quelque chose d'anormal. Or, de cette double étude il a ressorti ce qui suit :

« Pour ma part, j'ai été conduit à constater que, sur les femmes présentant des stigmates non douteux de syphilis héréditaire, le bassin était assez fréquemment *vicié*... D'ailleurs, les anomalies du bassin que j'ai constatées dans ces conditions n'offrent pas de caractéristique spéciale. Tantôt j'ai observé *le bassin plat et symétrique*, comme dans les malformations dérivant de la pseudo-ostéomalacie. Et tantôt j'ai rencontré des bassins à diamètres antéro-postérieurs normaux, puis à *diamètres obliques ou transverses rétrécis*, et rétrécis par le fait d'*exostoses* unilatérales ou bilatérales, etc. »

De son côté, M. le Dr Turquet a déduit de ses intéressantes recherches sur le bassin infantile (1) les conclusions suivantes :

« L'influence hérédo-syphilitique se traduit sur le bassin de deux façons que voici : d'une part, elle produit le plus souvent un *rétrécissement* plus ou moins notable des dimensions *transversales* du bassin ; d'autre part, elle détermine un *arrêt de développement* ou une infériorité dans le développement du bassin. »

Les deux ordres de résultats énoncés par MM. Pinard et Turquet se confirment réciproquement et ne sauraient laisser de doutes sur

(1) *Du bassin infantile considéré au point de vue de la forme du détroit supérieur et du rapport de ses diamètres.* Thèse de Paris, 1884.

les malformations ou les déformations pelviennes qui peuvent résulter de l'influence hérédo-syphilitique.

A l'appui de ce qui précède, je citerai les deux observations suivantes dues à M. le professeur Pinard.

Obs. 225 (communiquée par M. le professeur **Pinard**).

Hérédo-syphilis. — Bassin aplati. — Hérédo-syphilis de seconde génération.

Eugénie P..., âgée de vingt-six ans, entre à la salle Sainte-Anne en janvier 1885.

Son père, qui a été soigné pour des accidents syphilitiques, a succombé à une attaque d'apoplexie suivie de paralysie, vers l'âge de quarante-cinq ans.

Sa mère, qui vit encore, est bien portante ; elle a eu sept enfants.

Les deux premiers sont nés macérés, « noirs comme de l'encre », dit-elle.

Le troisième est mort à trois semaines.

Le quatrième est la parturiente qui fait l'objet de cette observation.

Le cinquième a eu, dans l'enfance, des accidents non douteux de syphilis héréditaire : périostite tibiale ; lésions oculaires, etc.

Les deux derniers sont bien portants.

Eugénie P... est le quatrième enfant; enfance des plus chétives ; à douze ans, exostoses tibiales symétriques; douleurs ostéocopes; tibias déformés ; exostoses craniennes ; puis, ophtalmie ayant duré deux ans et ayant laissé à droite deux synéchies postérieures; puis, surdité, etc.

Cette femme a eu de deux maris bien portants six grossesses :

Une première grossesse terminée par la naissance d'un enfant qui vécut quelques minutes; on dut faire une application de forceps, etc.

Quatre fausses couches successives;

Une sixième grossesse, au terme de laquelle elle se présente aujourd'hui à l'hôpital.

État actuel: grossesse à terme ; utérus normalement développé ; présentation du sommet en OIGT.

Bassin aplati. — Promontoire facilement accessible. — Diamètre promonto-sous-pubien = 10 centimètres.

Accouchement spontané d'un enfant qui présente différents stigmates d'hérédo-syphilis.

Obs. 226 (communiquée par M. le professeur **Pinard**). — **Hérédo-syphilis. — Bassin vicié.**

Eulalie D..., âgée de vingt-quatre ans, entre dans le service d'accouchements, à l'hôpital Lariboisière, en février 1884.

Pas de renseignements précis sur les parents.

Sa mère a eu onze grossesses, dont les six premières se sont terminées par des fausses couches ou par la naissance d'enfants mort-nés ; — les trois suivantes se sont terminées par la naissance d'enfants qui ont vécu quelques jours seulement; seuls, les deux derniers enfants sont vivants. — Le onzième est une fille de dix-huit ans, qui présente des stigmates nombreux de syphilis héréditaire.

Eulalie D... est le dixième enfant. — Enfance très maladive. — Vers cinq ou six ans, elle est restée longtemps au lit, parce qu'elle avait « mal aux jambes ». — Elle se remit à marcher comme tout le monde à dix ans seulement. — Réglée à douze ans. — Sa grossesse actuelle a évolué sans accidents.

Examen : Tibias déformés symétriquement ; le bord tranchant a disparu pour faire place à une surface mousse et fortement convexe. — Crâne très développé ; — une bosse frontale très saillante. — Lésions dentaires multiples ; — érosions profondes ; — implantation vicieuse ; — malformations ; — vulnérabilité, etc.

L'angle sacro-vertébral est facilement accessible ; le toucher mensurateur pratiqué à plusieurs repr ses permet d'évaluer l'étendue du diamètre promonto-sous-pubien à 9 centimètres et demi. — Le bassin paraît symétrique.

L'accouchement nécessite une application de forceps. — Extraction d'un enfant vivant, pesant 3 400 grammes et ne présentant rien de particulier.

Le petit nombre d'observations de cet ordre dont nous disposons encore ne permet pas d'apprécier l'importance du rôle que peut jouer l'hérédité syphilitique dans les vices de conformation du bassin. Dès à présent, néanmoins, il est irrécusable que l'hérédo-syphilis figure pour une part dans l'étiologie des malformations pelviennes, part qu'il appartient à l'avenir de déterminer exactement.

LUXATION CONGÉNITALE DE LA HANCHE.

Je ne saurais, dans cette monographie générale sur les dystrophies hérédo-syphilitiques, exposer avec tous les détails qu'elles comportent les différentes théories qui ont été émises sur la pathogénie de la luxation congénitale de la hanche. Ce travail vient d'être fait magistralement par M. le Dr Kirmisson dans son récent volume, et je ne puis qu'y renvoyer le lecteur.

Je citerai simplement pour mémoire les différentes causes principales qui ont été invoquées en l'espèce, à savoir : traumatisme intra-utérin ; — traumatisme obstétrical ; — maladies primitives de l'articulation ; — altérations primitives du système nerveux, entraînant soit un arrêt de développement du système vasculaire chargé d'apporter les éléments nutritifs aux parties déformées, soit la rétraction de certains groupes musculaires ou leur paralysie, etc.; — toutes théories actuellement délaissées ou tout au moins considérées comme insuffisantes.

En revanche, je donnerai place ici à la théorie acceptée actuellement et semblant satisfaire à presque tous les cas observés, je veux dire celle de l'*arrêt de développement*.

Entrevue et indiquée très nettement dès 1842 par von Ammon, puis par Dollinger et Grawitz, qui semblaient restreindre à la cavité cotyloïde ce défaut de développement, cette théorie de l'arrêt de développement doit être envisagée d'une façon plus générale. « Ce n'est pas, dit M. le Dr Kirmisson, sur la cavité cotyloïde seule que porte la malformation, mais bien sur tous les éléments constituants de l'articulation. Ce serait, suivant nous, une conception fausse que de voir dans une luxation congénitale une tête du fémur normale ne trouvant pas place dans une cavité de réception insuffisante. En réalité, les lésions sont beaucoup plus compliquées. Elles portent non seulement sur le cotyle, mais sur l'extrémité supérieure du fémur elle-même (1). »

Déjà, du reste, M. Lannelongue professait une opinion semblable depuis quelques années et l'exposait, en 1895, d'une façon formelle (2).

Pour lui, la malformation consiste primitivement dans une atrophie osseuse, non seulement de la cavité cotyloïde, mais aussi de la moitié de l'os iliaque et de tout le membre inférieur correspondants.

Pour lui, l'atrophie musculaire, qui était regardée autrefois comme une complication, n'est ni un accident, ni une complication. Elle marche de pair avec la luxation; — elle se rencontre dans tous les cas, même chez les sujets n'ayant pas marché, et « c'est même, dit le savant professeur, en ayant l'attention appelée sur elle chez des sujets n'ayant pas marché, que j'ai été amené à explorer la hanche et à y découvrir une malformation que rien n'indiquait encore. »

Dans un examen histologique qu'il eut l'occasion de faire sur un nouveau-né, les fibrilles musculaires étaient intactes et le tissu conjonctif interstitiel normal; — mais il y avait moins de fibrilles et moins de faisceaux musculaires. C'était donc bien là une atro-

(1) *Contribution à l'étude de la pathogénie et du traitement des luxations congénitales de la hanche* (*Mémoire lu au Congrès international de Rome. Revue d'orthopédie*, 1894, p. 194).
(2) *Union médicale*, 1895, p. 129.

phie vraie, par défaut de formation et non par dégénérescence.

Cette atrophie frappe non seulement les muscles entourant l'articulation, mais ceux de la cuisse et de la jambe, bref ceux de tout le membre inférieur.

Sur une photographie radiographique que le professeur Lannelongue vient de prendre sur une de ses petites malades, atteinte d'une luxation de la hanche gauche (photographie que je ne puis reproduire ici en raison du format imposé à toute thèse), ces atrophies du système osseux et musculaire de tout le membre inférieur et du bassin lui-même se constataient avec une merveilleuse précision. Cette photographie, si besoin en était, servirait de pièce justificative irréfutable à la théorie en question..

Quant à la pathogénie même de cette atrophie osseuse et musculaire, il semble bien qu'elle réside dans une altération de la moelle épinière; — altération qui, vraisemblablement, doit consister soit en une hydropisie des méninges de l'encéphale ou de la moelle, soit en des épanchements séreux de l'épendyme.

Ainsi, dans l'autopsie d'une enfant de neuf ans, atteinte de luxation double, le Dr Baudet a constaté d'importantes lésions médullaires. « ...La moelle, dit-il, ne présente à première vue aucune altération; mais le renflement cervico-brachial est plus volumineux qu'il ne l'est ordinairement. Il est beaucoup plus gros qu'un pouce d'adulte et se montre très supérieur au renflement lombaire, qui nous paraît au contraire très rapetissé..

« A la coupe du renflement cervico-brachial, il s'échappe une certaine quantité de liquide citrin, à tension assez élevée, puisqu'il nous éclabousse et se répand immédiatement au dehors. Nous n'avons pu le recueillir. — Le canal épendymaire qui, dans cette région, est ovalaire transversalement, paraît losangique avec angles latéraux très écartés; — la paroi qui le borde est épaissie et tranche sur le reste de la moelle. — Les cordons sont diminués de volume; mais la substance grise est conservée dans les cornes antérieures et postérieures. »

M. le Dr Kirmisson admet aussi, au moins pour certains cas, l'existence causale d'une *altération primitive du système nerveux*. « La clinique, dit-il, démontre qu'il doit en être ainsi, en nous fournissant des exemples de luxations congénitales du fémur en coïncidence avec d'autres malformations, chez des enfants porteurs de lésions du système nerveux central. »

Mais, si cette cause nerveuse semble bien certaine, il est un point qui reste obscur ; c'est la raison même de cette lésion nerveuse primitive, qui tient sous sa dépendance l'altération osseuse et la dystrophie musculaire, lesquelles ne sont que les symptômes de l'affection. Cette raison, cette origine première, quelle peut-elle être? On l'ignore encore, faute d'une enquête étiologique suffisante.

A coup sûr, cette raison peut et doit même être variable. Pour mieux dire, il est à croire que *plusieurs raisons* d'ordre différent président à la genèse de la malformation d'où dérive la luxation congénitale de la hanche.

Au nombre de ces raisons, finalement, la *syphilis* peut-elle prendre place? Vraisemblablement, oui, de par les observations qu'il me reste à produire.

Je tiens de M. le professeur Lannelongue, qui m'a fait le grand honneur de m'entretenir de cette question, que, pour lui, « son siège est fait actuellement sur le rôle de l'hérédo-syphilis dans l'étiologie de la luxation de la hanche ». Il croit formellement que, *pour la grande majorité des cas, cette malformation dérive d'une origine hérédo-syphilitique.*

J'ai entendu mon père énoncer cette même opinion dans ses cours, et la basant sur une série d'observations personnelles.

Deux observations, dont l'une m'a été communiquée par M. le Dr Perrin (de Marseille) et dont l'autre est empruntée à la remarquable thèse de M. le Dr Gasne, témoignent aussi dans le même sens, comme on le verra par ce qui va suivre.

Il est donc à croire qu'ici encore l'action dystrophique de la syphilis peut servir de raison première à la malformation.

Voici, en tout cas, diverses observations qui semblent donner créance à cette manière de voir.

Obs. 227 (communiquée par M. le professeur **Lannelongue**). — **Hérédo-syphilis. — Luxation congénitale de la hanche gauche.**

Père ayant contracté la syphilis à vingt-deux ans. — Accidents multiples, pour lesquels il s'est soigné durant quatre ou cinq ans, mais d'une façon irrégulière.

Mère saine ; a eu cinq enfants. — Deux sont morts, dont un en bas âge ; deux autres sont vivants et bien portants.

Le dernier est un garçon, âgé de trois ans et demi, qui est venu au monde avec une **luxation congénitale de la hanche gauche.** C'est une luxation de variété directe en haut, avec un raccourcissement absolu, d'au moins 3 centimètres.

Il existe une *atrophie musculaire de tout le membre* ; et, de plus, *une atrophie osseuse*, qu'une photographie faite à l'aide des rayons Röntgen permet de constater.

A noter aussi une *légère déformation de l'os iliaque*, qui est manifestement plus petit de ce même côté gauche.

On s'est aperçu de la luxation lorsque l'enfant a commencé à marcher, vers l'âge de dix-sept mois.

Obs. 228 (communiquée par M. le professeur **Lannelongue**).

Hérédo-syphilis. — Luxation congénitale double de la hanche. — *Sur un autre enfant, léontiasis d'un orteil et pied bot. — Sur un troisième, crâne énorme et adipose considérable.*

Père syphilitique ; a eu autrefois des accidents manifestes et très précis de syphilis. — Est atteint actuellement de rétinite syphilitique grave.

Mère saine ; a eu quatre enfants.

Premier enfant, garçon âgé de six ans et demi, qui présente une déformation cranienne très marquée ; la bosse frontale droite est assez saillante, tandis que la gauche est très aplatie ; en arrière, c'est la bosse pariétale gauche qui est saillante, tandis que la droite est très aplatie ; d'où il résulte une grande inégalité entre les deux diamètres occipito-frontaux (le diamètre occipito droit-frontal gauche étant de beaucoup le plus court), et une asymétrie très marquée du crâne.

Voûte palatine très ogivale ; — atrophie des os du nez, qui est fortement aplati à sa base.

Cet enfant présente, en outre, une **luxation congénitale double de la hanche**, luxation plus prononcée du côté gauche, et de la variété iliaque postérieure des deux côtés.

Second enfant, fille âgée de cinq ans, bien portante, mais peu développée et peu intelligente.

Troisième enfant, garçon âgé de quatre ans ; celui-ci présente une *déformation des os du pied*, caractérisée par un *léontiasis énorme* de la seconde phalange du gros orteil, qui a certainement le volume d'un orteil d'un enfant de quatorze ou quinze ans ; — en outre, *léger pied bot varus*.

Quatrième enfant, âgé de deux ans et deux mois, affecté d'une *adipose considérable* ; assez intelligent, mais ayant un *crâne énorme*, dont le développement semble plutôt dû à une hypertrophie osseuse qu'à de l'hydrocéphalie.

Obs. 229 (Professeur **A. Fournier**). — **Hérédo-syphilis. — Double luxation de la hanche. — Hyperostose tibiale. — Testicule infantile. — Triade d'Hutchinson.**

X..., âgé de trente et un ans, entre dans mes salles pour y être traité d'un psoriasis. En l'examinant, je remarque sur lui une double luxation congénitale de la hanche, se caractérisant par toute une série de symptômes classiques qu'il serait superflu de reproduire. Recherchant alors l'étiologie de cette affection, je découvre un ensemble de signes et de stigmates qui attestent d'une façon non douteuse une tare hérédo-syphilitique, à savoir :

1° Comme renseignements d'anamnèse : convulsions dans l'enfance ; maux d'yeux prolongés ; écoulements d'oreilles ; retards de développement (le malade dit tenir de ses parents qu'il n'a marché et parlé que très tard) ;

2° Comme stigmates : hyperostose marquée du tibia gauche ; testicule gauche enrayé dans son développement et resté infantile (il est comparable à une petite olive, régulier de forme et mou. Pas d'antécédents d'orchite ni d'oreillons). — Petitesse de taille. — *Triade d'Hutchinson*, nettement accentuée :

Ainsi : 1° Vestiges de lésions anciennes sur les tympans ;

2° Stigmates oculaires : hypermétropie assez intense ; traces d'ancienne neuro-rétinite ; coloration gris pâle des disques optiques ; circonférence papillaire en partie floue, en partie déchiquetée ; altération notable des vaisseaux ; artères rares, filiformes, interrompues et masquées çà et là ; veines, au contraire, très larges et sinueuses. MM. les Drs Sauvineau et Antonelli s'accordent à considérer ces stigmates comme presque « caractéristiques d'une hérédité spécifique » ;

3° Incisives médianes supérieures affectant une direction oblique convergente. Incisives supérieures, latérales très petites, véritablement atrophiées (dents dites en grain de riz) et présentant également une obliquité convergente.

Pas de renseignements possibles sur les parents. Quatre enfants, dont deux morts en bas âge, l'un de « convulsions ». — Pas de tuberculose dans la famille.

Donc, très certainement, hérédité syphilitique ; et, d'autre part, double luxation congénitale de la hanche, très vraisemblablement imputable à cette tare héréditaire.

Obs. 230 (Professeur **A. Fournier**). — **Hérédo-syphilis. — Luxation congénitale de la hanche gauche.**

Père syphilitique : chancre induré ; roséole ; plaques buccales à diverses reprises ; adénopathies cervicales postérieures ; céphalée ; plus tard, accidents de tabès. — Traitement mercuriel, puis iodure, suivi pendant deux ans environ, mais d'une façon assez irrégulière.

Mère indemne.

Pas de tuberculose, ni dans l'une ni dans l'autre famille.

Enfant né sain ; jouissant au delà d'une assez bonne santé, quoique malingre d'aspect.

Vers quinze mois, on s'aperçoit que l'enfant marche mal, « en se dandinant ». On ne se préoccupe pas tout d'abord de cette défectuosité fonctionnelle. Mais plus tard, devant la persistance et l'aggravation de ce symptôme, on s'inquiète. Une consultation médico-chirurgicale est organisée, et l'on reconnaît sur l'enfant, d'une façon incontestable, une luxation congénitale de la hanche gauche.

Obs. 231 (communiquée par M. le Dr **Perrin**). — **Double luxation congénitale de la hanche.**

Père non examiné, malgré la demande qui lui en a été transmise plusieurs fois.

Mère saine; a eu cinq grossesses, qui se sont terminées de la façon suivante :

Première grossesse : fausse couche.

Deuxième et troisième grossesses : enfants morts en bas âge.

Quatrième grossesse : enfant vivant, affecté d'une *double luxation congénitale de la hanche.*

Cinquième grossesse : enfant âgé de six semaines; présentant de nombreux stigmates d'*hérédo-syphilis,* à savoir :

Syphilide palmaire et plantaire; syphilide érythémateuse des jambes et des cuisses; papules cuivrées, disséminées sur la face et formant une nappe uniforme autour de la bouche; fissures labiales ulcérées; coryza chronique muco-purulent. État cachectique.

Obs. 232 (M. le Dr **Gasne**). — **Double luxation congénitale de la hanche.**

Mère morte d'accidents albuminuriques ; aucuns renseignements relatifs à la syphilis. — A eu cinq grossesses.

Première grossesse : fausse couche de six mois.

Deuxième grossesse : enfant vivant, tout petit; ne pesant que deux livres à la naissance et présentant des stigmates multiples d'hérédo-syphilis: malformations craniennes et dentaires. — Dents d'Hutchinson. — Retard du développement et de la parole, etc.

Cet enfant est affecté d'une *double luxation congénitale de la hanche.*

Troisième grossesse : enfant mort à huit ans de « méningite » ; avait toujours uriné au lit.

Quatrième et cinquième grossesses : enfants morts, l'un à quarante-sept jours et l'autre à trois mois, toux deux de « méningite » (1).

PIEDS BOTS.

La pathogénie des pieds bots est une question fort complexe, qui a reçu maintes interprétations différentes. L'exposé en est présenté

(1) *Localisations spinales de la syphilis héréditaire.* Thèse de Paris, 1897, p. 130.

d'une façon des plus complètes dans le livre récent du Dr Kirmisson, et je ne veux ici me permettre qu'un court aperçu des diverses théories qui ont été produites sur la question.

Les variétés du pied bot congénital sont des plus nombreuses, et il me paraît certain qu'une cause unique ne saurait tenir sous sa dépendance toutes ces altérations si variées.

1. — « Quand, dans la matrice, il y a étroitesse à la partie où en effet s'est produit l'estropiement, il est évident que le corps se mouvant en lieu étroit sort estropié de cette partie. » Cette théorie de la **compression intra-utérine** est la plus ancienne. Très accréditée autrefois, elle est presque tombée dans l'oubli aujourd'hui, et les cas qui lui restent imputables sont taxés d'exceptionnels par M. le Dr Kirmisson.

Telle n'est pas pourtant l'opinion de M. le Dr Bar, qui tend à admettre qu'on a fort exagéré, dans ces derniers temps, l'importance des théories nerveuses en leur accordant un rôle presque absolu dans la pathogénie des pieds bots.

Si je suis ici l'interprète fidèle de sa façon de penser, souvent, très souvent peut-être, la théorie mécanique de la compression intra-utérine peut et doit être invoquée. A l'appui de cette manière de voir, M. le Dr Bar me montrait des moulages de fœtus devant lesquels il était impossible de ne pas accepter cette modalité pathogénique. Ces fœtus auraient été fortement enserrés avec des bandes de toile, qu'on n'aurait pas mieux aplati leurs membres contre le tronc, qu'on n'aurait pas mieux disposé toutes ces parties entre elles pour leur faire occuper le plus petit espace possible. « Et puis, ajoutait encore M. le Dr Bar, comment accorder cette pathogénie de l'influence nerveuse centrale avec ces cas de monstres anencéphales, sans cerveau, sans moelle, et porteurs de pieds bots? Comment, dans ces cas, admettre l'influence d'un organe qui n'existe pas, qui n'a jamais existé? » Ce sont là, ce me semble, des arguments irréfutables, devant lesquels on ne peut récuser le rôle actif de cette théorie *mécanique* de la compression utérine.

Mais, ici encore, comme plus haut, à propos du bec-de-lièvre, je demanderai le pourquoi de cette compression de l'utérus, le pourquoi de l'oligamnios. Cette compression ne me paraît être qu'un relais entre la cause efficiente et le résultat. Et, d'autre part, elle ne peut satisfaire à tous les cas. Comment, en effet, concilier cette action déterminante du pied bot avec les observations si nombreuses où coïncident d'autres malformations *que la compression est insuffisante à expliquer*, incapable de déterminer, telles que l'hydrocéphalie, le bec-de-lièvre, le spina bifida?

II. — Ce que je viens de dire, je n'ai qu'à le répéter relativement aux **brides amniotiques**, cette cause si savamment exposée et défendue par MM. Dareste et Nélaton. Certes, il est des cas où cette entrave mécanique peut expliquer la formation du pied bot; mais, à côté de ces cas, combien en est-il d'autres où ces malformations existent sans qu'il y ait apparence de brides? Combien d'autres où ces brides ne peuvent tout expliquer? Et puis, dirai-je enfin, si ces brides provoquent les malformations, quelle est donc la raison, le pourquoi de ces brides?

Car (ainsi que le fait très judicieusement remarquer le Dr Pothel, dans sa thèse) (1), si M. Dareste, après avoir obtenu sur des œufs d'oiseaux des malformations analogues à celles constatées sur l'homme, a pu dire : « La similitude des phénomènes de l'évolution chez les oiseaux et les mammifères devait amener la similitude des phénomènes tératogéniques », il ne faut pas oublier que « l'œuf humain peut recevoir des éléments microbiens, des toxines, non seulement du dehors par l'utérus, mais par la circulation placentaire, tandis que l'œuf d'oiseau n'est guère soumis qu'à des influences physiques ou mécaniques ».

III. — Voici venir, d'autre part, la théorie de l'arrêt de développement. Dans l'immense majorité des cas, dit M. le Dr Kirmisson, c'est l'**arrêt du développement** qui doit être invoqué. A coup sûr, c'est là une théorie séduisante, et, lorsqu'on constate les différents modes de pieds bots normaux sur l'embryon, aux différents stades de son évolution, c'est une conception des plus satisfaisantes pour l'esprit que d'admettre la persistance possible de tel ou tel de ces états. »

Mais, à son tour, cet arrêt de développement ne satisfait pas à toutes les modalités observées et il ne peut à lui seul expliquer les autres malformations qui existent souvent en coïncidence avec le pied bot, telles que la syndactylie, la polydactylie, et toutes autres analogues.

(1) *Malformations congénitales du genou*. Thèse de Lille, 1897.

En tout cas, cet arrêt de développement me semble encore être un *effet* et *non une cause*, et il faut vraiment chercher au delà pour trouver une interprétation plausible de la malformation.

Or, au delà, que trouvons-nous ? Ceci : d'une part les causes infectieuses ou toxiques, et, d'autre part, les lésions nerveuses.

IV. — Les **toxines microbiennes**, les **intoxications**, l'**infection** paraissent jouer en l'espèce un rôle prépondérant. Il semble bien que ce nouveau facteur réponde aux différentes causes invoquées dans la production du pied bot et recule, au moins jusqu'à la connaissance même du facteur infectieux ou toxique, les limites de l'investigation actuelle.

Il est, en effet, démontré aujourd'hui que les toxines microbiennes exercent une influence capitale sur les troubles de l'évolution fœtale.

Les expériences de MM. Charrin et Gley ; — celles du Dr Féré, relatives à l'influence des toxines tétanique, diphtéritique, tuberculeuse humaine ou aviaire, de l'alcool, des vapeurs mercurielles, du tabac, sur le développement de l'œuf des oiseaux ; — celles du Dr Morau relatives à l'influence du suc néoplasique, etc., ont surabondamment démontré le trouble profond que peut amener dans l'évolution de l'organisme la présence anormale de ces différents produits.

Dès lors se trouvent singulièrement amoindries les difficultés relatives à l'interprétation des différentes causes invoquées, aussi bien des causes mécaniques (telles que l'oligamnios, les brides amniotiques) que des causes plus générales, comme l'arrêt de développement, comme la **lésion médullaire** qu'a défendue si savamment M. le Dr Gilles de la Tourette (1) et dont il me reste encore à parler.

V. — « Le pied bot, dit M. le Dr Gilles de la Tourette, est une résultante, c'est un *trouble trophique* (le mot étant pris dans son sens le plus général), qui a son origine ailleurs que dans les os ou dans les muscles, et nous ne croyons pas trop nous avancer en disant tout de suite, quitte à le prouver plus tard, que ce trouble trophique prend sa source dans le système nerveux. »

Pour les pieds bots avec impotence spasmodique, dont la majo-

(1) *Pathogénie et traitement des pieds bots* (*Semaine méd.*, 30 déc. 1896).

rité répond cliniquement au syndrome de Little, cette assertion trouve une démonstration immédiate dans les plaques scléreuses qu'on a signalées au niveau des circonvolutions motrices, dans les arrêts de développement du faisceau pyramidal (1), etc.

De même pour les pieds bots congénitaux avec impotence flasque, comme dans ces cas de spina bifida avec pieds bots, où la moelle dissociée tient sous sa dépendance la paralysie et les pieds bots (Obs. 171).

Pour les pieds bots congénitaux sans impotence, M. le Dr Gilles de la Tourette croit encore à une lésion du système nerveux.

Il cite l'opinion de Vulpian qui admettait que certains pieds bots congénitaux et que les luxations congénitales de la hanche doivent tenir à une lésion des cornes antérieures de la substance grise de la moelle, lésion semblable à celle qu'on observe dans l'atrophie musculaire infantile.

Il cite encore une très intéressante autopsie publiée en 1870 par M. le Dr Michaud, alors interne du professeur Charcot, autopsie qui révéla des altérations scléreuses dans la région dorsale de la moelle, surtout dans le système des cornes antérieures, sur une femme de soixante-dix ans, atteinte d'un double pied bot varus équin congénital sans impotence et « chez laquelle rien n'avait permis de supposer pendant la vie l'existence d'une lésion du système nerveux ».

Pour le Dr Gilles de la Tourette, cette lésion du système nerveux peut n'être que temporaire et guérir, mais en laissant comme stigmate de son passage la déformation qui est chose faite et non susceptible de rétrocéder ; et cela aussi bien pour les lésions cérébrales et médullaires que pour des lésions intéressant les nerfs périphériques, comme le démontrent si nettement les observations des Drs Monod et Vanverts et celles du Dr Gasne.

C'est, d'ailleurs, cette même origine nerveuse que soutenait le professeur Lannelongue au Congrès de Bordeaux, lorsque, à propos des luxations congénitales de la hanche, il disait ceci :

« Cette luxation doit avoir son origine dans le système nerveux central ; l'altération doit être minime, temporaire peut-être, mais en tout cas suffisante pour amener le résultat précédent. J'attribue principalement à une hydropisie des méninges, de l'encéphale ou

(1) Voy. le mémoire du Dr G. de la Tourette sur la *Syphilis héréditaire de la moelle* (*Nouvelle iconographie de la Salpêtrière*, 1896, n°s 2 et 3).

de la moelle, à des épanchements séreux de l'épendyme dus à l'irritation des cellules de ce canal, à des infiltrations médullaires ou à des altérations plus considérables des centres nerveux, la cause du trouble de développement. »

A l'appui de son dire, il publia dans la *Semaine médicale* le résultat de l'autopsie d'une fillette de neuf ans, atteinte d'une double luxation congénitale de la hanche, autopsie qui révéla l'hydromélie du renflement cervico-brachial avec atrophie des cordons blancs (1).

Déjà, au reste, en 1883, le professeur Lannelongue avait émis semblable opinion dans son mémoire sur *Quelques exemples d'anomalies congénitales* (2). J'y relève les passages suivants : « ... D'autre part, l'observation a aussi établi que ce trouble perturbateur est transmis héréditairement. Aussi convient-il de se demander si, dans quelques circonstances, ce trouble ne pourrait pas encore être communiqué à l'embryon, lorsque l'un des générateurs est sous le coup d'un de ces états de virulence qui amène d'ailleurs d'autres effets reconnaissables à la naissance ou dans les jours qui la suivent. » Et plus loin : « L'observation clinique peut néanmoins venir en aide à cette recherche et on ne saurait méconnaître, en se plaçant à ce point de vue, l'intérêt des documents où il semble exister un lien entre les anomalies des nouveau-nés et une maladie constitutionnelle des parents. »

Cette théorie nerveuse est encore exposée dans la thèse récente du Dr Courtillier, qui arrive à cette conclusion que « pour la plus grande majorité, les pieds bots congénitaux sont sous la dépendance de lésions nerveuses centrales, temporaires ou permanentes, fonctionnelles ou matérielles, parfois très légères et qui peuvent passer inaperçues, étant difficilement appréciables à nos moyens actuels d'investigation ».

« La cause principale de ces altérations, ajoute-t-il, doit être recherchée *chez les parents*, avant ou au cours de la grossesse. Une maladie infectieuse ou une intoxication ont exposé le fœtus ou l'embryon à l'action de toxines ou de produits toxiques solubles qui ont agi sur un système nerveux prédisposé ou non par l'hérédité. »

Je me résume. — De par cet ensemble de considérations, il devient

(1) *Semaine médicale*, 1895, p. 384, et 1896, p. 115.
(2) *Archives générales de médecine*, 1883, t. I, p. 555.

permis, je crois, de se faire de la pathogénie du pied bot la conception suivante :

Le pied bot est une malformation survenue dans le cours du développement du fœtus, malformation soit primitive (compression), soit secondaire et relevant, dans ce cas, de l'influence exercée sur le système nerveux par un agent infectieux ou toxique.

Avec cette conception, un champ nouveau de recherches s'ouvre devant nous, et, sans doute, il sera fécond en récoltes inattendues.

Ce dont il s'agira dorénavant, c'est de rechercher quelles infections et quelles intoxications sont susceptibles de déterminer héréditairement le pied bot.

A priori, il semble peu probable que ce résultat d'hérédité soit réalisé par les infections ou les intoxications de forme aiguë et de durée éphémère, à moins qu'elles ne soient contemporaines ou voisines de la conception.

Bien plus vraisemblablement il sera le fait, au contraire, d'infections ou d'intoxications chroniques, telles que tuberculose, impaludisme, saturnisme, alcoolisme, albuminurie (1), diabète, etc., en raison de l'influence permanente qu'elles exercent sur l'organisme.

Et, vraisemblablement aussi, la syphilis tiendra, parmi ces dernières, un des premiers rangs pour des raisons diverses, à savoir : parce qu'entre toutes les maladies infectieuses elle est une des plus fréquentes ; — parce qu'elle est une des plus durables ; — parce qu'elle exerce sur l'organisme une réaction profonde ; — et, enfin, parce que la modalité dystrophique est une expression commune de ses conséquences héréditaires, ainsi que cela résulte de ce qui précède ou de ce qui va suivre.

Mais ce ne sont encore là, à vrai dire, réserves faites pour ce dernier point, que toutes vues purement théoriques, et il appartient seulement à l'observation clinique de déterminer en dernier ressort ce qu'il y a de vrai dans ces prévisions.

En tout cas, relativement à la syphilis, l'enquête étiologique a déjà commencé à se prononcer d'une façon favorable à ce que je viens de dire, en produisant un certain nombre de pieds bots observés sur des sujets dûment hérédo-syphilitiques.

(1) Legrain, *Syphilis héréditaire et malformations congénitales* (*Soc. de biologie*, 1895, p. 563).

Pour le dire à l'avance, quelques-unes des observations qui vont suivre sont bien faites pour entraîner la conviction. A n'en citer que deux comme exemples, que penser de celle de M. le Dr Perrin, où l'on voit **quatre enfants**, *issus d'un père syphilitique et d'une mère saine*, *naître*, *tous les quatre*, *affectés de pied bot* (le dernier avec une *encéphalocèle* en plus) ?

Que penser également de cette observation du professeur Moncorvo, où l'on voit un *enfant syphilitique*, *issu d'un père syphilitique*, *présenter à la naissance*, *en même temps que divers accidents syphilitiques*, *toute une série de malformations*, telles que :

1° Une *hydrocéphalie* congénitale ;

2° Une *hernie ombilicale* et une *hernie inguinale* double ;

3° Un *double pied bot*, *talus* très accentué ?

En tout cas, voici le contingent que j'apporte à la question :

D'une part, 10 cas empruntés à la littérature médicale ; — d'autre part, 15 cas encore inédits.

De ces 25 cas, 14 se trouvent reproduits dans ce paragraphe, et 11 trouvent place, à d'autres égards, dans divers chapitres de ce travail sous les numéros 156 ; — 167 ; — 170 ; — 171 ; — 174 ; — 186 ; — 194 ; — 228 ; — 305 ; — 315 ; — 322, — etc.

Obs. 233 (M. le professeur **Lannelongue**). — **Double pied bot varus congénital.**

M. G... contracte la syphilis trois ans avant son mariage (chancre, plaques muqueuses, etc.) ; — soigné à l'hôpital du Midi en août 1881.

Sa femme reste indemne ; — accouche à terme d'un enfant de belle apparence, actuellement âgé de trois mois ; — mais cet enfant présente un *double pied bot congénital varus*, accusé surtout du côté droit.

Aucune malformation dans la lignée paternelle ou maternelle (1).

Obs. 234 (M. le professeur **Lannelongue**). — **Double pied bot varus équin congénital.**

M. G... a contracté la syphilis à dix-neuf ans.

Sa femme, demeurée saine, a eu deux grossesses :

Première grossesse : fausse couche.

Deuxième grossesse : enfant vivant, actuellement âgé de dix-huit mois ; — remarquablement bien portant, mais affecté d'un *double pied bot varus équin congénital* (2).

(1) *Quelques exemples d'anomalies congénitales* (*Archives générales de médecine*, 1883, p. 506).

(2) *Ibid.*

Obs. 235 (M. le Dr **L. Courtillier**). — **Double pied bot varus congénital.**

Mme L..., primipare, présente des accidents de syphilis tertiaire (nez écrasé; perforation de la voûte palatine).

Hydramnios. — Accouche à terme (en juin 1894), après une application de forceps, d'un enfant qui présente un *double pied bot varus congénital* (1).

Obs. 236 (communiquée par M. le Dr **Regnier**). — **Double pied bot varus. — Division du voile palatin. — Un doigt supplémentaire à chaque pied.**

M. X... a contracté la syphilis à vingt-trois ans et s'en est traité pendant plusieurs années. — Marié quatre ans après, il a eu plusieurs enfants indemnes de toute tare héréditaire (à part un seul qui est mort avec des symptômes bizarres et non expliqués). Plus tard, la syphilis, restée longtemps silencieuse, s'est réveillée sur M. X..., sous forme d'une syphilide tuberculeuse qui, méconnue comme nature, a persisté plusieurs années et n'a cédé finalement qu'à un traitement spécifique intense, institué par le professeur A. Fournier.

Trois grossesses survenues à cette période ont donné lieu : la première, à un accouchement prématuré, avec mort du fœtus pendant le travail; — la seconde, à une fausse couche de deux mois et demi (fœtus macéré) ; — la dernière à un accouchement à terme, qui amène un enfant vivant et de poids moyen, mais affecté de malformations multiples, à savoir :

1° Division du voile du palais ;

2° Double pied bot varus ;

3° Un doigt supplémentaire à chaque pied.

En outre, on remarque, au niveau du vertex, quatre ulcérations orbiculaires, chacune de l'étendue d'une pièce de vingt centimes, voisines les unes des autres, mais séparées par des intervalles de téguments sains. Les bords en sont taillés à l'emporte-pièce et non décollés. Au fond de l'une d'elles, on aperçoit le pariétal à nu. (Ulcérations spécifiques ou ulcérations dérivant d'un trouble trophique ?)

La respiration ne s'établit qu'incomplètement. La moitié droite du thorax reste immobile et ne se développe ni dans la respiration spontanée, ni par insufflation. Il est évident que le poumon droit ne fonctionne pas. — Quelques heures après la naissance, hémorragie abondante par le nez et par la bouche. Bientôt des pétéchies apparaissent sur divers points du corps, et l'enfant ne tarde pas à succomber.

Obs. 237 (communiquée par M. le Dr **Maygrier**). — **Double pied bot.**

Mme M... a été affectée de syphilis.

Première grossesse : fausse couche de sept mois.

Deuxième grossesse (1896) : expulsion, à cinq mois et demi, d'un fœtus ayant fait quelques inspirations, et présentant un *double pied bot*,

(1) *Contribution à l'étiologie et à la pathogénie du pied bot congénital* (*Archives générales de médecine*, mai-juin 1897).

Obs. 238 (M. le Dr **Ollivier**, chef de clinique à l'Hôtel-Dieu). — **Hérédo-syphilis. — Syphilides hémorragiques; cachexie. — Double pied bot. — Mort rapide.**

Enfant d'un mois, entré à l'Hôtel-Dieu, le 4 février 1867, dans le service de M. le Dr A. Fournier, suppléant M. le professeur Grisolle.

Cet enfant est issu d'une mère syphilitique, laquelle, contaminée au sein par un nourrisson syphilitique, a présenté successivement un chancre du sein, puis divers accidents de syphilis secondaire, notamment des plaques muqueuses génitales, qui, assure-t-elle, auraient duré plus d'un an. Cette femme, qui ne s'est jamais traitée que de la façon la plus irrégulière et la plus insuffisante, est encore affectée aujourd'hui de plaques muqueuses vulvaires.

Dès la naissance de l'enfant, on a remarqué sur lui deux particularités, à savoir : 1° un enchifrènement intense, au point qu'il lui était presque impossible de prendre le sein et qu'on a dû le nourrir en lui versant du lait dans la bouche ; 2° une malformation singulière des deux pieds. — Il a maigri rapidement, a dépéri et s'est étiolé. — Puis, vers le quinzième jour, est apparue sur lui une éruption qui, après avoir débuté sur la face, s'est répandue progressivement sur le tronc, les genoux, les cuisses, les jambes, etc. Cette éruption, initialement boutonneuse et sèche, s'est bientôt recouverte de croûtes jaunâtres ou brunes, qui se sont épaissies peu à peu. De temps à autre, la plupart de ces croûtes ont donné lieu, nous dit la mère, à un suintement de sang. « Il s'en écoule du sang qu'on a grand'peine à arrêter ; puis les croûtes qui ont été le siège de ces hémorragies restent à la suite colorées en noir. »

Le 4 février, cet enfant se présente dans un état lamentable d'émaciation et d'affaissement. Le corps et les membres sont d'une maigreur squelettique. Le visage offre le comble de l'horreur objective. Il est littéralement recouvert d'un masque de croûtes épaisses, brunes et même de couleur exactement noire au niveau du nez, des paupières et de la lèvre supérieure. La lèvre inférieure et le menton sont le siège de profondes ulcérations fissuraires et sanguinolentes, etc. — Syphilides crustacées, la plupart hémorragiques, disséminées sur le tronc et les membres. — Talons absolument excoriés et dépourvus d'épiderme. — En dépit de la difficulté d'examen, on aperçoit dans la bouche de nombreuses ulcérations, notamment à la face interne des lèvres, sur les joues, sur les gencives, etc.

Les deux pieds sont symétriquement renversés en dehors de l'articulation tibio-tarsienne, dans l'attitude d'un valgus exagéré. Ils sont, de plus, fortement fléchis sur la jambe.

Aucun traitement spécifique n'a été fait jusqu'à ce jour.

L'état nous paraît absolument désespéré ; et, en effet, l'enfant s'éteint dès le lendemain, 5 février.

Autopsie. — Rien autre à noter, en dépit d'un examen minutieux, que la présence, à la face convexe du foie, de plaques jaunâtres de diverses grandeurs (variables entre quelques millimètres et 1 centimètre et demi), s'enfonçant dans le parenchyme de l'organe jusqu'à 3 et 4 millimètres. — A l'examen histologique, ces plaques étaient seulement constituées par de la graisse. — Pas de traces d'hépatite interstitielle. — Viscères indemnes. — La moelle, seule, n'a pu être examinée.

Obs. 239 (M. le professeur **A. Fournier**) (sommaire). — **Hérédo-syphilis. — Pied bot.**

Père syphilitique (chancre induré; accidents secondaires ; dans la sixième année de la maladie, symptômes multiples de syphilis cérébrale : céphalée, ictus, hémiplégie droite, aphasie, amnésie, etc.). Pas de renseignements sur la mère.

Deux grossesses.

Première grossesse : enfant né avec un *pied bot*.

Seconde grossesse : enfant à développement difficile et tardif, n'ayant commencé à parler que très tard.

Pas d'accidents spécifiques ni sur l'un ni sur l'autre de ces enfants.

Obs. 240 (communiquée par M. le Dr **Perrin**). — PÈRE SYPHILITIQUE. — TROIS ENFANTS AFFECTÉS DE PIED BOT. — QUATRIÈME ENFANT AFFECTÉ DE PIED BOT ET D'ENCÉPHALOCÈLE.

Père âgé de trente-sept ans, *syphilitique*, non alcoolique. — Névropathe. Mère saine. — Quatre enfants :

Premier, second et troisième enfants nés à terme; tous *porteurs de pieds bots*. — Ils ne présentaient pas de lésions syphilitiques. — Ils sont morts à l'âge d'un à deux mois, de faiblesse congénitale.

Quatrième enfant observé par M. le Dr Jourdan; né en 1896, à terme. Il présentait *une encéphalocèle et deux pieds bots*, dont un en valgus. L'état de l'enfant était si précaire que le Dr Jourdan refusa toute intervention. — L'enfant mourait d'ailleurs, à l'âge d'un mois et demi, d'affaiblissement progressif, sans lésions viscérales cliniquement appréciables.

Obs. 241 (communiquée par M. le professeur **Moncorvo**). — **Double pied bot varus équin.**

Carmen X..., âgée d'un an. — Pas de renseignements sur les antécédents de famille. On sait seulement qu'un enfant né avant elle est mort d'accidents pulmonaires, vraisemblablement tuberculeux.

Mais hérédité syphilitique manifeste de par les symptômes suivants : aspect général ; état ridé de la peau; coryza dans l'enfance ; alopécie; adénopathies ganglionnaires prémastoïdiennes et inguinales; lésions dentaires; rachitisme; bosses frontales; courbures des tibias ; retard dans le développement, etc.

Cette enfant est conduite à l'hôpital pour des manifestations fébriles malariennes, dont elle est atteinte depuis huit jours. Début probable de tuberculose.

Elle présente, en outre, une malformation congénitale, consistant en *un double pied bot varus équin.*

Obs. 242 (communiquée par M. le Professeur **Moncorvo**). — ENFANT SYPHILITIQUE. — HYDROCÉPHALIE CONGÉNITALE. — DOUBLE PIED BOT TALUS. — HERNIE OMBILICALE ET HERNIE INGUINALE DOUBLE.

Père très certainement syphilitique, d'après les renseignements fournis par la mère (éruptions cutanées, céphalées violentes, cophose, amblyopie, etc.). Mère demeurée saine.

Neuf grossesses, sur lesquelles cinq enfants mort-nés, trois enfants nés à terme, morts en bas âge, et le petit malade qu'elle présente en janvier 1898 à la consultation du professeur Moncorvo.

Enfant né à terme, âgé actuellement de deux mois, chétif, peu développé, offrant un faciès de petit vieux. Peau ridée, âpre, sèche, surtout au niveau des avant-bras et des jambes, où elle prend un aspect parcheminé. Érosions croûtelleuses péribuccales et inguinales. Adénopathies inguinales, cervicales et sous-occipitales; coryza; alopécie; conjonctivite double; coloration rouge jambon de la plante des pieds, dont l'épiderme commence à desquamer, etc. Tous symptômes ne laissant aucun doute sur la nature hérédo-syphilitique de ces accidents.

En outre, cet enfant présente plusieurs malformations congénitales; à savoir :

Hydrocéphalie congénitale; fontanelles antérieure et postérieure très larges et communiquant ensemble par la suture sagittale qui mesure plus d'un centimètre et demi de largeur.

Double pied bot talus, très accentué.

Hernie ombilicale et hernie inguinale double.

Obs. 243 (communiquée par M. le professeur **Moncorvo**). — **Double pied bot varus. — Malformation du scrotum.**

Père syphilitique, ayant encore actuellement une gomme ulcérée au niveau du pied droit et de nombreuses cicatrices cuivrées sur les jambes.

Mère hystérique. — Deux grossesses :

Première grossesse : terminée par une fausse couche.

Deuxième grossesse : vomissements incoercibles; accouchement à terme, à l'aide du forceps; enfant présentant à sa naissance une tête tuméfiée et violacée, mais assez bien développé néanmoins.

Immédiatement après la naissance, coryza, enchifrènement; à quatre mois, alopécie presque absolue; puis, syphilide papuleuse sur le tronc et les membres.

A deux ans, lorsque le professeur Moncorvo le voit, pour la première fois, il constate les symptômes suivants :

Développement physique normal; mais intelligence à peu près nulle; l'enfant balbutie à peine quelques mots. Retard dans l'évolution de la dentition, qui ne s'est faite qu'à partir du quatorzième mois; retard dans la marche; il y a seulement quelques jours que l'enfant a essayé ses premiers pas; tête grosse; front ample et proéminent; occiput très saillant; alopécie fronto-temporale; base du nez écrasée; coryza; voûte palatine ogivale; courbure des diaphyses tibiales; ganglions sous-occipitaux, cervicaux et inguinaux notablement hypertrophiés; enfin, érythème du tronc.

Cet enfant manifestement hérédo-syphilitique présente encore les deux malformations congénitales que voici :

1° *Un double pied bot varus*, datant de la naissance. La malformation est si prononcée du côté droit que, dans la station debout, c'est la face dorsale du pied qui porte sur le sol.

2° *Une malformation des bourses*, qui s'attachent à la face inférieure de la verge jusqu'à l'extrémité libre du prépuce, si bien que, « à l'état d'érection, la verge ressemble à la hampe d'un drapeau ».

Obs. 244 (communiquée par M. le Dr **Gallard**). — **Hérédo-syphilis. — Double pied bot.**

M. P..., mort depuis plusieurs années. Pas de renseignements sur lui.

Sa femme, demeurée saine, au moins en apparence, a fait plusieurs fausses couches.

Un seul enfant vivant, âgé actuellement de deux ans. Celui-ci présente de nombreux stigmates d'hérédo-syphilis :

Tête volumineuse; crâne natiforme, avec bosses pariétales et occipitales très saillantes ; voûte palatine très ogivale; érosions dentaires multiples; base du nez écrasée; coryza chronique; tibias en lame de sabre; foie gros; rate volumineuse, etc.

Amélioration très notable sous l'influence d'un traitement spécifique :

Cet enfant, en outre, présente *un double pied bot.*

Obs. 245 (M. le Dr **L. Vallois**). — **Mains botes.**

Nathalie F..., fille soumise ; — au quatrième mois de sa grossesse. Antécédents : boutons aux grandes lèvres et éruptions sur le corps.

Au moment de l'accouchement, ganglions dans l'aine droite et syphilides papulo-érosives des grandes lèvres.

Enfant émacié, athrepsié, vrai type de *petit vieux* à visage couvert de rides; présentant des syphilides maculeuses circinées sur le tronc et l'abdomen ; des érosions lenticulaires aux régions génitale et sacrée; ulcération sur le pavillon de l'oreille gauche. Poids : 1 750 grammes.

Mains botes. Mort à l'âge d'un mois (1).

Obs. 246 (communiquée par M. le Dr **Broca**).

Hérédo-syphilis. — Double pied bot varus équin congénital.

Père ayant contracté la syphilis, dix-huit mois avant son mariage.

Mère ayant présenté des accidents syphilitiques au cours de la grossesse.

Accouchement dix mois après le mariage. — Enfant apporté à l'hôpital Trousseau à l'âge de deux mois. — On constate sur lui :

1° Un faciès tout à fait simiesque; une athrepsie extrêmement accusée; — des éruptions syphilitiques papuleuses et de couleur jambonnée sur tout

(1) *Contribution à l'étude de la syphilis chez la femme enceinte.* Thèse de Nancy, 1883.

le corps ; — des plaques muqueuses buccales ; — des décollements épiphysaires siégeant sur le radius et l'humérus.

2° *Double pied bot varus équin congénital.* — Traitement spécifique ; — guérison de tous les accidents de nature syphilitique. — Traitement du pied bot par le massage.

DYSTROPHIES CÉRÉBRALES ET MÉDULLAIRES.

Les centres nerveux du fœtus n'échappent pas à l'influence dystrophique de l'hérédo-syphilis ; et, déjà, dans le cours de cette thèse, j'ai eu à enregistrer nombre d'observations relatives à cet ordre de dystrophies.

I. — Les dystrophies qui intéressent le cerveau sont de beaucoup les plus fréquentes. — Elles se rangent naturellement sous deux chefs :

1° Dystrophies par **réduction de volume et de poids** de l'encéphale sans malformations cerébrales.

C'est ainsi que, dans un certain nombre de cas, on a constaté que le cerveau des hérédo-syphilitiques restait au-dessous de la moyenne normale comme volume et comme poids.

Cette réduction de volume atteint son maximum dans la microcéphalie. Plusieurs exemples en sont cités dans cette thèse.

2° Dystrophies par **malformations cérébrales.** — Celles-ci sont assez fréquentes.

Une remarque singulière à leur propos est qu'elles n'existent presque jamais qu'en coïncidence avec diverses malformations d'autres sièges. Constituent-elles simplement de la sorte l'expression majeure d'une cause malformatrice qui s'exerce sur plusieurs organes à la fois, ou bien sont-elles, de par elles-mêmes, cause originelle des autres malformations qui les accompagnent ? C'est là ce que je ne saurais dire. Je me contenterai donc d'enregistrer les faits tels qu'ils se présentent.

Dans sept observations, que l'on trouvera classées au chapitre des *Monstruosités, le cerveau ne s'est pas développé.* Dans l'un de ces cas, c'est à peine s'il était possible de retrouver les vestiges du chiasma.

Dans une observation du Dr d'Astros, cette dystrophie se traduisait par l'état tout à fait rudimentaire des hémisphères, par l'absence du corps calleux et du trigone, par l'absence de soudure entre les couches optiques et le corps strié, qui constituaient presque à eux seuls la masse encéphalique (1).

Dans l'observation n° 310 du professeur Pinard, le cerveau était remplacé par une tumeur informe qui occupait en partie la boîte cranienne.

A ces cas d'anencéphalie ou de pseudencéphalie, je puis encore ajouter l'observation d'encéphalocèle que m'a communiquée M. le Dr Perrin (Obs. n° 240) et l'observation de méningocèle que j'ai recueillie à l'hôpital Lariboisière (Obs. n° 328).

Je rappellerai enfin les nombreuses dystrophies cérébrales qui accompagnent l'hydrocéphalie et dont il a été question dans un chapitre précédent de ce travail.

Obs. 247 (M. le **Dr L. d'Astros**). — Père et mère inconnus.

Fille, belle enfant, ne présentant aucun stigmate d'hérédo-syphilis; confiée à une nourrice. — A six semaines, la tête commence à se développer et l'*hydrocéphalie* devient manifeste.

Arrêt de l'intelligence. Crie presque constamment. Strabisme.

Au quatrième mois, plaques muqueuses vulvaires et anales; papule au menton.

Contracture des membres et mort à quatre mois et demi.

A l'ouverture du crâne, 1 litre 1/2 de liquide; *encéphale rudimentaire, complètement atrophié. Absence des organes médians interhémisphériques; les deux hémisphères séparés sont étendus au fond des fosses cérébrales moyennes. Absence du corps calleux et du trigone; la partie supérieure du ventricule n'existe pas.* En arrière du corps du sphénoïde se trouvent deux renflements mamelonnés donnant naissance en avant aux bandelettes optiques; ce sont les couches optiques.

Les hémisphères présentent en haut leur face interne ouverte; leur face externe présente des circonvolutions rudimentaires.

Protubérance, bulbe, cervelet, moelle, à l'état normal.

Cette enfant a contaminé sa nourrice qui a présenté un chancre du sein, lorsque l'enfant avait trois mois et demi, puis des accidents secondaires (2).

Obs. 248 (M. le **Dr L. d'Astros**). — Mère saine en apparence. — Père inconnu. — Enfant normal confié à une nourrice. — Un mois après la naissance, la tête commence à grossir; les membres inférieurs et le tronc deviennent raides. — On retire l'enfant à la nourrice.

La tête continue à grossir; les sutures sont très élargies et les fontanelles font saillie. — Strabisme. — Tremblement des membres supérieurs. —

(1) *Influence dystrophique de l'hérédo-syphilis sur le cerveau de l'embryon* (*Marseille médical*, 1891, p. 801).

(2) Congrès de l'Association française pour l'avancement des sciences. Marseille, septembre 1891.

Fissures périlabiales. — Petites *ulcérations palatines.* — Puis, contracture des membres supérieurs; — doigts rigides.

Mort à l'âge de six semaines. — Grande circonférence de la tête : 39 centimètres. — Pas d'hydrocéphalie externe. — Les ventricules latéraux forment deux larges poches, contenant 390 centimètres cubes d'un liquide louche et trouble. Le tissu cérébral qui limite ces ventricules a un demi-centimètre d'épaisseur. *Une bride fibreuse allant de la région rolandique aux ganglions de la base représente sans doute les faisceaux pyramidaux. L'épendyme est épaissi, surtout au niveau des ganglions de la base qui ont pour ainsi dire disparu.* Ces lésions sont surtout prononcées du côté gauche.

L'examen microscopique des organes permet de reconnaître des lésions syphilitiques du foie et de petites gommes des poumons et des reins.

Obs. 249 (M. le Dr **L. d'Astros**). — Mère paraît indemne de syphilis; mais, visitée un mois plus tard, on trouve sur elle au pli du coude des taches cuivrées, disposées en corymbes, qui sont très certainement des lésions syphilitiques.

L'enfant, un mois après sa naissance, est pris de convulsions, puis présente une tuméfaction douloureuse des deux articulations du coude, surtout à droite, puis une tuméfaction de l'extrémité du radius droit et des extrémités inférieures des fémurs. Quelques taches disséminées sur le corps : affaiblissement progressif et mort à l'âge de deux mois.

Les lésions osseuses reproduisent absolument la description de la *syphilis osseuse précoce de Parrot*; les os du crâne sont un peu épaissis.

Il existe une *hydrocéphalie* ventriculaire très notable, avec lésions de l'épendyme, et *ramollissement de la partie supérieure des corps opto-striés.*

Les deux ventricules sont dilatés en forme de poche; mais, du côté gauche, la poche hydrocéphalique *n'occupe que la partie fronto-pariétale du ventricule*; cette partie dilatée communique, *par une ouverture arrondie en forme de diaphragme* de 3 millimètres de diamètre, avec le prolongement occipito-sphénoïdal absolument normal et non dilaté (1).

II. — Relativement aux dystrophies du cordon médullaire, je signalerai :

Une observation de Septours (n. 312) dans laquelle la moelle, presque complètement absente, n'était représentée que par quelques vestiges de la queue de cheval; — la thèse du Dr Gardié (2) qui attribue à un non-développement des cordons antéro-latéraux de la moelle une série de symptômes d'observation assez commune dans l'hérédo-syphilis tels que : retard du développement, marche tardive, faiblesse musculaire, atrophie de certains groupes musculaires, incer-

(1) *L'hydrocéphalie hérédo-syphilitique* (*Revue des maladies de l'enfance* 1891).
(2) Thèse de Paris, 1889.

titude et incoordination dans les mouvements, démarche titubante, pas inégaux, etc. ; — enfin, cette observation du Dr Lancereaux, que je relève dans les *Annales de dermatologie*, relative à la transformation de la moelle en un cordon ayant l'apparence d'un tendon fibreux.

Obs. 250 (M. le Dr **Lancereaux**).— **Hérédo-syphilis. — Moelle convertie en un cordon fibreux, avec absence de tout élément nerveux.**

Entre à l'Hôtel-Dieu, en 1863, une femme enceinte de cinq mois; — chloro-anémie ; — céphalalgie surtout nocturne ; — pléiades ganglionnaires inguinales; — papules muqueuses à la marge de l'anus ; — traitement mercuriel.

Accouche (non à terme) au bout d'un mois, sans accidents, de deux jumelles qui vécurent trois jours, sans présenter du reste aucun stigmate de syphilis.

Autopsie.— Chez les deux fœtus, altération spéciale et syphilitique du foie.

Chez l'une des deux jumelles : *moelle diminuée de volume*, dure, sans trace de division entre les substances dans toute la longueur du cordon médullaire, semblable à un tendon fibreux, sauf la coloration qui était d'un gris rougeâtre. — Il ne fut possible de découvrir ni cellule nerveuse, ni presque aucun tube nerveux distinct. *Toute la moelle semblait formée par du tissu lamineux, condensé*, feutré et entremêlé d'une substance granuleuse abondante.

La moelle de l'autre enfant était normale (1).

Probablement, il convient de rapprocher de ce dernier cas un autre cas que viennent d'observer tout récemment MM. Porak et Durante et qu'on trouve décrit dans le *Bulletin de la Société obstétricale* (1898, n°.4) sous le titre de **Lésion congénitale systématisée des faisceaux de Goll.**

Obs. 251 (MM. les Drs **Porak** et **Durante**). — Enfant né avec pemphigus des pieds et des mains. — Mort immédiate. — A l'autopsie, on trouve entre autres lésions une rate très volumineuse et un état pathologique systématisé aux cordons de Goll. « A partir du bord inférieur de la protubérance jusqu'à la région dorsale inférieure, la moelle présente extérieurement une *longue traînée d'un blanc jaune mat* tranchant sur la couleur rosée du côté de l'axe médullaire. Cette traînée intéresse dans le bulbe les pyramides postérieures ; dans la moelle, elle suit exactement les cordons postérieurs, auxquels elle est strictement limitée. Plus large dans la région cervicale, s'atténuant peu à peu en descendant, elle se termine en pointe effilée dans la région dorsale inférieure en dessinant absolument le trajet du cordon de Goll. » — S'agit-il là d'un simple retard de développement ou d'un état pathologique ayant entraîné l'arrêt de développement de ce

(1) *Des affections viscérales de la syphilis héréditaire* (*Annales de dermatologie et de syphiligraphie*, 1872-1873).

faisceau ? Inutile de dire que la plus grande réserve s'impose sur l'interprétation pathogénique d'un cas aussi rare.

SURDI-MUTITÉ.

J'imagine qu'un jour le chapitre concernant la surdi-mutité deviendra un des plus importants parmi tous ceux qui composent l'étude des dystrophies d'origine hérédo-syphilitique. Malheureusement, les documents nous manquent encore sur cette question, les sourds-muets formant pour ainsi dire une caste de malades à part, traités dans des hôpitaux spéciaux, et l'attention n'ayant pas encore été suffisamment appelée sur la possibilité d'une étiologie spécifique de cette affection.

Il n'en demeure pas moins certain, de par un groupe respectable de faits consignés dans la science, que la surdi-mutité se présente comme une conséquence plusieurs fois observée de l'hérédité syphilitique. Reste seulement à déterminer par enquête ultérieure le degré réel de fréquence de cette dystrophie spéciale.

Je me bornerai donc à dire que la surdi-mutité dérivant de l'hérédo-syphilis est susceptible de formes diverses. Ainsi, elle est tantôt *congénitale* et tantôt plus ou moins *tardive*.

Dans le premier cas, l'enfant, sourd dès la naissance, ne parle pas parce qu'il n'a jamais entendu parler.

Dans le second, l'enfant commence à parler, mais devient sourd; et alors il désapprend peu à peu la parole et devient muet par le fait de cette surdité acquise.

D'autre part, la surdi-mutité existe quelquefois comme seul phénomène de la syphilis héréditaire; — d'autres fois elle est en relation avec tel ou tel phénomène syphilitique ou parasyphilitique, notamment avec des symptômes d'encéphalopathie héréditaire. Tel est, comme exemple du genre, un cas relaté par mon père dans les termes suivants :

« ... J'ai rencontré, ces derniers temps, un cas de surdi-mutité sur une jeune enfant de treize ans, dont la mère avait été traitée par moi, il y a une quinzaine d'années, pour divers accidents syphilitiques, et voici ce que j'ai observé. D'une part, cette enfant est sourde-muette. D'autre part, elle est imbécile, ou du moins les manifestations intellectuelles dont elle fait preuve se bornent à ceci : quelques sourires niais échangés avec sa mère ou avec les personnes de son entourage; quelques désirs de gourmandise ou de coquetterie; quelques sentiments d'affectuosité, de tristesse ou de satisfaction (non motivés le plus souvent), de colère, de frayeur, etc. Enfin, elle offre un état de parésie musculaire généralisée. Ainsi, elle ne peut se soutenir sur les jambes ; elle ne dirige même pas ses jambes pour marcher, quand on la met debout en la portant sous les aisselles. Assise, elle s'infléchit sur elle-même dans un sens ou dans l'autre, surtout latéralement. Sa tête vacille et retombe parfois sur les épaules, comme ferait la tête d'un cadavre. Les mains, qui semblent le moins affectées, ne saisissent les objets qu'avec une insigne maladresse et les tiennent d'une façon plus convulsive qu'assurée; elles sont, de plus, comme subluxées sur l'avant-bras et n'exécutent leurs mouvements qu'avec des attitudes bizarres, en se tordant, en se contorsionnant, en se crispant de la plus étrange façon. »

D'autres fois encore, on a vu la surdi-mutité alterner avec diverses dystrophies graves d'hérédo-syphilis. Ainsi, dans une observation remarquable du Dr Tschistjakow, deux enfants d'un père syphilitique naquirent idiots, et le suivant fut un sourd-muet de naissance.

Le Dr J. Hutchinson le premier, puis mon père, ont maintes fois insisté sur cette surdi-mutité des hérédo-syphilitiques.

D'autre part, je l'ai trouvée, dans mes recherches, signalée maintes fois en coïncidence avec diverses manifestations de syphilis héréditaire ; par exemple, dans les divers cas suivants que je citerai succinctement.

Obs. 252 (M. le Dr **Tschistjakow**). — **Hérédo-syphilis. — Deux enfants idiots. — Un enfant sourd-muet.**

L'auteur rapporte l'observation d'un paysan qui contracta la syphilis avant son mariage.

Sa femme, demeurée saine, eut neuf enfants, dont :

Deux enfants *idiots* ;

Un enfant *sourd-muet* ;

Un enfant mort en bas âge ;

Cinq enfants vivants bien portants, selon le dire des parents (1).

Obs. 253 (M. le Dr **Edmond**). — **Enfant hérédo-syphilitique, sourd-muet.**

Le Dr Edmond présente à la Société médico-chirurgicale un certain nombre de pièces provenant de l'autopsie d'un enfant de sept ans, hérédo-syphilitique, lequel était *aveugle, sourd et muet.*

(1) *La syphilis parmi la population rurale.* Saint-Pétersbourg, 1884, S. 55.

Le professeur Hamilton, qui assistait à l'autopsie, ajoute que le cerveau de cet enfant était le cerveau le plus riche en circonvolutions qu'il eût jamais vu et qu'il se rapprochait sous ce rapport d'un cerveau de cétacé (1).

Obs. 254 (communiquée par M. le Dr Bar). — **Surdi-mutité de naissance sur un enfant issu d'un père syphilitique.**

Père syphilitique. — Chancre induré. — Plaques muqueuses buccales à diverses reprises. — Syphilide croûteuse du cuir chevelu. — Dans la septième année de l'infection, gomme inguinale ; puis, peu après, gomme palatine et perforation du palais. — Récidive de lésions linguales sous forme de glossite scléro-gommeuse.

A ce moment, naissance d'un premier enfant, *sourd-muet de naissance*, actuellement âgé de huit ans.

Ultérieurement, nouveaux accidents spécifiques chez le père.

A ce moment, nouvelle enfant, née très chétive, voire à peine viable. L'enfant ne se développe pas, reste petite, misérable et succombé bientôt, non sans avoir présenté des signes non équivoques de syphilis héréditaire.

J'ajouterai qu'un auriste distingué, M. le Dr Hermet, m'a dit avoir observé maintes fois, dans sa clientèle, des enfants sourds-muets dont l'infirmité relevait très manifestement d'une hérédité spécifique.

DYSTROPHIES CARDIAQUES ET VASCULAIRES.

La pathogénie et l'étiologie des malformations congénitales du cœur et des gros vaisseaux semblent avoir attiré l'attention des auteurs d'une façon toute particulière ; et, si pour nombre de malformations signalées dans cette thèse, j'ai trouvé les classiques muets ou à peu près quant à l'étiologie, j'ai recueilli d'eux, au contraire, de précieux renseignements en ce qui concerne la pathogénie des dystrophies cardiaques ou vasculaires (2).

Par exemple, dans le *Traité des maladies de l'enfance* du professeur Grancher, paru il y a quelques mois, j'ai rencontré, sous la signature du Dr Moussous, tout un chapitre relatif à l'étiologie en question, et je ne saurais mieux faire que de le reproduire ici textuellement.

« L'influence de l'hérédité, dit le Dr Moussous, est incontestable en l'espèce. Les exemples que nous possédons ne sont pas très nombreux, mais ils sont tout à fait significatifs. Strehler, cité par

(1) *Société médico-chirurgicale de Sheffield. Section d'Aberdeen* (séance du 21 mars (*British medical Journal*, 1888, I, p. 802).

(2) Voy. notamment : *Traité de médecine* et *Manuel de médecine*.

Gintrac, relate le fait d'une femme rachitique qui mit au monde cinq enfants, lesquels furent tous atteints de cyanose. Le père eut avec une autre femme des enfants très bien portants. — Eger a vu, dans deux familles, frères et sœurs présentant les signes de la maladie bleue. — Friedberg cite la même coïncidence chez trois enfants du même père, et Orth l'indique pour deux enfants du même père, mais de lits différents. — Le rhumatisme des parents a été incriminé, mais les observations significatives [comme celle de Kuhn (1), qui signale pendant la grossesse un rhumatisme articulaire grave chez la mère] sont tout à fait exceptionnelles. — Hayem rapporte le fait d'une femme pneumonique qui accoucha d'un enfant atteint de cyanose.

« *L'influence de la syphilis des parents paraît bien établie.* Crocker, Virchow, Rauchfluss l'ont rencontrée chez la mère ; sur douze cas, Eger l'a constatée trois fois chez le père.

« La tuberculose des ascendants n'a pas été sérieusement recherchée, et ce que l'on sait aujourd'hui de ce facteur étiologique au point de vue de l'hypoplasie artérielle, de la chlorose et du rétrécissement mitral, semble indiquer la nécessité de cette recherche. — On a encore parlé du rôle funeste de la consanguinité des parents, des impressions morales, des traumatismes, des refroidissements subis par la mère au cours de la grossesse, etc. On le voit, l'étiologie reste encore bien vague.

« En tenant compte du double mécanisme qui semble présider à la genèse des affections congénitales du cœur, les causes de ces maladies doivent être très différentes suivant les cas, et appartenir à deux catégories distinctes.

« L'endocardite du fœtus vient d'un état dyscrasique ou infectieux du sang maternel ; la communauté de circulation sanguine de la mère et du fœtus, la possibilité du passage des microorganismes à travers le placenta donnent la raison d'être du fait.

« Les malformations cardiaques d'ordre tératologique dépendent de ces influences héréditaires encore mal définies, qui président à tous les vices de conformation congénitaux.

« L'influence paternelle entre alors tout aussi bien en jeu que l'influence maternelle. En cherchant dans cette direction, on trouvera

(1) Kuhn, *Correspondenzblatt für Schweizer Aertze*, oct. 1893.

probablement, chez les générateurs, les différentes intoxications, le surmenage, les névropathies; mais aucune enquête sérieuse n'a encore été poursuivie.

« A l'heure actuelle, deux remarques importantes ont été faites : a coïncidence des maladies congénitales avec d'autres malformations physiques; leur coïncidence avec certaines maladies nerveuses, telles que l'hystérie, l'idiotie, la surdi-mutité, etc. »

De l'exposé qui précède, je retiendrai surtout, comme notions principales, les faits suivants :

1° Existence de deux théories se disputant l'interprétation pathogénique des malformations cardiaques, à savoir :

α. La *théorie de l'endocardite fœtale*; — endocardite pouvant non seulement entraîner les conséquences de toute endocardite, mais pouvant aussi arrêter le travail de formation embryonnaire du cœur; endocardite devenant dès lors le point de départ de toute une série d'autres malformations qui ne sont plus le produit direct du processus inflammatoire, mais qui en sont les résultats indirects.

Tel, le rétrécissement de l'artère pulmonaire, pouvant mécaniquement empêcher l'occlusion du trou de Botal en forçant le sang à passer en quantité plus ou moins grande du cœur droit dans le cœur gauche.

β. La *théorie tératologique*, pour laquelle la malformation résulte d'un arrêt de développement; pour laquelle cette malformation est essentielle, autonome, première en date, indépendante de toute altération endocarditique.

2° Fréquence de l'hérédité, mais non de l'hérédité directe; ce qui semble bien témoigner en faveur de l'influence nocive d'une cause générale, d'un virus inconnu en puissance chez l'un des ascendants.

3° Existence maintes fois constatée d'une **maladie infectieuse** chez les parents : rhumatisme, pneumonie, etc.

4° Existence dûment constatée en plusieurs cas de la **syphilis** chez les ascendants.

5° Coïncidence fréquente de ces malformations cardiaques avec d'autres malformations ou d'autres stigmates de dégénérescence.

Et de tout cela surtout je retiens en première ligne un fait capital en l'espèce, à savoir : ROLE POSSIBLE DE L'INFECTION, NOTAMMENT DE L'INFECTION SYPHILITIQUE, DANS LA PRODUCTION DES MALFORMATIONS CARDIAQUES.

Eh bien, c'est à cette même conclusion que j'ai été amené pour ma part, en ce qui concerne la syphilis, par la considération d'un certain nombre de cas cliniques ou nécroscopiques que j'ai relevés dans la littérature médicale.

Bref, *je crois l'influence hérédo-syphilitique coupable de malformations cardiaques ou vasculaires*, et cette conviction, je l'ai puisée dans le groupe de faits qu'il me reste maintenant à présenter.

Sans parler des cas cités par M. le Dr Moussous (cas de Crocker, de Virchow, de Rauchfluss), j'ai pu, soit en parcourant la littérature médicale, soit en profitant de bienveillantes communications, réunir un nombre important d'observations relatives à des enfants hérédo-syphilitiques affectés de malformations cardiaques et vasculaires, à savoir :

L'observation de Toujan (Obs. n° 317) est relative à une véritable monstruosité cardiaque, consistant en l'**absence du cœur droit**.

Dans quatre observations j'ai noté la **persistance du trou de Botal**; l'une de ces observations est classée sous le n° 304.

Cinq fois j'ai noté l'existence d'une **communication interventriculaire**;

Et neuf fois l'existence de la **maladie bleue**. — Une de ces observations de cyanose congénitale, que j'ai eu l'occasion de recueillir à la Salpêtrière (alors que j'avais l'honneur d'être l'interne de M. le professeur Raymond), est particulièrement intéressante par ce fait que l'enfant affecté de cette cyanose était *le fils d'une femme tabétique par hérédo-syphilis*. C'est donc là (soit dit en passant) un nouveau cas de para-hérédo-syphilis à la seconde génération. — Une autre observation de même ordre est classée page 87 (Obs. du Dr Wolf : *Cyanose et dystrophies dentaires chez une jeune fille hérédo-syphilitique*).

Enfin, dans trois cas du Dr Eger, existaient des anomalies cardiaques, indéterminées.

Dans deux cas j'ai noté des **anomalies** et des **atrésies de gros troncs vasculaires** de la base du cœur.

Dans un cas, un **rétrécissement mitral** (Obs. 3).

Et, dans un cas, une **insuffisance aortique** (Obs. 17).

Voici ces observations.

Obs. 255 (M. le Dr Coupland). — **Hérédo-syphilis. — Communication interventriculaire.**

Le Dr Coupland présente à la Société pathologique de Londres les viscères d'un enfant mort à l'âge de trois mois. On y relève une série de lésions manifestement syphilitiques : gommes du foie et du poumon ; — infiltration gommeuse du myocarde, etc.

Le cœur est quadrangulaire (?); — il existe une *communication interventriculaire.*

Pas de renseignements précis sur les parents; — pourtant la mère, qui a eu quatre grossesses, a fait une fausse couche et a perdu deux autres enfants (1).

Obs. 256 (M. le Dr **Lancereaux**). — **Cœur « renversé », à anomalies multiples. — Communications interventriculaire et interauriculaire. — Atrésie de l'orifice pulmonaire.**

P. M..., âgée de seize ans, née de parents d'apparence bien portants, entre à Saint-Antoine en novembre 1871.

Sa mère, qui a eu six enfants et deux fausses couches, dit que son mari a contracté autrefois la syphilis.

L'enfant a depuis sa naissance la face et les extrémités violacées; — la marche a toujours été impossible.

Non encore pubère; — *intelligence faible*; — joue avec une poupée comme un enfant.

Ses *lèvres et ses mains sont noires*; extrémités froides; extrémités digitales renflées en baguettes de tambour. — Jambes œdématiées. — Urines rares, albumineuses. — Plèvre droite contient un peu de sérosité.

Cœur difficile à apprécier par la palpation. — Au niveau de la troisième côte et du sternum, on entend un souffle de moyenne intensité, diffus et continu; — rien d'appréciable dans l'aorte. — Pouls petit. — Diagnostic : *endocardite congénitale, avec inocclusion de la cloison interventriculaire.*

Cet état persiste deux mois ; — puis survient une hémoptysie légère, avec une oppression très grande. — Le lendemain, mort, à la suite d'efforts nécessités par une garde-robe.

A l'autopsie :

Corps cyanosé; — *mamelles non développées* ; — épanchement pleural et péricardique.

Cœur renversé; — sa pointe correspond au cinquième espace intercostal et à la sixième côte droite, à 4 centimètres en dehors des cartilages costaux ; — très hypertrophié. — Le ventricule gauche est en avant et à droite ; — et le ventricule droit en arrière et à gauche. — Végétations papillaires avec valvules aortiques insuffisantes. — Orifice mitral normal.

Les deux ventricules communiquent par une ouverture de la dimension de l'extrémité du pouce, située à la partie supérieure de la cloison. — *L'orifice pulmonaire est très étroit*, difficilement traversé par une plume d'oie. — L'oreillette droite qui reçoit les deux veines caves communique par un orifice de la dimension du petit doigt avec le ventricule d'où émane l'aorte, tandis

(1) *British medical Journal*, London, 1875, II, p. 542.

que l'oreillette qui reçoit les veines pulmonaires communique avec le ventricule d'où émane l'artère pulmonaire. — Les deux oreillettes communiquent entre elles par le *trou de Botal.*

Poumons œdématiés. — Foie induré, infiltré d'un sang noir visqueux. — Reins congestionnés, volumineux, etc.

Utérus rudimentaire (1).

Obs. 257. (M. le Dr **Eschle**). — **Maladie bleue.**

Dans un article concernant la dactylite syphilitique, M. le Dr Eschle cite le cas d'un enfant, Willy H..., âgé de six semaines, fils d'une fille publique d'Altona, et manifestement hérédo-syphilitique.

Cet enfant, singulièrement chétif et maigre, souffre d'une dactylite syphilitique. — Il a en outre *le nez, les mains et les pieds absolument bleus* (2).

Obs. 258 (MM. les Drs **J. Darier** et **H. Feulard**). — **Hérédo-syphilis. — Communication interventriculaire.**

Mme X..., âgée de vingt-neuf ans, a contracté la syphilis en 1881; pas de traitement régulier. Deux grossesses.

Première grossesse en 1885 : enfant mort de convulsions, à un mois.

Deuxième grossesse en 1886, durant laquelle la malade, affectée de syphilides vulvaires, se présente à Saint-Louis où elle est admise et traitée. Un mois plus tard, elle accouche à terme d'un enfant qui, après avoir présenté des syphilides cutanées de la face, un coryza abondant et un sarcocèle, meurt à l'âge de onze mois.

Autopsie :

Lésions gommeuses multiples du crâne et des os longs; gommes du foie, du testicule et des poumons; lésions gommeuses de l'intestin : entérite syphilitique.

En outre, on trouve une anomalie cardiaque : le cœur est hypertrophié, surtout au niveau du ventricule droit ; à la partie supérieure de la cloison interventriculaire existe *un orifice qui fait communiquer les deux ventricules* (3).

Obs. 259 (M. le Dr **Félix Schlichter**). — **Cyanose congénitale.**

Parmi vingt-deux cas de syphilis héréditaire observés par lui, le Dr Schlichter rapporte deux observations d'enfants issus de parents syphilitiques, ayant présenté des lésions manifestement syphilitiques et morts l'un au bout de sept jours, l'autre au bout de dix jours. Tous deux étaient atteints de *cyanose congénitale.*

Dans l'un des cas, il existait une gomme dans la paroi antérieure du ventricule droit (4).

(1) *Gazette des hôpitaux*, 7 oct. 1880.

(2) *Archiv für klinische Chirurgie* (*Archives de Langenbeck*, Berlin, 1887, XXXVI, p. 368).

(3) Observation recueillie dans le service du professeur Fournier (*Annales de dermatologie et de syphiligraphie*, 1891, p. 30).

(4) *Wiener klinische Wochenschrift*, IV, p. 6. Wien, 1891.

Obs. 260 (M. le Dr **Francis Warner**). — **Maladie bleue.**

Le Dr Warner rapporte l'observation de deux cas de syphilis cérébrale chez deux frères issus d'un père syphilitique.

L'aîné, qui est mort à dix ans sans avoir jamais ni parlé ni marché, avait toujours eu une circulation défectueuse; il avait *la peau froide et les extrémités bleues* (1).

Obs. 261 (M. le Dr **Eger**) (de Berlin). — **Plusieurs cas d'anomalies cardiaques. — Sténose de l'orifice pulmonaire. — Sténose de l'orifice aortique. — Un seul ventricule. — Inversion des viscères.**

Dans un mémoire qui a pour titre : *Quelques observations concernant la pathologie et la pathogénie des anomalies congénitales du cœur* (2), le Dr Eger passe d'abord en revue les causes assignées par divers auteurs à ces anomalies; puis, après avoir constaté qu'aucun des auteurs qu'il connaît n'a songé à la syphilis comme facteur étiologique possible de ces malformations, il expose le résultat de ses observations, et montre que, d'après ce qu'il a vu, deux facteurs étiologiques occupent ici le premier plan : la syphilis héréditaire et la consanguinité des parents.

Dans les douze cas d'anomalies congénitales observés par lui, trois fois il a constaté la syphilis du père, et trois fois la consanguinité.

Un second argument lui semble probant pour la thèse qu'il soutient ; c'est l'existence fréquente de ces anomalies cardiaques *chez les enfants d'un même père*. « Je trouve dans mes cas deux familles où, à côté d'enfants sains, il y avait, dans chacune, deux enfants présentant les mêmes **anomalies cardiaques**; et, dans une de ces familles, le père était syphilitique. »

D'ailleurs, dans les trois cas qu'il a observés, la syphilis du père s'est distinguée par le peu d'importance des symptômes secondaires et par la date éloignée de leur infection ; — dans l'un des cas, la contamination remontait à huit ans; à dix ans dans l'autre; et au delà encore chez le dernier, qui était en outre un tabétique.

Dans la littérature médicale, le Dr Eger n'a trouvé que trois cas qu'il croit, en l'absence de tout renseignement précis, pouvoir néanmoins rattacher aussi à la syphilis.

1° Un cas de Virchow (3) : Enfant mort-né, hydropique, et présentant, outre une **inversion des viscères**, une **sténose de l'orifice de l'artère pulmonaire**, avec des inflammations interstitielles du cerveau, du foie et des reins, « comme on en voit produites le plus souvent par la syphilis ou le rhumatisme ».

2° Un cas de Rauchfluss (4), semblable en tous points à celui de Virchow; avec **rétrécissement congénital de l'orifice aortique.**

3° Un cas de Pott (5), relatif à un enfant n'ayant qu'**un seul ventri-**

(1) *The British medical Journal*, 1888, t. II, p. 703.
(2) *Deutsche medicinische Wochenschrift*. Leipzig et Berlin, 1893, XIX, p. 81.
(3) *Archives de Virchow*, vol. XXII.
(4) *Gerhardt's Handbuch der Kinderkrankheiten*, 1878, p. 135.
(5) *Jahrbuch für Kinderheilkunde*, 1878.

cule, et dont le foie, gros à peine comme le poing, était garni de cicatrices étoilées.

« Ce n'est pas, dit en terminant le Dr Eger, que je veuille assimiler les anomalies cardiaques en question à une forme de la syphilis héréditaire, comparable aux autres désordres qu'on y rencontre ; car le nombre des enfants présentant ces anomalies est trop petit, relativement à celui des enfants nés avec des stigmates d'hérédo-syphilis, mais n'ayant pas de malformation cardiaque. Mais toujours est-il que, dès à présent, *lorsqu'on se trouvera en présence d'une malformation congénitale du cœur, il importera de rechercher si elle n'a pas de rapport étiologique avec la syphilis.* »

Obs. 262 (M. le Dr **Jon. Hutchinson**). — **Maladie bleue.**

Père et mère syphilitiques. Huit enfants :

Le premier, mort-né ;

Le second, mort quelques minutes après la naissance ;

Le troisième, mort à neuf ans d'une affection du rachis (?) ;

Le quatrième, vivant, celui dont il s'agit dans cette observation ;

Le cinquième, mort à deux ans d'accidents méningitiques ;

Les sixième, septième et huitième, vivants et bien portants, au dire de la mère.

Tous les enfants qui ont vécu ont présenté des éruptions.

Le petit malade en question est actuellement âgé de dix ans. Il a marché et parlé tard ; son intelligence est rudimentaire, et il n'a jamais pu apprendre à lire. A l'âge de huit ans, il a commencé à éprouver des troubles de la marche ; il tombait fréquemment. Actuellement, il est impotent des jambes et des bras, et il ne peut plus marcher du tout.

Dès l'enfance, il a présenté des troubles circulatoires très accusés. *Ses mains et ses pieds sont toujours froids et bleus* ; par moments, ses doigts et ses ongles deviennent complètement noirs, et il se forme sur ses mains des taches noires et dures formant des sortes de nodosités. Durant un hiver, une de ses oreilles a été gelée et une partie s'en est escarrifiée (1).

Obs. 263 (M. le Dr **Mouillé**). — **Cyanose congénitale. Persistance du trou de Botal. — Calibre de l'aorte et de l'artère pulmonaire inférieur à la normale. — Aplasie artérielle, etc.**

Père syphilitique ; mort violente par suicide.

Mère morte d'accidents de tuberculose pulmonaire. — Deux grossesses.

Première grossesse : fausse couche.

Deuxième grossesse : jeune fille ayant aujourd'hui quinze ans, petite, chétive, incomplètement développée, tout à fait infantile.

Affectée de *cyanose congénitale*. Dès son enfance, oppression et coloration bleuâtre des téguments. Face, mains, pieds violacés. Gêne respiratoire constante ; accrue par le plus léger effort.

Pas de déformation des extrémités.

(1) *Archives of Surgery*. London, 1894, V, p. 216.

Cœur légèrement hypertrophié. Souffle systolique doux, augmentant à propos du plus léger exercice ; foie augmenté de volume ; hyperglobulie, d'abord peu considérable, puis augmentant progressivement; état particulier de la rétine qui présente une teinte asphyxique, etc.

La malade contracte la variole et meurt.

Autopsie :

Cœur énorme.

Persistance du trou de Botal, dans lequel on peut engager l'extrémité du petit doigt.

Calibre de l'aorte considérablement diminué ; l'aorte thoracique mesure à peine 6 millimètres de diamètre.

L'artère pulmonaire est très rétrécie:

Les valvules sigmoïdes sont soudées ensemble ; on n'y trouve aucun vestige qui permette de dire qu'à un moment donné il y a eu séparation entre elles.

Tout le système artériel est réduit de volume, au moins de moitié.

Foie hypertrophié ; rate atrophiée ; reins congestionnés (1).

Obs. 264 (communiquée par M. le Dr **Régnier**). — **Malformation cardiaque probable.**

M. X... a contracté la syphilis environ dix ans avant son mariage. — Sa femme, restée saine, a eu un premier enfant chétif, malingre, mais qui n'a jamais rien présenté de suspect.

Quelque temps avant que sa femme redevînt enceinte pour la seconde fois, M. X... présenta des troubles oculaires, de l'iritis et des vertiges, accidents pour lesquels il fut soumis à un traitement ioduré qu'il cessa dès que ces accidents disparurent.

Sur ces entrefaites, naquit le second enfant qui paraissait bien constitué. « Mais, dès les premières heures, nous fûmes frappés de le voir au moindre mouvement, au moindre cri, devenir violet et asphyxique. La respiration s'accélérait, s'arrêtait, et l'enfant retombait en arrière, inanimé. On le faisait revenir en le flagellant et en lui faisant respirer de l'éther. Ces crises se répétaient très fréquemment, jour et nuit; il ne pouvait prendre le sein sans présenter une de ces crises.

« L'enfant mourut dans une de ces crises au bout de trois semaines.

« Pour M. Hérard et pour moi, qui avons suivi cet enfant, il ne nous a pas semblé douteux qu'il y avait là *une malformation soit du cœur soit des gros vaisseaux* qui en partent. »

Obs. 265 (communiquée par M. le Dr **Barthélemy**). — **Persistance du trou de Botal. — Luette bifide.**

M. X..., âgé de quarante et un ans, a contracté la syphilis à vingt-cinq ans; traitement pour ainsi dire nul ; et néanmoins syphilis bénigne comme manifestations.

(1) *Essai sur la pathogénie de la maladie bleue.* Thèse de Paris, 1896.

Il se maria à trente et un ans ; — sa femme n'a jamais présenté aucun accident ; elle a eu deux grossesses.

Première grossesse : fillette venue à sept mois ; petite, chétive, âgée aujourd'hui de dix ans et présentant plusieurs tares :

Luette bifide ;

Strabisme de l'œil gauche ;

Dents de formes bizarres, très mal implantées ; — on dirait qu'elles sont implantées sur trois rangées.

Deuxième grossesse : enfant venue à terme, deux ans plus tard ; — morte à l'âge de huit mois ; — l'autopsie révéla *la persistance du trou de Botal.*

Obs. 266 (personnelle). — **Maladie bleue.**

Père et mère non examinés.

La mère a eu deux grossesses.

Première grossesse : enfant mort à dix-huit mois, de méningite (?) ;

Deuxième grossesse : fille vivante, dont l'observation suit.

Eugénie C..., enfance très chétive ; enfant toujours malade jusqu'à l'âge de neuf ans ; — à cinq ans, écoulement purulent des fosses nasales ; ozène ; puis, progressivement, effondrement de la base du nez. Encore actuellement, de temps en temps, la malade rend par le nez différents produits concrétés, noirâtres, durs, d'odeur très fétide. Premières règles à dix-sept ans ; toujours irrégulières.

A dix-huit ans, douleurs fulgurantes dans les membres inférieurs ; début de tabès, qui a continué à évoluer et qui aujourd'hui se révèle par les symptômes suivants :

Signe de Westphal ; — signe de Romberg ; — signe d'Argyll-Robertson ; — pupilles inégales ; la gauche en myosis très serré ; — troubles vésicaux ; miction très difficile ; par moments, incontinence, etc.

Incoordination légère des membres inférieurs ; talonnement.

Sans aucun doute, il s'agit là d'un *tabès,* qui a débuté à dix-huit ans, sur une jeune fille hérédo-syphilitique.

Cette malade s'est mariée trois fois.

Premier mariage à dix-huit ans ; — pas d'enfants. — Le mari meurt d'accidents pulmonaires.

Second mariage à vingt et un ans. — Mari mort d'une angine diphtéritique.

De ce second mariage sont nés deux enfants.

Premier enfant : mort à six ans d'accidents méningitiques.

Deuxième enfant : Georges R..., dont l'observation suit.

Troisième mariage ; le mari est bien portant ; — pas d'enfant.

Georges R..., âgé de cinq ans ; — enfant petit, chétif, présentant plusieurs stigmates d'hérédo-syphilis :

Crâne volumineux ; — bosses frontales très saillantes ; — bosses pariétales très développées.

Nez complètement écrasé à la base ;

Lésions dentaires multiples.

Les quatre incisives supérieures sont en partie détruites ; il ne reste plus environ qu'un tiers de leur couronne, constitué par de petits tronçons ébréchés, noirâtres, usés ; la mère raconte qu'avant d'être dans l'état où elles sont actuellement, ces quatre dents avaient leur bordé chancré « comme en croissant de lune », dit-elle. Il paraît donc certain que c'étaient là quatre dents du type de la dent d'Hutchinson, actuellement déformées par l'usure.

Les deux canines supérieures sont tronquées ; on dirait qu'on les a sciées ou limées ; elles présentent à leur extrémité un petit plateau.

Les deux premières molaires supérieures sont presque détruites.

Les dents de la mâchoire inférieure sont en bien meilleur état ; et, seules, les deux premières molaires présentent une légère dystrophie cuspidienne.

Testicules petits et durs.

Taille réduite.

Rien d'apparent aux yeux, ni aux oreilles, ni sur le reste du corps.

Mais ce que cet enfant présente de particulier, c'est la *coloration bleuâtre* de la face et des mains.

Cette coloration a toujours existé ; elle s'est manifestée dès les premières semaines de l'existence. Dès que l'enfant crie, pleure ou marche un peu vite, cette coloration devient presque noire ; en même temps, la dyspnée, qui est constante, s'exagère, et l'enfant devient « inanimé ».

Plusieurs fois déjà la mère l'a cru mort et a dû le flageller, le couvrir de sinapismes, etc., pour le ranimer.

Les extrémités sont toujours froides et cyanosées comme la face.

Les mains présentent aussi une déformation très particulière, intéressant les phalanges unguéales : celles-ci sont épaisses, renflées, élargies en forme de spatule ; elles ressemblent d'une façon frappante au dessin que figure M. le Dr Marie dans ses *Leçons de clinique médicale de l'Hôtel-Dieu* (1896, p. 186) ; la déformation des ongles débordant les rebords cutanés, le profil du doigt en bec de perroquet, tout y est décrit et figuré comme s'il s'agissait de mon petit malade.

Certainement, il s'agit ici d'un cas de maladie bleue par malformation congénitale du cœur. L'auscultation vient encore confirmer ce diagnostic : on perçoit en effet un souffle systolique d'une intensité extraordinaire à la base comme à la pointe ; on l'entend presque à distance, tant il est intense ; son maximum siège à gauche du sternum, tout près de lui et à la hauteur du 3e espace intercostal, à peu près au niveau du foyer d'auscultation de l'artère pulmonaire. Ce souffle semble d'ailleurs assez nettement se propager vers la clavicule ; malgré l'absence de frémissement cataire, il est très plausible d'admettre l'existence d'un rétrécissement de l'artère pulmonaire, avec ou sans communication entre les deux cœurs.

Un premier examen du sang de ce malade m'avait permis de constater une augmentation considérable du nombre des globules rouges. Je n'ai pas pu rechercher le taux de l'hémoglobine, le petit malade ne s'étant plus représenté à l'hôpital.

Obs. 267 (M. le professeur **A. Fournier**). — **Cyanose congénitale.**

Petit enfant de six mois, hérédo-syphilitique.

Enfant chétif, malingre. Bosses frontales extrêmement accentuées. Testicules durs. Accès « épileptiformes » (?).

Cyanose datant de la naissance. Crises formidables de dyspnée ; quelques unes ont été si violentes que l'enfant est resté inanimé « pendant plusieurs minutes ». A plusieurs reprises on l'a cru mort. Elles se produisent surtout quand l'enfant tette. J'ai assisté à l'une de ces crises, et j'ai cru que l'enfant allait mourir sous mes yeux.

D'ailleurs, trois jours après celle-ci, il est mort à la suite d'une crise semblable.

Microsphygmie. — La microsphygmie a été quelquefois observée chez les hérédo-syphilitiques. Tout récemment, MM. Gastou et Émery viennent d'en publier un cas très intéressant, recueilli à la clinique de mon père, et relatif à deux enfants issus d'un père syphilitique, lesquels (association curieuse) présentaient à la fois et une ichtyose généralisée et une exiguïté très singulière des pulsations radiales.

Cette microsphygmie est-elle en relation avec une aplasie congéniale du système vasculaire ? Les documents font encore défaut sur ce point.

Voici, très succinctement résumé, le cas auquel je viens de faire allusion.

Obs. 268. — Père syphilitique. — Chancre induré il y a quinze ans. — En 1891, syphilide palmaire. — Récidive de cette syphilide à la main droite, en 1898.

Mère morte. — On ne sait si elle a été affectée de syphilis.

Cinq enfants.

Les deux premiers sont ceux dont il va être question. — Troisième et quatrième bien portants, dit-on. — Cinquième, mort de méningite à onze jours.

I. — J..., actuellement âgé de douze ans. — Face bouffie ; aspect myxœdémateux. — Pas de dystrophies dentaires. — Glossite desquamative en rapport probable avec la syphilis.

Inintelligent. — Ne peut s'appliquer à rien, manque d'attention ; distrait. — N'a pu encore apprendre à lire.

Ichtyose.

Très frileux. — Extrémités sujettes à se refroidir et devenant parfois violacées. — Cœur normal ; battements semblant éloignés, mais sans souffles ni bruits surajoutés.

Pouls à peine perceptible aux deux radiales, plus faible encore à gauche qu'à droite. — On dirait un pouls préagonique. — Il bat entre 80 et 84. — Réseau veineux thoracique très développé.

II. — Élisa, âgée de dix ans. — Développement moyen. Pas de stigmates de syphilis. Intelligente.

Actuellement: sur la partie externe de la cuisse droite, groupe de lésions, constituées sans aucun doute par des syphilides ulcéreuses.

Adénopathies cervicales.

Ichtyose.

Cœur normal. — Le pouls présente les mêmes caractères de petitesse et d'exiguïté que chez son frère, mais à un degré encore bien plus intense. Il faut chercher les pulsations radiales avec beaucoup de soin pour les trouver. La *microsphygmie* est ici des plus nettes, indéniable.

Comme chez son frère, réseau veineux thoracique très développé.

Sensation de refroidissement surtout localisée aux extrémités qui sont souvent violacées (1).

Convient-il de donner encore place ici à ces cas de **maladie de Raynaud**, qui ont été signalés récemment chez les nouveau-nés hérédo-syphilitiques et qui ont revêtu une forme toute particulière de malignité, jusqu'à entraîner la mort à brève échéance? Je ne saurais le dire.

Les faits de cet ordre sont de connaissance trop récente pour qu'il soit permis de leur assigner une pathogénie quelconque. L'enquête est à peine ouverte à leur sujet, et je ne puis que les signaler.

Obs. 269 et 270 (M. le Dr Durante). — **Deux cas mortels de maladie de Raynaud sur des nouveau-nés issus de parents syphilitiques** (résumé).

Premier cas. — Père syphilitique. — Enfant de vingt-quatre jours, présentant une rougeur diffuse avec quelques placards livides, œdémateux, de tout le membre inférieur gauche et de l'extrémité du membre inférieur droit. — Bulle remplie de sérosité louche sur le pied gauche. — Affaiblissement rapide, et mort.

Deuxième cas. — Mère ayant, une première fois, accouché prématurément, à huit mois, d'un fœtus mort, porteur de lésions cutanées manifestement syphilitiques; — et une seconde fois, à terme, d'un enfant qui, vers l'âge de quinze jours, présenta sur la moitié inférieure de l'abdomen et à la partie supérieure des deux cuisses, avec une symétrie parfaite, un large placard asphyxique. — Deux jours après, mort dans le collapsus.

DYSTROPHIES DE L'APPAREIL DIGESTIF.

J'ai pu, dans le cours de mes recherches bibliographiques, recueillir

(1) *Deux cas d'ichtyose avec microsphygmie chez des syphilitiques héréditaires* (*Journ. de clin. et de thér. infantiles*, 24 mars 1898).

un nombre de malformations intestinales certes suffisant pour me permettre d'attribuer un rôle important à l'hérédo-syphilis dans la pathogénie de cet ordre de dystrophies.

Toutes les malformations que j'ai eu à relever en l'espèce semblent liées à un *arrêt de développement*, à savoir :

Arrêt de développement dans l'observation de Toujan (n° 317), où l'on voit l'*intestin réduit à un tube très court, borgne à chaque extrémité, sans œsophage et sans anus* ;

Arrêt de développement dans le cas d'Apert, où l'intestin est considérablement *réduit de longueur* ;

Arrêt de développement dans dix observations relatives à l'*imperforation anale* (Obs. 45 ; — 135 ; — 218 ; — 271 ; — 273 ; — 274 ; — 313 ; — 314 ; — 317 ; — 321).

Arrêt de développement encore dans les vingt-cinq observations de *hernies congénitales* que je cite plus loin et dont j'aurais pu grossir singulièrement le chiffre total si j'avais poussé mes recherches plus avant sur ce point particulier. De ces hernies, les unes sont liées à la non-oblitération du canal vagino-péritonéal ou à la persistance du prolongement péritonéal qui, chez la femme, entoure le ligament rond en constituant le canal de Nück ; — et les autres dérivent d'un développement imparfait de la paroi abdominale (Voy. Obs. 242 ; — 310 ; — 313 ; — 326 ; — etc.).

Détail historique curieux à citer au passage. Dans un vieil auteur du XVIIIe siècle, Ribeiro Sanchez, j'ai trouvé indiqués comme relevant de « la maladie vénérienne héréditaire » plusieurs cas de dystrophies de l'appareil intestinal et aussi de l'appareil génital.

« J'ai observé, dit Sanchez, que les enfants nés de pères et de mères infectés du vice vénérien étaient attaqués de diverses maladies... J'en ai vu plusieurs qui naissaient avec des *vices de conformation*, par exemple avec l'*ouverture de l'urètre mal placée*, avec l'*imperforation de l'anus*. Cette partie était fermée par une pellicule quelquefois superficielle, quelquefois plus profonde et qui s'étendait dans l'intestin. La seule utilité qu'on a retirée de l'opération a été d'évacuer le méconium, mais je n'ai jamais vu que cette opération ait sauvé la vie à ces jeunes victimes (1). »

(1) *Observations sur les maladies vénériennes*, par feu M. ANTOINE NUNÈS RIBEIRO SANCHEZ (1699-1783), publiées par M. AUDRY, à Paris, chez Théophile Barrois le jeune, libraire, quai des Augustins, 18, MDCCLXXXV.

Voici les documents que j'ai pu recueillir sur ce point.

Obs. 271 (M. le Dr **Legrand**) (résumée). — **Imperforation de l'anus.**

Eugénie B..., vingt-sept ans, syphilitique, contaminée par son mari dans les premières semaines du mariage ; — a eu quatre grossesses.

Première grossesse : accouchement prématuré ; enfant macéré.

Deuxième grossesse : accouchement prématuré ; enfant macéré.

Troisième grossesse : enfant né vivant, mort au bout de deux jours ; présentait une *imperforation de l'anus.*

Quatrième grossesse : enfant mort et macéré.

La mère n'avait suivi qu'un traitement de trois mois lors de sa première grossesse (1).

Obs. 272 (communiquée par M. le professeur **Moncorvo**). — **Imperforation de l'anus.**

Antécédents de syphilis manifestes chez les parents.

Enfant (de race nègre), âgé de trois jours ; petit, chétif, pesant seulement 2500 grammes ; — présentant des stigmates d'hérédo-syphilis (éruption papuleuse ; — adénopathies multiples, fontanelle anormalement béante ; coryza) ; — et n'ayant pas encore expulsé de méconium.

Le professeur Moncorvo reconnaît l'existence d'une *imperforation ano-rectale*. Diaphragme situé à 2 centimètres et demi au-dessus de l'anus ; facilement perforé à l'aide d'un stylet. — Quelques jours après, l'ouverture se referma, et le professeur Moncorvo dut pratiquer une nouvelle incision pour rétablir le cours des matières.

Obs. 273 (communiquée par M. le professeur **Moncorvo**). — **Imperforation recto-anale. — Nævi.**

Père syphilitique ; plaques muqueuses, labiales et amygdaliennes ; — céphalées ; — douleurs ostéocopes.

Mère se plaignant également de céphalées et de douleurs ostéocopes.

A eu trois grossesses :

Première grossesse : fille âgée de trois ans, ayant présenté différents accidents de syphilis héréditaire. — Dentition et marche très tardives.

Deuxième grossesse : avortement, à sept mois.

Troisième grossesse : enfant né en avril 1898, à terme.

Le professeur Moncorvo voit cet enfant quatre jours après sa naissance et constate ceci :

Enfant petit, maigre, à peau sèche, parcheminée, à teint ictérique ; — à ventre très ballonné.

Le cordon ombilical est gangrené.

Large *nævus* vasculaire à la région lombo-fessière ; un autre moins étendu à la région occipitale.

Suture métopique et fontanelle antérieur largement béantes.

Orifice anal normal ; — mais *imperforation recto-anale* ; diaphragme situé

(1) *La syphilis cause d'avortement.* Thèse de Paris, 1889.

environ à 4 centimètres au-dessus de l'anus ; — incision, puis dilatation. Évacuation abondante de méconium ; — amélioration immédiate de l'état général.

Obs. 274 (M. le Dr **Apert**). — **Hérédo-syphilis. — Intestin considérablement diminué de longueur.**

Pas de renseignements précis sur les parents.

La mère a eu dix enfants, dont huit mort-nés ou morts en bas âge.

Petite fille de douze ans, présentant de nombreux stigmates d'hérédo-syphilis : kératite interstitielle ; effondrement du nez ; ozène ; périostites gommeuses disséminées ; gomme du frontal, etc.

Cette enfant meurt, et l'on trouve à l'autopsie :

1° Occipital divisé par plusieurs sutures en quatre os distincts.

2° *Intestin considérablement diminué de longueur* (1). Il mesure à peine 3 mètres.

Obs. 275 (M. le Dr **Richard Andrews**). — **Seize cas de hernies inguinales.**

Dans une analyse portant sur 120 cas de syphilis congénitale chez des enfants ayant moins de deux ans (dans la proportion de 90 p. 100), le Dr Richard Andrews a relevé *seize cas de hernies inguinales* (2).

Obs. 276 (communiquée par M. le Dr **Ballantyne**). — *Double hernie inguinale congénitale.*

Père syphilitique.

Garçon, âgé d'un mois, hérédo-syphilitique (roséole, nez écrasé, etc.).

Présente une *double hernie inguinale*, volumineuse.

Obs. 277 (communiquée par M. le Dr **Tuffier**). — **Hérédo-syphilis. — Hernie inguinale. — Obésité énorme.**

Père âgé de trente ans, affecté d'une syphilis qui a été traitée par le professeur Fournier. — Mariage quatre ans après le début de l'infection. — Femme restée indemne. — Deux enfants.

Le premier est né avec une hydrocèle double et une induration des deux testicules. — Traitement spécifique ; guérison avec persistance d'une hypertrophie légère des deux testicules.

Il présente en outre une *hernie inguinale* droite.

Assez bien portant, mais tout à fait remarquable par une *obésité* énorme.

Second enfant bien portant.

Obs. 278 (communiquée par M. le professeur **Moncorvo**). — **Hernie inguinale congénitale.**

Père syphilitique.

Mère indemne ; — a eu trois grossesses.

Première grossesse : accouchement au huitième mois. — Enfant mort après vingt-quatre heures.

(1) *Bulletin de la Société anatomique*, 8 nov. 1895.
(2) *Saint Thomas' Hospital Report*, n. sér., XVIII, 1890, p. 279.

Deuxième grossesse : accouchement prématuré. — Enfant vivant quelques heures.

Troisième grossesse. — Enfant âgé de dix mois, petit, chétif, présentant différents stigmates d'hérédo-syphilis ; — affecté, en outre, d'une *hernie inguinale congénitale*.

M. le professeur Moncorvo fait suivre sa communication de la conclusion suivante : « J'ai constaté trop souvent l'existence des hernies congénitales chez des enfants hérédo-syphilitiques pour ne pas être autorisé à établir entre elles et l'hérédité syphilitique une connexion pathogénique, une relation d'effet à cause. »

DYSTROPHIES GÉNITO-URINAIRES.

Il semble bien que l'accord commence à se faire sur la pathogénie des dystrophies génito-urinaires qui vont nous occuper dans ce chapitre. La plupart des auteurs contemporains les considèrent comme dérivant d'arrêts de développement. La théorie de l'*arrêt de développement*, dirai-je, règne ici en maîtresse.

I. — C'est à cette théorie, par exemple, qu'aboutit M. le Dr Kirmisson à propos de l'*exstrophie de la vessie*. Sans doute, comme il le dit, « la pathogénie de l'exstrophie de la vessie et de ses variétés multiples ne saurait être regardée comme définitivement élucidée. Mais c'est beaucoup déjà d'avoir pu, en se basant sur des données embryologiques certaines, la faire rentrer dans le groupe des *arrêts de développement* de la période embryonnaire, comparables au bec-de-lièvre, aux fistules congénitales du cou et autres malformations de même ordre ».

Que l'on adopte ici la manière de voir de Keibel (1) ou celle de Vialleton (2), il est toujours question d'un « arrêt de développement », portant sur la membrane anale et le bouchon cloacal qui se constitue à ses dépens. De toutes façons, c'est à l'évolution anormale, entravée ou viciée, que se rapportent les différentes formes d'exstrophie de la vessie.

II. — En second lieu, c'est également à l'évolution anormale de ce bouchon cloacal que serait due, suivant M. Retterer, la production de l'*épispadias*. Pour lui, c'est la désagrégation de ce bouchon cloacal

(1) Keibel, *Zür Entwickelung der Harnblase* (*Archiv für Anat. und Phys.*, 1888, et *Anat. Anzeiger*, 1891).

(2) Vialleton, *Archives provinciales de chirurgie*, 1892, t. I, p. 233.

anormalement développé qui empêche la réunion sur la ligne médiane des deux replis ano-génitaux destinés à donner naissance au tubercule génital, tubercule qui, dès lors, présente sur sa paroi supérieure, une fissure constituant l'épispadias.

III. — L'*hypospadias* trouve aussi dans l'embryologie l'explication naturelle de toutes ses variétés. L'hypospadias périnéal n'est que l'orifice persistant du sinus uro-génital, sinus aux dépens duquel doivent se constituer plus tard les portions prostatique et membraneuse de l'urèthre.

Que la gouttière qui se creuse à l'état normal sur la partie inférieure du tubercule génital ne se transforme pas en un cylindre complet dans toute son étendue, et voilà l'hypospadias pénien constitué. — Arrêt de développement.

De même encore l'embryologie rend compte, par arrêt de développement, de l'hypospadias de la portion balanique de l'urètre, portion développée isolément de la portion pénienne et développée en dernier lieu, ce qui rend compte sans doute de la fréquence plus grande de la malformation sur ce segment.

Pour cette même raison, l'hypospadias périnéal est plus rare, la période à laquelle le sinus uro-génital s'ouvre au dehors étant très courte et très précoce.

IV. — La même pathogénie sert encore d'explication rationnelle à d'autres malformations, telles que les suivantes :

1° L'*ectopie testiculaire*, relevant, pour certains auteurs, d'une insertion anormale du gubernaculum testis ; — dérivant, pour d'autres, d'adhérences péritonéales consécutives à une péritonite fœtale et fixant le ou les testicules dans une position anormale ; — mais, pour la plupart, restant imputable à un raccourcissement de tous les éléments qui entrent dans la constitution du cordon spermatique, c'est-à-dire, en somme, à un véritable arrêt de développement de ces divers éléments.

2° La *cryptorchidie*, qui n'est que le degré extrême de cette ectopie.

3° Les *malformations vulvaires*, *vaginales*, *utérines*. Le cloisonnement du vagin et de l'utérus est la conséquence du défaut de fusionnement complet des conduits de Müller.

L'utérus rudimentaire est bien aussi l'expression d'un arrêt de développement.

Mais, répéterai-je encore, l'arrêt de développement n'est que la modalité pathogénique de la malformation ; il n'en est pas la cause, ainsi que je l'ai dit tant et tant de fois au cours de ce travail. Il reconnaît lui-même une cause, il n'est que l'effet d'une cause. Or, cette cause première, originelle, quelle est-elle donc?

Sur ce point les auteurs se dérobent. Ils invoquent vaguement « l'hérédité » ; mais l'hérédité n'est elle-même qu'un résultat. Ils signalent aussi, et non sans raison, l'existence fréquente des malformations en question chez les épileptiques, les idiots, les dégénérés. Quant au rôle des maladies infectieuses et de la syphilis en particulier, ils n'en parlent pas.

Seul, M. le Dr Tuffier, dans son article du *Traité de chirurgie* sur l'exstrophie de la vessie, vise la syphilis d'un seul mot : « On a invoqué, dit-il, à propos de ce vice de conformation, toutes les causes des anomalies congénitales : émotions morales, traumatismes pendant la grossesse, *syphilis*, mais rien n'est démontré à cet égard. »

Or, je crois la syphilis coupable de ces malformations génito-urinaires pour un certain nombre de cas; et j'ai été conduit à cette conviction pour avoir rencontré des dystrophies de cet ordre sur un nombre vraiment important d'hérédo-syphilitiques. J'ai réuni 28 observations de ce genre, soit empruntées à la littérature médicale, soit dues à de bienveillantes communications; et c'est beaucoup, pour un sujet encore inexploré, c'est beaucoup surtout pour une étiologie qui n'a presque jamais attiré l'attention des cliniciens.

Ces 28 observations se répartissent ainsi :

Absence complète des organes génitaux	2 cas.
Exstrophie de la vessie	2 —
Hypospadias et épispadias	4 —
Imperforation de l'urètre	2 —
Ectopie testiculaire; monorchidie ou cryptorchidie	6 —
Malformations scrotales	2 —
Utérus rudimentaire	7 —
Malformation utérine; utérus bifide	1 —
Ovaires rudimentaires	1 —
Malformation vulvaire	1 —

Plusieurs de ces observations sont consignées en divers chapitres de ce travail sous les nos 6; — 19 *bis*; — 20; — 25; — 243; — 256; — 305; — 313; — 314; — 319; — 322; — etc. Voici les autres :

Obs. 279 (communiquée par M. le Dr **Ribemont-Dessaignes**).

Hypospadias. — Adhérences préputiales. — Scrotum bifide. — Verge à peu près réduite au gland. — Entérocèle.

La femme M..., âgée de vingt-six ans, entre à l'hôpital le 13 septembre 1885. — Elle est enceinte de huit mois. — Elle accouche le jour même d'un enfant vivant pesant 1.520 grammes.

Cet enfant présente une *éruption spécifique de pemphigus* aux pieds et aux mains. Hérédo-syphilis évidente.

Mis dans une couveuse ; — meurt athrepsique au bout de huit jours. — Il présentait les malformations suivantes :

Verge très petite, réduite à peu près au gland, qui est *imperforé* et présente à la place du méat un trou borgne de 1 à 2 millimètres de profondeur. Sur la face inférieure du gland, à égale distance du méat et de la base du gland, se trouve le véritable orifice de l'urètre. (Une sonde pénètre dans la vessie.)

Ce gland est couvert d'un prépuce en haut et sur les côtés ; — pas de prépuce en bas.

Adhérences du prépuce au gland sur une grande étendue.

Scrotum divisé sur la ligne médiane par un sillon profond, qui va de la base de la verge jusque sur le périnée, ainsi réduit à un demi-centimètre de longueur.

Les deux testicules sont descendus.

Entérocèle congénitale droite, facilement réductible.

Obs. 280 (communiquée par M. le Dr **Lemonnier**). — **Exstrophie de la vessie. — Épispadias.**

M. X... a contracté la syphilis en 1888, dix-huit mois avant son mariage (chancre, roséole, plaques muqueuses) ; — s'est soigné environ une année. — Excès alcooliques.

Sa femme est restée saine ; — délicate ; — a eu quatre grossesses.

Première grossesse : fausse couche.

Deuxième grossesse : fausse couche.

Troisième grossesse : enfant mort à l'âge de huit mois.

Quatrième grossesse : enfant né à terme, mort au bout de douze jours ; — atteint d'*exstrophie de la vessie, avec épispadias.*

Quelques mois avant la naissance du dernier enfant, le père, qui achevait une consolidation de fracture du tibia, fut affecté, à l'extrémité inférieure de la même jambe, de deux gommes syphilitiques, qui cédèrent rapidement à un traitement mixte.

Obs. 281 (communiquée par M. le professeur **Moncorvo**). — **Exstrophie de la vessie. — Épispadias.**

Manuel X..., âgé de quarante jours, est admis dans le service de M. le professeur Moncorvo, en novembre 1897.

Pas de renseignements sur le père. — La mère se plaint de céphalées violentes et de vertiges. — Elle a eu d'un premier mariage un enfant qui est mort à un an et demi d'une bronchite capillaire.

Le petit malade actuel est venu à terme. C'est un enfant rabougri, chétif, décoloré, à chairs flasques, à peau ridée, à faciès vieillot. — Cuir chevelu dégarni de cheveux et recouvert par places de croûtes épaisses. — Sur le corps, éruption papuleuse d'aspect spécifique bien marqué ; — adénopathies multiples, coryza, etc., tous symptômes faisant de cet enfant un hérédo-syphilitique bien manifeste.

A l'hypogastre, cet enfant présente une ouverture béante, formée par la division de la ligne blanche, dont les bords écartés, boursouflés, violacés, mesurent au moins 3 centimètres de hauteur. La portion inférieure de cette sorte de boutonnière se continue avec une rainure constituée par l'écartement des corps caverneux. Ce sillon est revêtu par une muqueuse rougeâtre et tuméfiée; il se continue en haut avec la muqueuse mamelonnée, rouge, qui tapisse la paroi postérieure de la vessie, et qui fait hernie à travers l'ouverture hypogastrique. Toutes ces parties sont incessamment baignées par l'urine qui s'écoule régulièrement et d'une façon continue par les uretères.

Il s'agit là d'une *exstrophie de la vessie, compliquée d'un épispadias.*

Le professeur Moncorvo, tout en conseillant à la mère d'attendre un moment opportun pour une intervention chirurgicale, prescrivit un traitement anti-syphilitique, sous l'influence duquel les manifestations syphilitiques disparurent et l'état général s'améliora considérablement.

Obs. 282 (communiquée par M. le Dr **Gastou**). — **Épispadias complet avec abouchement à la vessie par un orifice abdominal.**

Mme R..., qui vient souvent consulter pour ses enfants à la policlinique de l'hôpital Saint-Louis (service de M. le professeur Fournier), raconte ceci : elle a contracté de son mari la syphilis à dix-huit ans, tout aussitôt après son mariage. Elle ne s'en est jamais que négligemment traitée. — Elle sait que son mari prenait des pilules mercurielles étant garçon ; depuis, il a suivi un traitement par l'iodure. — Il est mort en 1895 et mort de syphilis, ajoute-t-elle, d'après ce qu'on lui aurait dit à l'hôpital.

Elle a eu trois enfants :

1. — Le premier, né dans la première année du mariage, est actuellement âgé de huit ans. Il aurait eu, dit la mère, presque dès sa naissance, une « maladie » qui lui aurait fait tomber tous les ongles. Quelque temps après, ophtalmie intense. — Il présente des bosses frontales très fortement saillantes et une voûte palatine légèrement ogivale. — Toutes ses dents de lait, qu'il conserve encore, sont cariées, noires, et à moitié détruites. Ses grosses-molaires sont également cariées.

Il présente une malformation génito-vésicale consistant en ceci : Épispadias complet. Pénis rudimentaire, très court, recourbé en arrière et en haut, avec prépuce supérieur en jabot. Ce pénis consiste exclusivement en un gland assez gros, creusé supérieurement d'une gouttière, laquelle s'abouche directement avec la vessie par une perforation de la paroi abdominale. Aussi l'urine s'écoule-t-elle incessamment sur le prépuce et les bourses, où elle détermine de fréquentes et douloureuses irritations.

Une opération a été tentée en 1896 pour remédier à cette malformation, mais n'a pas produit de résultat.

II. — Une seconde grossesse a donné naissance à une petite fille actuellement âgée de six ans. Cette enfant paraît n'avoir jamais eu d'accidents syphilitiques. Mais elle porte les stigmates de son origine héréditaire, sous forme d'un front très bombé, olympien, d'une voûte palatine ogivale, et d'une vulnérabilité dentaire très accentuée; — ophtalmie (?) dans le jeune âge.

III. — Troisième grossesse, survenue deux ans et demi après la précédente. Petite fille semblant assez bien portante à sa naissance, mais présentant à deux mois « de larges ulcérations péri-anales », puis affectée d'accidents cérébraux. — Morte, à l'âge de trois mois, d'une maladie à laquelle le médecin traitant aurait donné le nom de « méningite syphilitique ».

Obs. 283 (M. le professeur **A. Fournier**). — Résumée. — *Père syphilitique. — Enfant affecté d'***hypospadias** *et d'arrêt du développement physique, mais resté indemne de tout accident propre de syphilis.*

X..., sujet sain, vigoureux et bien conformé, a contracté la syphilis en 1871 (chancre induré, éruption érythémateuse, syphilides buccales, etc.). Il ne s'en est traité que très négligemment au début (quinze à vingt frictions mercurielles). — En 1888, il a été pris de divers phénomènes nerveux : sciatique rebelle, puis neurasthénie. — En 1892, il a été affecté d'une vaste syphilide gommeuse, qui a laissé sur l'épaule, le dos et la partie supérieure du bras, une énorme cicatrice dont la spécificité, même quelques années plus tard, s'atteste encore d'une façon non douteuse. — Simultanément, albuminurie intense. — Traitement spécifique. Guérison de la syphilide, mais amélioration seulement de l'albuminurie, qui persiste encore.

Marié quelques années après le début de l'infection. — Femme restée saine, assure-t-il. — Deux enfants.

L'aîné de ces enfants, qui est né douze ans après la syphilis de son père, n'a jamais été affecté d'aucun accident suspect. Mais il ne présente qu'un développement physique notablement inférieur à la moyenne. En outre, il porte un *hypospadias* qui laisse découvert l'urètre dans une assez grande étendue.

Le second enfant (que je n'ai pas examiné) serait, au dire de son père bien conformé et indemne de tout symptôme spécifique.

Obs. 284 (personnelle). — **Hérédo-syphilis. — Cryptorchidie.**

Enfant de cinq ans. — Né d'un père qui est entré deux fois à la clinique de Saint-Louis, la première fois en 1888, pour un très large chancre syphilitique du fourreau, et la seconde, en 1889, pour une syphilide tuberculo-crustacée. — Pas de renseignements sur la mère.

On ignore si l'enfant, qui a été élevé en province, a présenté quelque accident dans ses premières années; toujours est-il qu'il offre sur divers points du corps de petites cicatrices qui sont plus que suspectes. Depuis quelques semaines, il est affecté d'une éruption papulo-squameuse, voire ulcéro-croûteuse sur divers points, de nature très certainement spécifique. — Au niveau de la hanche droite, notamment, groupe de syphilides à configuration circinée tout à fait significative. — Kératite gauche, datant d'une dizaine de jours.

Cryptorchidie.

Obs. 285 (M. le professeur **Laschkewitch**). — **Cryptorchidie double.** — **Pénis rudimentaire.**

Père syphilitique. — Mère morte depuis plusieurs années, phtisique.

Enfant de quatorze ans, petit, mal développé, infantile, d'un teint remarquablement pâle, et ayant toutes les apparences d'un hérédo-syphilitique.

Pénis rudimentaire, et *cryptorchidie double.* — Mort.

L'autopsie révéla des altérations syphilitiques du foie, de la rate et des reins. — Les os du crâne avaient 5 millimètres d'épaisseur; — les testicules, atrophiés, se retrouvent dans la cavité abdominale (1).

Obs. 286 (M. le Dr **W. Voronichin**). — **Hydrocéphalie.** — **Ectopie testiculaire.** — Père mort d'accidents cérébraux.

Enfant J. M..., mort à quatorze mois, après avoir présenté différents accidents qui ne laissent à l'auteur aucun doute sur leur nature syphilitique.

A l'autopsie, on trouve : cerveau volumineux; *hydrocéphalie ventriculaire abondante*; — *ectopie testiculaire : le testicule droit est situé dans la cavité abdominale* (2).

Obs. 287 (M. le professeur **Laschkewitch**). — **Utérus rudimentaire.**

Marie P..., vingt-deux ans. — Pas de renseignements sur les parents; on sait seulement que le père a eu des « ulcères aux bras et aux jambes ».

Néanmoins, le professeur Laschkewitch n'hésite pas à considérer sa malade comme une hérédo-syphilitique.

Infantilisme marqué ; la malade paraît avoir treize ans ; pas de poils, pas de seins, pas de règles; squelette très faiblement développé; os très minces, surtout les clavicules, qui ont à peine le volume de celles d'un enfant de dix ans; — thorax très étroit.

Cette malade meurt après avoir présenté, durant trois mois, des manifestations d'insuffisance hépatique et rénale.

A l'autopsie, les lésions du foie confirment le diagnostic de spécificité, et l'arrêt de développement de l'organisme se révèle encore par la présence d'un *utérus tout à fait rudimentaire* (3).

(1) *Vierteljahresschrift für Dermatologie und Syphilis*, 1874.
(2) *Jahrbuch für Kinderheilkunde*, Leipzig, 1875, VIII, p. 100.
(3) *Vierteljahresschrift für Dermatologie und Syphilis*, 1874.

Obs. 288 (Dr J. **Hutchinson**). — **Utérus infantile.**

... « L'hérédité syphilitique porte atteinte au développement sexuel... Sur une femme hérédo-syphilitique dont j'ai fait l'autopsie, j'ai trouvé l'utérus et ses annexes extrêmement petits. *Le plus grand diamètre de l'utérus n'atteignait pas un pouce et demi.* »

Obs. 289 (M. le Dr **Dittrich** de Prague). — **Utérus infantile.**

Jeune fille de dix-huit ans, hérédo-syphilitique. — Cicatrices et érosions profondes, syphilitiques, de l'arrière-bouche et du pharynx.

Infantilisme : absence de poils au pubis ; — seins non développés. — Périostite (peut-être tuberculeuse?) dans la région des dernières vertèbres lombaires. — Emaciation progressive ; hydropisie et mort.

A l'autopsie: rein de Brigth ; — foie avec cicatrices profondes, ressemblant bien à des lésions syphilitiques. — *Utérus pas plus grand que celui d'un enfant de six mois* (1).

Obs. 290 (M. le Dr **Julius Eross**). — **Utérus cloisonné.**

Autopsie d'un fœtus féminin macéré, de souche syphilitique, remarquable par une malformation des organes génitaux.

L'utérus est agrandi d'une façon générale, mais surtout au niveau du col, dont la longueur atteint presque deux centimètres.

La cavité utérine et le col sont divisés en deux parties par une cloison longitudinale assez élevée, qui part du milieu de la paroi utérine postérieure, pour s'avancer dans la cavité. L'orifice externe du col forme une fente transversale, longue de treize millimètres, et qui semble divisée par la susdite cloison en deux orifices presque ronds et grands comme de petites lentilles (2).

Obs. 291 (communiquée par M. le professeur **Moncorvo**). — **Malformation vulvaire. — Malformation linguale.**

Père mort d'une pneumonie double, après avoir présenté pendant longtemps des accidents syphilitiques (syphilides, ulcération spécifique sur une jambe, arthralgies, douleurs ostéocopes, céphalées, maux de gorge, etc).

Mère demeurée saine ; cinq grossesses :

Première grossesse : enfant mort à un mois à la suite d'une bronchite capillaire ; — avait, depuis la naissance, du coryza.

Deuxième grossesse : enfant morte à un an et demi d'accidents méningitiques, après avoir présenté divers accidents d'ordre spécifique : otorrhée ; — alopécie ; — adénopathies généralisées ; — plusieurs attaques d'épilepsie Bravais-Jacksonienne.

Troisième grossesse : enfant mort à deux ans d'accidents pulmonaires, peut-être bacillaires ; — a présenté à différentes reprises des manifestations indubitablement syphilitiques.

(1) *Der syphilitische Krankheitsprocess in der Leber* (*Prager Vierteljahreschrift*, XXI, p. 1, 1849, Prague).

(2) *Jahrbuch für Kinderheilkunde*, Leipzig, 1883, XXXV.

Quatrième grossesse: malade qui fait le sujet de cette observation.

Cinquième grossesse: avortement.

Le quatrième enfant, Alice X..., âgée de un an et demi, est reçue dans le service du professeur Moncorvo, le 10 février 1898.

Enfant maigre, chétive. — Muscles grêles. — Coryza. — Alopécie. — Crâne asymétrique; bosse pariétale droite très développée. — Front très saillant. — Adénopathies multiples. — Rachitisme. — Retard dans le développement. — L'enfant est encore incapable de marcher.

Malformation linguale: le frein se prolonge jusqu'à la pointe de la langue.

Malformation vulvaire: la fente vulvaire n'existe pas; les grandes lèvres sont soudées entre elles; — après section médiane, on reconnaît qu'il en est de même pour les petites lèvres, qui adhèrent par leur bord libre. — Vagin normal.

DYSTROPHIES CUTANÉES.

L'influence dystrophique de l'hérédo-syphilis réagit-elle sur le système cutané? C'est là une question qui reste presque indéterminée. Tout ce qu'il est permis de dire jusqu'à présent, c'est que, d'après un petit nombre de faits d'observation récente, il semble possible que cette influence ne soit pas étrangère à la genèse de quelques dystrophies ou affections cutanées, telles notamment que l'ichtyose, certaines alopécies peladoïdes, les nævi, les kystes dermoïdes, etc. Quelques mots à ce sujet.

I. — **Ichtyose**. — L'ichtyose, on le sait, n'est pas une maladie de la peau; c'est une malformation congénitale et permanente du système dermo-épidermique: c'est, par excellence, une dystrophie, voire une dystrophie, a dit Blaschko, par « anomalie du germe ». Logiquement, donc, il n'y aurait rien de surprenant à ce qu'elle pût dériver d'une influence essentiellement dystrophique, telle que celle de l'hérédo-syphilis. Mais l'observation répond-elle ou non à cette conception théorique?

A coup sûr, l'ichtyose est très rare dans l'hérédo-syphilis. Cependant, on l'y a observée dans un certain nombre de cas. Ainsi je l'ai rencontrée dans quatre observations de mon père, en coïncidence avec diverses lésions ou dystrophies d'hérédo-syphilis. Je l'ai trouvée de même signalée dans la relation de quelques cas d'hérédo-syphilis; mais, à la façon dont elle s'y trouve mentionnée, on sent de reste qu'à tort ou à raison les auteurs de ces observations ne l'ont considérée qu'au titre d'une coïncidence purement fortuite à laquelle ils ne rattachaient nulle importance.

Voici encore quelques observations plus récentes.

Obs. 292. — M. le Dr Barthélemy a relaté un cas d'ichtyose nacrée sur un jeune garçon qui, né d'un père syphilitique et d'une mère saine, présentait pour son compte des accidents multiples d'hérédo-syphilis. — Un oncle de l'enfant était affecté d'ichtyose. N'était-ce là qu'une pure coïncidence, ou bien l'affection du dit oncle doit-elle être considérée comme témoignant d'une disposition familiale? Question manifestement insoluble (1).

Obs. 293. — Une observation du Dr Perrin (de Marseille) peut se résumer ainsi. Père syphilitique et mère saine. Pas d'ichtyose dans la famille. Quatre enfants : les deux premiers expulsés par avortement; — le troisième venu à terme, ichtyosique, actuellement âgé de dix-sept ans; — le quatrième bien portant (Obs. inédite).

Obs. 294. — Tout récemment, MM. les Drs Gastou et Emery ont présenté à la société de Dermatologie deux enfants âgés de douze et dix ans qui, nés d'un père syphilitique, étaient tous deux affectés, sans parler d'autres manifestations syphilitiques ou parasyphilitiques, d'ichtyose congénitale et de microsphygmie par aplasie artérielle. « De cette coïncidence, disent-ils, n'est-il pas à supposer que la syphilis héréditaire, par une véritable artérite généralisée évoluant *in utero*, a pu créer, d'une part, une malformation cutanée (l'ichtyose) et, d'autre part, une malformation artérielle, aplasique, se traduisant par la microsphygmie radiale? » (2)

II. — **Alopécies peladoïdes.** — Lésions très intéressantes, mais encore fort peu connues, sur lesquelles je ne saurais mieux faire que de laisser la parole à mon père :

« ... Je serais vraiment embarrassé de dire si l'influence hérédo-syphilitique est coupable ou non de certaines dépilations, pelades ou états peladoïdes, que l'on rencontre parfois sur les enfants issus de souche syphilitique. Plusieurs fois, cependant, il m'a paru rationnel de la mettre en cause comme origine possible ou probable de symptômes de cet ordre, alors qu'aucune autre raison plausible ne se présentait pour les expliquer.

(1) *Annales de dermatologie et de syphilis*, 83, p. 437.
(2) *Bulletin de la Soc. de dermatologie et de syphilis*, 1898, p. 110

« Je vous citerai comme tels les trois cas suivants :

« Nous avons eu dans nos salles pendant de longues années une petite-fille hérédo-syphilitique qui nous était arrivée en proie aux accidents les plus graves, méconnus qu'ils avaient été comme nature et traités comme scrofuleux (larges syphilides ulcéreuses, ostéomes gommeux multiples, suivis de nécroses et d'un véritable phagédénisme osseux, arthropathies, adénopathies, etc.). Or, cette enfant présentait en outre une *dénudation presque complète de toute la région postérieure du crâne*, où les téguments étaient absolument glabres, mais sains, blancs, reluisants, soyeux au toucher et tout à fait peladoïdes d'aspect. De quand datait cette lésion? Nous n'avions aucun renseignement à ce sujet. Vaguement, on avait attribué cette dystrophie pilaire à un décubitus dorsal prolongé ou, pour mieux dire, presque continu depuis l'enfance (1). Cette interprétation mécanique ne me parut guère acceptable, non plus qu'à plusieurs de mes collègues à qui je montrai la petite malade. S'agissait-il d'une pelade immobilisée dans son évolution, ou même d'une atrophie congénitale du système pileux, ou de toute autre lésion? Le problème resta insoluble. Plusieurs traitements furent mis en œuvre avec un insuccès absolu; les cheveux ne repoussèrent pas davantage alors que l'enfant put quitter le lit; et, somme toute, la malade, deux à trois ans plus tard, quitta l'hôpital, guérie de ses accidents syphilitiques, mais conservant sa calvitie occipitale (Obs. 205).

« Second cas. — J'ai vu en ville, avec mon éminent collègue et ami, le Dr Besnier, une jeune fille de vingt ans, hérédo-syphilitique *a patre*, qui présentait (sans parler de diverses tares d'hérédité spéciale, telles que dystrophies dentaires très accentuées et antécédents de développement difficile et tardif) un *état peladoïde chronique* (pourquoi ne pas dire même une pelade ?) remontant à onze années. Vers l'âge de neuf ans, la tête s'était dégarnie rapidement dans les cinq sixièmes de sa surface et était restée telle depuis lors. Les sourcils s'étaient pris peu après, mais pour repousser. Inutile de dire que l'enfant avait été soumise aux médications les plus diverses, mais toujours en pure perte. Un traitement très méthodique et très

(1) Voy., relativement à cette curieuse alopécie partielle du décubitus, un travail très intéressant de M. le Dr Variot (*Observations et réflexions sur la pseudo-alopécie et sur les escarres occipitales des jeunes enfants*), *Bull. et mémoires de la Soc. méd. des hôpitaux de Paris*, 1891, t. VII, p. 253. — Voy. également E. Delabaude, *De l'alopécie congénitale circonscrite*. Thèse de Bordeaux, 1895.

ponctuellement suivi sous la direction de M. le Dr Besnier n'avait pas été suivi de meilleurs résultats. Si bien que, pour ma part, je fus bien tenté, je l'avoue, de voir là un état dystrophique du système pileux en relation avec les antécédents héréditaires, plutôt qu'une pelade d'ordre commun (Obs. 296).

« En troisième lieu, voyez dans nos salles, actuellement, un jeune homme de dix-huit ans, hérédo-syphilitique, épileptique (très certainement du fait de son hérédité spéciale), infantile, strabique et à crâne mal formé. Ce jeune homme présente deux plaques craniennes absolument dénudées et d'un étonnant aspect. Ces plaques qui, nous assure-t-on, « dateraient de la naissance » sont situées d'une façon rigoureusement symétrique de chaque côté du crâne, au niveau des régions temporo-pariétales. Elles sont larges comme une pièce de cinq francs en argent, irrégulièrement orbiculaires, glabres, blanches, certainement non cicatricielles et exemptes de toute lésion tégumentaire. Impossible de les considérer comme des manifestations d'une pelade qui se serait immobilisée là depuis la naissance; c'est là un diagnostic que j'ai immédiatement récusé et qu'ont également récusé tous mes collègues de cet hôpital. D'autre part, elles ne répondent à aucune affection cutanée connue. Le malade, lui, a son explication; — répétant ce qu'il a entendu dire à sa famille, il rapporte ces plaques à un traumatisme résultant d'un « accouchement aux fers ». M. le professeur Pinard, à qui j'ai adressé le malade et qui a très curieusement étudié le cas, proteste absolument contre cette hypothèse, qu'il m'a dit être « non recevable » ; — et plusieurs autres accoucheurs ont partagé l'opinion de leur éminent collègue. De telle sorte que, par exclusion encore et faute de mieux, j'ai été amené à croire qu'il pourrait bien s'agir là de plaques alopéciques par dystrophie native dérivant de l'hérédo-syphilis (Obs. 296).

« Mais ai-je besoin d'ajouter que toute affirmation, en l'espèce, serait prématurée? Vous signaler ces faits, vous dire que certaines dépilations, certains états peladoïdes sont peut-être en relation avec l'hérédo-syphilis, c'est mon devoir ; mais c'est à l'avenir seu qu'il appartiendra de décider ce qu'il convient de penser de cette pathogénie. »

De même, M. le Dr Perrin (de Marseille), a observé sur un enfant de huit ans, issu d'un père syphilitique, une plaque pseudo-peladique siégeant sur la région fronto-pariétale gauche et occupant là une étendue comparable à la paume de la main. Cette plaque datait du plus jeune âge (1).

III. — **Nævi.** — Les réflexions qui précèdent pourraient s'appliquer plus rigoureusement encore à la question du rapport des nævi avec l'influence hérédo-syphilitique. Car, s'il est vrai que les nævi, en leur qualité de dystrophies congénitales, se produisent avec une préférence marquée « chez les individus tarés, chez les sujets issus de souche scrofuleuse, tuberculeuse, arthritique, alcoolique, ou chez les candidats à l'aliénation », ils devraient, au même titre, se présenter avec un degré de fréquence plus ou moins notable chez les sujets entachés de la tare hérédo-syphilitique. Or, je ne les ai vus signalés chez ces derniers que d'une façon assez rare, et je dirai même d'autant moins significative qu'ils sont loin d'être rares d'une façon générale. A preuve, une statistique empruntée à MM. Hutinel et Hallopeau, donnant une moyenne de 40 p. 100 comme fréquence des nævi sur des sujets, enfants ou adultes, pris au hasard dans un service d'hôpital (2).

Je reconnais cependant qu'on a plusieurs fois signalé chez les hérédo-syphilitiques des nævi vasculaires plus ou moins importants soit comme étendue, soit comme multiplicité. Aux observations de ce genre déjà publiées j'ajouterai les deux suivantes :

L'une, due à mon père, est particulièrement intéressante par ce fait que, sur un tout jeune enfant hérédo-syphilitique, une syphilide gommeuse s'était développée sur l'emplacement et presque au centre d'un vaste nævus vasculaire, occupant le tiers inférieur d'une jambe et la face dorsale du pied (3).

L'autre, due à M. Bar, vient d'être présentée ces derniers jours à la Société de dermatologie et se trouve reproduite plus loin (Voy. ob-

(1) Voici le résumé de ce fait, dont je dois la communication à M. le Dr Perrin.
Père ayant contracté la syphilis il y a seize ans et s'étant marié six ans après le début de l'infection.
Pas d'accidents constatés sur la mère. — Six grossesses.
Première grossesse : fausse couche à cinq mois.
Seconde grossesse : enfant venu à terme, mort né.
Troisième grossesse : enfant survivant, très chétif, avec teint cachectique.
Quatrième grossesse : enfant affecté d'une *plaque pseudo-peladique*, siégeant sur la région fronto-pariétale gauche dans l'étendue de la paume de la main. Cette plaque daterait de la naissance (?).
Cinquième et sixième grossesses : enfants bien portants.

(2) Dr Hallopeau, *Les Nævi*, *Progrès médical*, 11 juillet 1891.

(3) Voy. *Photographie* 693, Collect. A. Fournier.

serv. 221). Elle est relative a des nævi multiples que présentait un enfant hérédo-syphilitique affecté d'hémimélie.

Si des cas analogues se multipliaient, il faut convenir qu'ils laisseraient peu de doutes sur une relation à établir entre l'hérédo-syphilis et la production de certains nævi. Malheureusement les cas de cet ordre sont encore trop peu nombreux pour que cette question de pathogénie ne doive être réservée.

IV. — **Kystes dermoïdes.** — Enfin, les kystes dermoïdes ont été observés plusieurs fois sur des sujets hérédo-syphilitiques.

C'est M. le Dr Legrain qui a appelé l'attention sur ce point par les intéressantes observations que voici :

Obs. 298 (communiquée par M. le Dr **Legrain**). — *Kyste dermoïde de la paupière.*

Enfant de cinq ans, issu d'un père syphilitique, et ayant lui-même présenté à plusieurs reprises, ainsi que sa sœur, différents accidents syphilitiques cutanés.

Cet enfant a été très laborieusement opéré d'un *kyste dermoïde* de la paupière supérieure droite, avec prolongement intra-nasal.

Obs. 299 (communiquée par M. le Dr **Legrain**). — *Kyste dermoïde du cou.*

Jeune fille kabyle, de dix-huit ans ; — hérédo-syphilitique ; — présentant : érosions dentaires ; — incurvation des tibias ; — et infantilisme très accusé.

A été opérée d'un *kyste dermoïde*, avec pédicule inséré dans l'espace intercrico-thyroïdien, pesant 350 grammes et ayant été diagnostiqué goitre kystique.

Le kyste put être enlevé malgré ses adhérences, et le corps thyroïde sous-jacent fut trouvé très atrophié.

Obs. 300 (communiquée par M. le Dr **Legrain**). — *Kyste dermoïde médio-frontal.*

Arabe, d'une cinquantaine d'années; entré à l'hôpital « pour une tumeur du volume du poing faisant corps avec le cæcum » ; cette tumeur, après divers essais de traitement, disparut totalement sous l'influence d'un traitement mixte.

Considéré par le Dr Legrain comme un hérédo-syphilitique, cet Arabe portait un *kyste dermoïde* médio-frontal, du volume d'un gros œuf de poule; le développement de ce kyste avait coïncidé avec les premiers mois de la vie.

Obs. 301 (communiquée par M. le Dr **Legrain**). — *Kyste dermoïde de la paupière.*

Kabyle hérédo-syphilitique ; — affecté d'une kératite parenchymateuse double ; — ayant un frère affecté de lésions syphilitiques ulcéreuses.

Opéré par le Dr Legrain d'un *kyste dermoïde* de la paupière supérieure droite.

Obs. 302 (communiquée par M. le Dr **Legrain**). — *Kyste dermoïde du bregma.*

Kabyle de vingt-cinq ans, hérédo-syphilitique ; — infantilisme très marqué ; — atrophie testiculaire ; — atrophie des oreilles ; — érosions dentaires.

Opéré d'un *kyste dermoïde* du bregma ; — ce kyste contenait une grande quantité de cheveux.

Sclérodermie. — La sclérodermie, dans telle ou telle de ses formes, peut-elle être une conséquence de l'hérédo-syphilis ? C'est là une question qui aujourd'hui ne saurait être que posée. L'attention ne s'est pas portée vers elle, et nous manquons absolument de faits cliniques à ce sujet.

Il me serait impossible toutefois de ne pas mentionner ici une très curieuse observation due à M. Platon, interne des hôpitaux de Marseille, et relative à un individu qui, ces derniers temps, s'est exhibé en diverses villes et à Paris notamment sous le nom de l'*homme-momie*.

Je résumerai ce fait en quelques mots.

Obs. 303 (M. **Ch. Platon**). — Mme C..., âgée de cinquante-six ans, bien portante, ne présentant aucune trace de lésions syphilitiques ou autres ; — mariée trois fois. D'une intelligence plus que bornée, elle ne « se souvient pas exactement du nombre des enfants qu'elle a eus ». Voici pourtant les renseignements qu'elle fournit :

D'un premier mariage : un enfant mort de la variole (?) ; pas d'avortements.

D'un second mariage : (le père n'était ni alcoolique, ni saturnin), trois enfants, dont deux morts et l'enfant qui fait le sujet de cette observation. Pas de fausses couches.

D'un troisième mariage : « six enfants à peu près », dont trois morts en bas âge et trois vivants, bien portants, dit la mère ; et quatre fausses couches.

Dominique C..., est né à Saligny dans la Haute-Marne, en 1869. — Venu à terme ; mais malingre, chétif, présentant l'aspect d'un petit vieux et affecté de différentes malformations congénitales.

Rien à noter jusqu'à l'âge de trois ans, époque à laquelle commencèrent à apparaître les troubles dystrophiques qui depuis sont toujours allés en progressant.

État actuel :

Homme de vingt-sept ans, remarquablement petit (1m,45 de taille) paraissant à peine âgé de onze à douze ans; — affecté des malformations suivantes.

Malformations des membres. — Membres grêles, à muscles atrophiés et amaigris; — os minces, recouverts par une *peau desséchée* lui donnant tout à fait un *aspect squelettique.* — Raideurs articulaires. — Extension de l'avant-bras gauche impossible au delà de l'angle droit. — Les saillies normales des os sont considérablement augmentées et forment sous la peau de véritables exostoses.

Doigts crochus, immobilisés dans des positions anormales; — recouverts d'une *peau violacée, dure, adhérente* aux parties osseuses; — véritables lésions de sclérodactylie.

Malformations des organes génitaux.

Verge toute petite; — *hypospadias* balanique; *anorchidie.* — Pas d'érections ni d'éjaculation.

Malformations craniennes. — Nez. — Dents. — Yeux. — Oreilles. — « Face recouverte d'une peau plissée et chagrinée de petit vieux, aux mouvements difficiles et comme arrêtés et figés dans un masque de cire vieille et jaunie. »

Apophyse mastoïde gauche très saillante.

Nez fortement déprimé à la base.

Voûte du palais ogivale.

Au niveau des incisives, défaut de concordance des maxillaires.

L'incisive supérieure médiane droite présente l'*encoche semi-lunaire d'Hutchinson.*

Lèvres insuffisantes pour produire l'occlusion de la bouche.

Exorbitisme considérable des yeux. — Réflexe pupillaire presque aboli.

Paupières malformées, privées de cartilage, et insuffisantes à couvrir le globe oculaire.

Oreilles petites, *sans lobules.* — Ouïe faible.

Lésions cutanées. **Sclérodermie.**

Peau indurée, adhérente par places au tissu osseux; — rétractions faisant paraître la peau trop courte, formant de véritables brides qui limitent les mouvements des membres; — pigmentation au niveau des plaques d'induration. Pas de troubles de la sensibilité.

Absence de barbe, de moustaches, de poils. — Cheveux abondants.

Ongles bombés et striés longitudinalement.

Perte des réflexes rotulien et plantaire.

Intelligence assez développée.

MM. les Drs Perrin et Melchior Robert, de Marseille, M. le Pr Grasset, de Montpellier, qui ont vu ce malade, n'hésitent pas un seul instant à le considérer comme un *hérédo-syphilitique affecté de sclérodermie.*

Enfin, on a plusieurs fois observé sur des sujets hérédo-syphilitiques, la curieuse dermatose connue sous le nom de **Prurigo chronique de Hébra.**

Cette affection étant surtout l'apanage des sujets héréditairement tarés et dégénérés, il n'y aurait rien d'étonnant à ce qu'à ce titre elle prît place au nombre des dystrophies possibles de l'hérédo-syphilis. Ici encore, toutefois, la question ne peut être que posée, voire sous les plus expresses réserves.

DYSTROPHIES DES ANNEXES FŒTALES.

Je puis reproduire ici, grâce à l'obligeance extrême de M. le Dr Bar, deux observations des plus curieuses, encore uniques, je crois. Elles sont relatives toutes deux à des dystrophies des annexes fœtales, dystrophies présentées par deux fœtus hérédo-syphilitiques, affectés en plus de différentes malformations.

Dans l'une de ces observations, le **cordon ombilical, complètement désagrégé**, revêt un aspect moussu, véritablement indescriptible, et dont la photographie seule peut rendre un compte exact (Voy. fig. 25).

Dans l'autre, il s'agit d'un **arrêt de développement de l'amnios**, arrêt de développement tel que le fœtus a dû vivre dans la cavité utérine sans être complètement entouré par les membranes de l'œuf.

Enfin je citerai, mais seulement pour mémoire, une observation de MM. Macé et Durante, relative aussi à la **dissociation des vaisseaux du cordon**, par fonte du tissu gélatineux (cela avec les réserves que font eux-mêmes les auteurs sur l'origine hérédo-syphilitique de cette dystrophie).

Obs. 304 (MM. les Drs **Bar et Tissier**). — **Désagrégation du cordon ombilical. — Trois cordons.**

Père non examiné ; sa femme raconte qu'il « prend encore actuellement des pilules de protoiodure d'hydrargyre et de l'iodure de potassium », et qu'il a voulu lui en faire prendre aussi, lorsqu'au début de sa troisième grossesse elle a présenté à la vulve et à l'anus « des écorchures et des plaques rouges. » — Deux mois plus tard, elle eut encore une angine qui persista un mois; mais, pour cet accident comme pour les autres, son mari l'empêcha d'aller à l'hôpital.

Actuellement, aucune lésion suspecte ; on trouve seulement dans les aines des ganglions nombreux, mobiles et indolents.

Cette femme, âgée de vingt-six ans, a eu antérieurement deux grossesses, terminées par la naissance de deux enfants vivants : l'aîné est encore vivant ; le second est mort à onze mois. (Il est permis de croire que ces deux enfants ont été procréés avant l'infection des parents.)

La deuxième grossesse se termina par la naissance à terme d'un enfant qui pesait 3400 grammes; — qui respira quelques instants, puis succomba.

L'autopsie révéla les particularités suivantes, que je ne fais qu'énoncer :

Foie volumineux ; énorme calibre des vaisseaux, qui sont entourés d'une gaine scléreuse résistante, dans laquelle se trouvent des traînées, des amas nucléaires.

Reins : lésions prédominantes autour des vaisseaux ; en plusieurs points, petites *gommes* bien nettes.

Rate : périartérite généralisée, tout comme dans le foie et les reins.

Cœur : énorme; hypertrophie de tout le muscle; distension du cœur droit.

Persistance du trou de Botal.

Canal artériel ectasié, volumineux.

Calibre considérable de la veine cave inférieure, des artères pulmonaires, de l'aorte et des vaisseaux des membres.

Mais ce qui est surtout particulier dans cette observation, c'est la malformation dont est atteint le **cordon ombilical** et dont voici la description :

« Près de son insertion placentaire, le revêtement amniotique est complet sur un trajet de 7 à 8 centimètres; mais, un peu plus loin, l'amnios semble avoir éclaté, et le tissu de la gélatine de Wharton gonflé fait hernie; il semble désagrégé et forme des filaments assez longs de couleur sale. — Pendant quelques centimètres, le cordon reprend un aspect normal; mais bientôt il se désagrège tout à fait; l'amnios rompu a disparu. Les vaisseaux funiculaires forment **trois cordons** complètement isolés les uns des autres.

« L'un, plus épais, contient la veine. Sur toute sa surface flottent des débris du tissu gélatineux. En quelques points seulement on reconnaît encore quelques îlots d'amnios adhérents.

« Les deux autres cordons plus petits, ici tout à fait libres, là réunis à la veine par des lambeaux de tissu interannexiel désagrégé, contiennent les artères. Quand nous avons voulu sectionner le cordon ombilical dans la partie où il était le moins altéré, nous avons été frappé de la résistance de son tissu, qui criait sous le couteau. Il en était de même dans les parties où les vaisseaux étaient dissociés. Chacun de ces cordonnets présentait une résistance remarquable. Celui qui contenait la veine semblait notamment formé d'un tissu de consistance crétacée.

« Une coupe du cordon vue de champ permettait de noter à l'œil nu l'existence d'une gangue très épaisse autour des trois vaisseaux.

« L'examen histologique a permis de relever les particularités suivantes :

« Dans le cordon ombilical, les trois vaisseaux sont entourés d'une gangue fibreuse d'épaisseur colossale. Entre les vaisseaux on ne reconnaît plus la disposition habituelle du tissu interannexiel. Celui-ci n'est plus constitué que par une trame celluleuse. Les coupes sont identiques à celles qu'on obtient quand on examine du tissu cellulaire sphacélé.

« Après l'examen histologique que nous avons pratiqué, dit encore plus

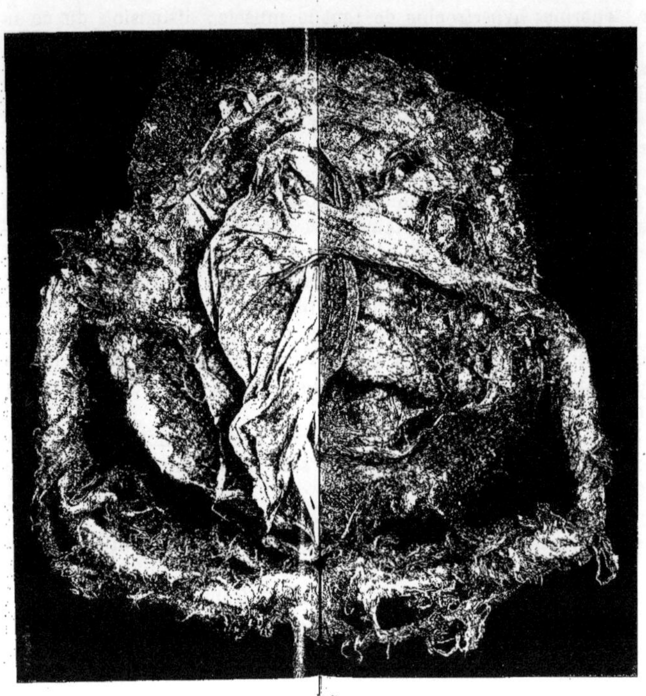

Fig. 25.

loin le Dr Bar, et devant les résultats qu'il nous a donnés, on peut penser qu'il y a peut-être une certaine corrélation entre cette anomalie du cordon et les lésions multiples que nous avons trouvées dans le fœtus ou dans les annexes.

« Déjà tous les auteurs qui se sont occupés de la syphilis fœtale ont insisté sur les lésions qu'on pouvait observer dans le cordon et qui seraient dues à cette cause.

« Œdmannson (cité par Kustner, *Handbuch de Muller*, t. II, p. 589) insiste sur les lésions qu'on voit autour des vaisseaux ombilicaux, la dégénérescence fibreuse, calcaire de leurs parois, les thromboses qui en résultent. — Winckel (*Bericht und Studien*, t. I, p. 874) a montré l'origine syphilitique de certaines sténoses des vaisseaux du cordon.

« Ici, la sclérose périvasculaire est certaine, et il est vraisemblable qu'on doit l'attribuer à la syphilis. — En est-il de même pour les modifications de la gélatine de Wharton qui donnent un aspect si singulier au cordon ombilical? On ne peut sur ce point formuler que des hypothèses que viendront appuyer ou infirmer de nouveaux faits. Peut-être l'épaisseur de la gangue fibreuse qui entoure les vaisseaux funiculaires s'est-elle simplement opposée à la régulière nutrition des tissus interannexiels, et ceux-ci ont-ils subi une sorte de nécrobiose. D'où cette désagrégation du tissu gélatineux qui, rompant l'amnios, vient flotter entre les vaisseaux du cordon désunis (1). »

Obs. 305 (communiquée par M. le Dr Bar).

Arrêt de développement de l'amnios. — Membranes largement perforées; fœtus en rapport, partiellement, avec la cavité utérine. Double pied bot varus équin. — Ectopie testiculaire double. — Malformations cutanées.

Père alcoolique invétéré et tuberculeux, niant tout antécédent spécifique.

Mère âgée de trente-sept ans; de bonne santé; indemne actuellement de toute trace apparente de syphilis; — raconte que, trois ans après son mariage, elle a souffert de céphalées, de maux de gorge et de douleurs articulaires, tous symptômes qui ressortissent sans doute à une infection syphilitique.

A eu dix grossesses :

Première grossesse : accouchement prématuré à huit mois; — enfant mort-né.

Deuxième grossesse : accouchement prématuré à sept mois ; — enfant mort-né.

Troisième grossesse : accouchement prématuré à six mois; — enfant mort-né.

Quatrième grossesse : accouchement prématuré à six mois ; — enfant mort-né.

(1) *Société obstétricale et gynécologique de Paris*, 13 juin 1895, p. 274.

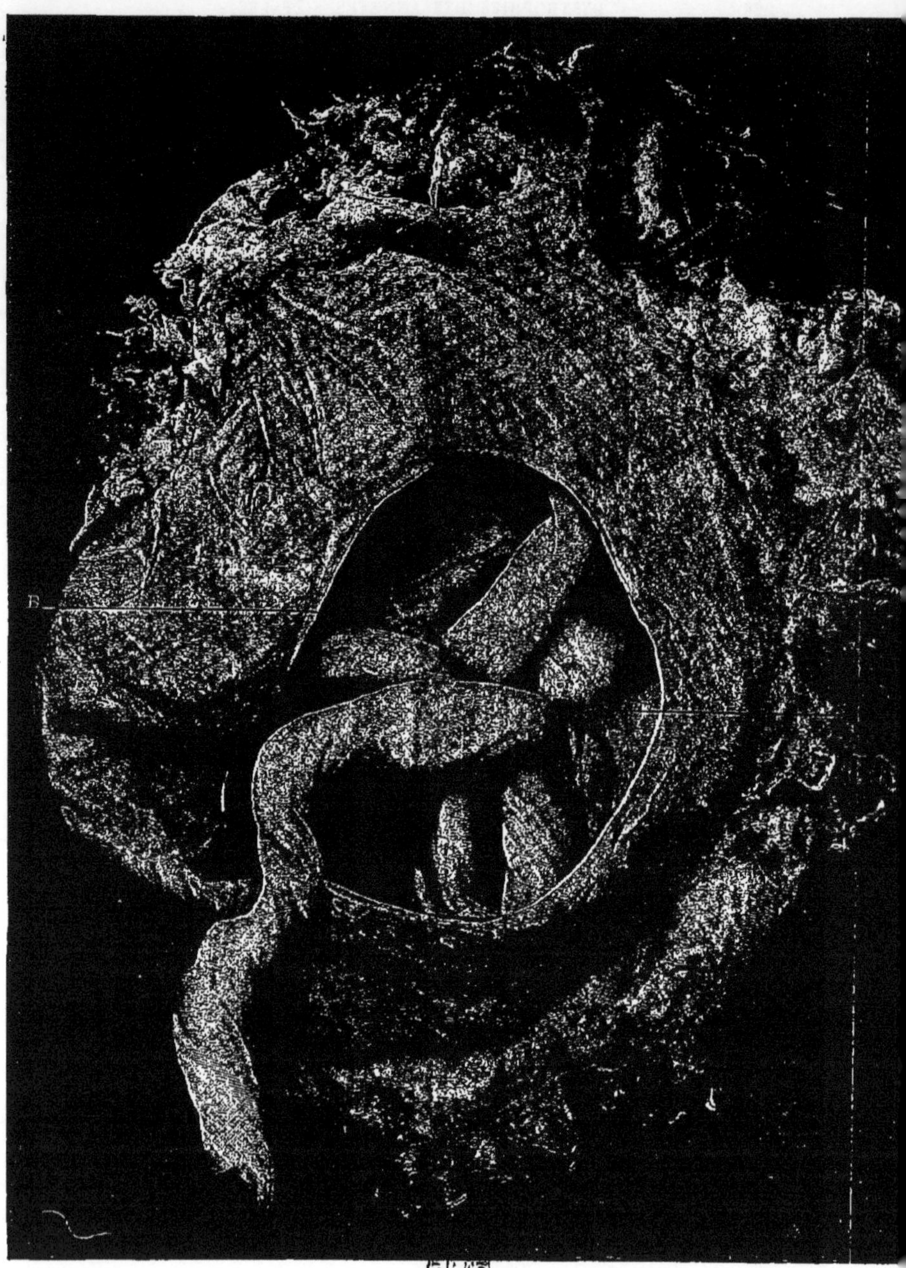

Fig. 25 *bis*.

Cinquième grossesse : durant les cinq derniers mois, la mère reste couchée ; accouchement à terme d'un enfant vivant, qui meurt au bout de trois mois.

Sixième grossesse : au troisième mois de la grossesse, traumatisme et avortement.

Septième grossesse : avortement à six semaines.

Huitième grossesse : enfant vivant, mort à sept mois.

Neuvième grossesse : enfant vivant, mort à trois mois.

Dixième grossesse : au cinquième mois, légère hémorragie ; depuis ce moment, la malade perd continuellement un peu de sang, et ces hémorragies se continuent jusqu'au moment de l'accouchement. Pendant le septième mois, deux fois elle perd une assez grande quantité d'eau mélangée de sang.

Accouche prématurément, au huitième mois, d'un enfant mort durant le travail.

L'enfant et les membranes présentent les *monstruosités* suivantes :

Placenta volumineux par rapport à l'enfant ; poids de 380 grammes.

Membranes largement perforées : « L'orifice qu'elles présentent est limité par un bord au niveau duquel le chorion et l'amnios adhèrent l'un à l'autre. Par cet orifice, le cordon pénètre dans une cavité B, formée par des membranes non plissées, mais peu épaisses, et qui est beaucoup trop petite pour avoir pu contenir le fœtus. Le chorion ne s'insère pas au bord du placenta, qui, sur les quatre cinquièmes environ de sa circonférence, est largement marginé. Le cordon s'insère sur la face fœtale du placenta, à 3 centimètres environ en dehors du centre du chorion basal (Voy. fig. 25). »

Pour M. le Dr Bar, cette malformation est le résultat d'un *arrêt de développement de l'amnios*, en tous points comparable à celui que M. Dareste a maintes fois observé chez les animaux, concurremment avec des malformations embryonnaires qu'il croit tributaires de la malformation amniotique.

« L'orifice des membranes, dit M. Bar, est singulièrement comparable à un véritable ombilic amniotique qui aurait persisté et aurait laissé, à un certain moment, échapper le fœtus hors des membranes. Les malformations du fœtus, les faibles dimensions de la cavité ovulaire, la forme régulière de l'orifice, l'adhérence du chorion et de l'amnios à ce niveau et seulement à ce niveau, l'existence d'un placenta largement bordé, l'absence de traumatisme, peuvent plaider en faveur de cette hypothèse. »

Quelle que soit l'interprétation acceptée, il n'en est pas moins vrai que, dans ce cas, **le fœtus a dû vivre pendant un certain temps dans la cavité utérine, sans être entouré par les membranes de l'œuf.**

Fœtus : pesant 1 400 grammes ; présente les malformations suivantes :

Double pied bot varus équin.

Ectopie testiculaire double ; les testicules sont dans les canaux inguinaux.

Malformations cutanées :

La paroi cutanée antérieure de l'aisselle descend jusqu'à la moitié du bras; non seulement elle masque absolument le creux de l'aisselle, mais, formant une sorte de bride entre la paroi thoracique et le bras, elle entrave singulièrement ce dernier dans ses mouvements d'abduction, qui sont très limités.

Au-dessous du pubis, il existe un même « *volet cutané* » qui descend au-devant des organes génitaux et les masque complètement.

Ce fœtus ne présentait aucun stigmate apparent de l'hérédité syphilitique; mais l'autopsie fut plus démonstrative. « Le foie de cet enfant, dit le Dr Bar, présentait tous les caractères du foie dit syphilitique (sclérose diffuse avec amas nucléaires épais dans le tissu périportal). »

Obs. 306 (MM. les Drs **Macé** et **Durante**) (1).

Enfant né vivant et bien portant. — Pas de renseignements sur les parents.

Annexes. — La gaine funiculaire est déchirée, et les artères se montrent à nu par places, par suite de la fonte du tissu gélatineux.

Au microscope, on trouve de l'endo et de la périphlébite intense tout le long du cordon; ces lésions sont peut-être plus accentuées du côté du fœtus. — Les artères sont à peu près saines.

Par places, soit dans la substance gélatineuse, soit dans la tunique externe de la veine, on constate des amas de cellules rondes qui sont de petites *gommes*.

« En résumé, *endopériphlébite*, probablement de nature syphilitique », et *dissociation des vaisseaux du cordon par fonte du tissu gélatineux*.

[Il m'a semblé tout à fait prématuré d'aborder ici la question de relation pathogénique entre la syphilis et la **môle hydatiforme**. C'est qu'en effet je n'ai pu recueillir sur ce point qu'un très petit nombre de documents.

Voici cependant quelques faits qui pourraient donner à penser (mais cela sous les plus expresses réserves) que l'influence syphilitique n'est pas étrangère à la production de la môle.

I. — **Obs. 307** (M. le Dr **Tardiff**). — Père syphilitique. — Pas de renseignements sur la mère. — Quatre grossesses.

Première grossesse : enfant vivant. — Otite chronique depuis deux ans.

Deuxième grossesse : fausse couche de trois mois et demi.

Troisième grossesse : fausse couche de quatre mois.

Quatrième grossesse : pénible ; vomissements; troubles de la mémoire, troubles mentaux. — Expulsion *d'une môle vésiculaire volumineuse*.

II. — **Obs. 308** (M. le Dr **Tardiff**).

Pas de renseignements sur le père. — Mère manifestement syphilitique.

Six grossesses.

Première grossesse : fausse couche.

Deuxième grossesse : fausse couche.

Troisième grossesse : fausse couche.

(1) *Société obstétricale et gynécologique de Paris*, 13 juin 1895.

Quatrième grossesse : enfant né vivant ; — mort au troisième jour.

Cinquième grossesse : enfant né vivant ; mort de méningite (?) à l'âge de trois mois.

Sixième grossesse : expulsion *d'une môle hydatiforme* du volume des deux poings (1).

III. — **Obs. 309** (communiquée par M. le Dr **Barthélemy**). — Père : syphilis six ans avant son mariage. — Traitement presque absolument nul.

Pas de signes de syphilis sur la mère.

Quatre grossesses.

Première grossesse : enfant née vivante ; — morte à cinq mois de méningite.

Deuxième grossesse : expulsion *d'une môle hydatiforme.*

Troisième grossesse : enfant né à terme, bien portant.

Quatrième grossesse : enfant chétive, maigre, mal développée ; — sujette à des maux de tête très fréquemment répétés et à des convulsions épileptiformes. (On craint toujours sur elle l'invasion d'une méningite.) — Adénopathies très multiples. — Nez écrasé. — Dents vulnérables, mal formées, mal implantées, à caries très précoces.

Une autre observation analogue du même auteur se trouve relatée dans ce travail sous le n° 322.]

MONSTRUOSITÉS.

Lorsque l'anomalie de conformation s'écarte du type normal d'une façon véritablement *considérable*, elle prend le nom de monstruosité. — Impossible de donner au « monstre » une autre définition que celle-là.

Eh bien, l'influence hérédo-syphilitique est-elle capable de réagir assez fortement sur l'embryon pour le constituer à l'état de monstre ? Je le crois, d'après les observations qui vont suivre.

Au reste, rien d'étonnant à ce que les dystrophies hérédo-syphilitiques aboutissent à des monstruosités. Car la monstruosité n'est que l'exagération de l'anomalie, l'amplification de l'arrêt de développement, ou la réunion d'un certain nombre d'anomalies, etc. Or, je n'ai plus à répéter ici ce que j'ai dit tant de fois au cours de ce travail, à savoir que les imperfections, les arrêts et les déviations du développement sont fonction de causes infectieuses ; et que, parmi les causes de cet ordre, la syphilis, par son intensité dystrophique, tient certainement un des premiers rangs.

(1) *Annales de Gynécologie*, 1895, p. 202.

J'ai réuni dans le chapitre actuel un certain nombre d'observations relatives à des enfants hérédo-syphilitiques qui présentaient des malformations si considérables ou si nombreuses que le nom seul de *monstres* leur est vraiment applicable.

Tantôt ces enfants ou ces fœtus étaient affectés de malformations incompatibles avec l'existence (tels les anencéphales, naissant macérés ou mourant après quelques inspirations); — et tantôt ils présentaient des monstruosités qui leur ont permis de vivre un certain temps, voire plusieurs années.

J'ai trouvé dans la littérature médicale 14 cas de cet ordre. J'ai pu ajouter à ce nombre 9 cas inédits; ce qui élève à 23 le nombre des observations que j'aurai à produire (1).

Il m'a été vraiment impossible de classer ces monstres d'une façon rationnelle. Le plus souvent, en effet, ils *cumulent* les anomalies et, simultanément, s'individualisent par la variété de ces anomalies. Je les énumérerai donc simplement, en suivant l'ordre chronologique des observations qui leur sont relatives.

Obs. 310 (M. le Dr **Follin**). — **Hérédo-syphilis. — Éventration.**

Une femme contracte la syphilis deux mois après son mariage et devient enceinte. Elle accouche à sept mois et demi d'un *enfant monstrueux* avec *éventration des viscères.*

Le monstre fut présenté à l'Académie de médecine. « Il ne serait pas étrange, dit l'auteur, de supposer que les lésions qui ont donné lieu à ces monstruosités fussent *de nature syphilitique.* »

Redevenant enceinte l'année suivante, cette femme met au monde un enfant qui, deux semaines après sa naissance, présentait les manifestations syphilitiques les plus classiques et communiqua la vérole à sa nourrice.

Enfin, deux ans après, la même femme accouche d'une petite fille qui n'a jamais eu les moindres symptômes de syphilis (2).

Obs. 311 (M. le Dr **Jonathan Hutchinson**) (résumée). — **Hérédo-syphilis — Absence de palais et de langue.**

M. B..., syphilitique, se marie. — Sa femme a six grossesses.

Première grossesse : fille morte à quinze ans, « de consomption »

Deuxième grossesse : fille vivante, bien portante.

Troisième grossesse : enfant mort-né.

Quatrième grossesse : enfant mort à trois mois; — *n'avait ni palais ni langue.*

Cinquième grossesse : enfant vivant, bien portant.

Sixième grossesse : enfant présentant l'aspect typique d'un hérédo-syphi-

(1) Un de ces cas est relaté dans cette thèse, sous le n° 396, p. 344.

(2) [...]*thologie externe*, t. I, p. 780. Paris, 1861.

litique ; — kératite double, dents typiques, etc. ; — très amélioré par un traitement spécifique (1).

Obs. 312 (M. le Dr **Septours**). — **Hérédo-syphilis. — Fœtus anencéphale. — Nez rudimentaire ; une seule narine. — Bec-de-lièvre. — Trois langues. — Spina bifida considérable. — Absence de cerveau et de moelle.**

La nommée Marie-Louise Z..., âgée de vingt-trois ans, bien constituée, ayant plusieurs frères et sœurs bien portants, se marie avec un garçon bien portant, bien conformé, mais qui a contracté la syphilis quatre années avant son mariage. Pour tout traitement, 60 pilules de bichlorure de mercure.

Le 30 juillet 1874, après avoir perdu une quantité de liquide évaluée à dix litres, cette femme accouche, après une application de forceps, d'un fœtus monstrueux, mort depuis plusieurs heures et présentant les différentes particularités suivantes :

Fœtus anencéphale : le front n'existe pas, pour ainsi dire ; il s'élève à peine d'un demi-centimètre au-dessus des sourcils ; et il présente une forte échancrure au niveau de la racine du nez.

Pas de boîte cranienne ; à la place du cuir chevelu, une pellicule très mince, disposée en forme de capuchon.

Yeux bombés, saillants, semblant sortir de l'orbite.

Nez rudimentaire : une seule narine, dans laquelle on peut difficilement introduire un stylet de trousse.

Mâchoire supérieure divisée en plusieurs segments inégaux, par défaut de soudure des maxillaires aux os incisifs.

Bec-de-lièvre, s'étendant jusqu'à la narine droite, qui n'existe pas et loge dans son anfractuosité une portion de la tumeur qui sort de la bouche.

Voûte palatine présentant deux fissures longitudinales, qui permettent à la bouche de communiquer librement avec les fosses nasales.

Dans la bouche, trois langues : deux inférieures, reposant sur le plancher buccal, adhérentes à la base, libres à la pointe, réunies chacune par une espèce de frein à la moitié du maxillaire inférieur correspondant.

La troisième langue, superposée aux deux autres et les recouvrant dans toute leur étendue, se trouve suspendue par une sorte de frein à la portion médiane de la voûte palatine.

Volumineuse et faisant une énorme saillie au dehors des lèvres, cette troisième langue s'unit par sa base aux deux autres, formant ainsi en arrière une masse unique, attachée à l'os hyoïde, obstruant le gosier sur la ligne médiane, et ne laissant sur les côtés que deux petits sillons qui conduisent dans le pharynx.

Spina bifida considérable : les lames vertébrales et les portions réfléchies de ces lames qui, par leur adossement, forment les apophyses épineuses

(1) *Maladies de l'œil et de l'oreille consécutives à la syphilis héréditaire.* Londres, 1863.

des vertèbres cervicales, dorsales et lombaires, sont écartées et transforment le canal vertébral en une large gouttière. La mince pellicule qui constitue la calotte cranienne recouvre cette gouttière et vient se terminer en pointe aux environs du sacrum. Cette membrane formait ainsi la voûte d'une tumeur que, pendant la vie intra-utérine, le monstre portait sur la tête et sur le dos; cette tumeur s'est rompue avant l'accouchement et a contribué, avec les eaux de l'amnios, à former la volumineuse quantité d'eau perdue par la malade.

Absence du cerveau et de la moelle; dans le canal vertébral on trouve seulement quelques rudiments de méninges rachidiennes et quelques vestiges de la queue de cheval (1).

Obs. 313 (M. le Dr Bellard). — **Monstre célosomien agénosome. — Monstruosités extrêmement multiples.**

Marie B..., vingt-trois ans, célibataire ; entre à la maternité de l'hôpital Sainte-Eugénie, dans le service du professeur Pilat, en décembre 1881.

Cette malade, qui a déjà eu deux couches heureuses et à terme, présente actuellement, sur les membres inférieurs et diverses autres parties du corps, des syphilides papulo-squameuses.

Elle accouche prématurément, à sept mois et demi environ et très difficultueusement, d'un enfant mort, pesant 2100 grammes, et présentant dans sa conformation des anomalies monstrueuses sur diverses parties du corps.

Dans son ensemble, ce monstre appartient au genre *agénosome*, de la famille des *Célosomiens*, caractérisé, d'après la classification d'Is. Geoffroy Saint-Hilaire, par une « éventration latérale ou médiane occupant principalement la portion inférieure de l'abdomen ; organes génitaux et urinaires nuls ou très rudimentaires ».

Voici la description sommaire des diverses anomalies que présente ce monstre.

1° *Masse herniaire globuleuse, volumineuse*, correspondant à tout l'abdomen et à la partie inférieure du thorax.

A travers la membrane transparente amniotique et péritonéale qui forme la paroi de cette poche, on peut voir : en haut, la base du poumon droit et le cœur, séparés par un diaphragme d'apparence normale du foie et de l'estomac, dont la direction est restée verticale, et qui occupent, avec la rate, l'épiploon gastro-hépatique et le grand épiploon, la portion inférieure de la masse herniaire.

Sur toute la portion gauche de cette masse, et surtout au niveau du foie, on trouve des débris du placenta qui adhérait intimement aux parois du sac.

2° *Absence d'anus.* — L'intestin grêle s'ouvre dans une poche rectale assimilable au gros intestin et qui communique par sa face antérieure avec une autre cavité qui reçoit les uretères et est assimilable à la vessie.

(1) *Observation sur un cas de monstre anencéphale* (*Union médicale*, février 1876).

3° *Absence du canal urétral.*

4° *Absence des organes génitaux*, tant internes qu'externes.

On trouve pourtant, sur le canal qui fait communiquer la poche rectale à la vessie, quelques glandules assimilables à la prostate.

5° *Anomalies vasculaires.*

Un seul tronc carotidien et deux sous-clavières.

Absence de la veine cave inférieure, suppléée par les veines rachidiennes et l'azygos.

Anomalies veineuses nombreuses.

6° Absence de l'arc postérieur des vertèbres dans toute la région lombo-sacrée, et volumineux *spina bifida*.

7° *Malformations de la colonne vertébrale*, dont une première courbure dorsale déforme le thorax, et dont une seconde courbure lombaire, dirigée en avant, est si prononcée que la cavité du bassin n'existe pour ainsi dire plus.

8° *Malformations costales :*

Les sept côtes inférieures droites, imbriquées les unes sur les autres, descendent jusqu'à l'os iliaque ; les cinq supérieures s'articulent avec le sternum.

Du côté gauche, les quatre premières côtes arrivent aussi jusqu'au sternum ; les autres, réduites à cinq, sont fusionnées un peu au delà de leur articulation vertébrale en une seule plaque osseuse.

9° *Malformations des membres inférieurs :*

Les deux membres inférieurs ont subi un mouvement de rotation de 180° en dedans, de telle façon que les fesses et les creux poplités regardent en avant.

Les deux pieds sont en *équinisme* (1).

Obs. 314 (M. le Dr **Léon Vallois**). — **Absence de paroi abdominale, d'anus, d'organes génitaux ; tumeur abdominale,** etc.

Victorine D..., vingt-quatre ans, contracte la syphilis au début de sa grossesse.

Pas de traitement.

Entre en travail prématurément, à six mois.

Accouchement rendu impossible par le *volume énorme de l'abdomen du fœtus*. Après de vaines tentatives pour arriver sur l'abdomen avec les ciseaux de Dubois, on introduit à travers le thorax du fœtus une sonde de Mayor, qui donne issue à environ 800 grammes d'une sérosité jaunâtre.

Extraction dès lors possible d'un fœtus monstrueux, qui présente les anomalies suivantes :

Ascite abondante ; abdomen volumineux.

Paroi abdominale s'arrêtant brusquement à 6 centimètres de l'insertion du cordon et représentée par une membrane transparente, de même cou-

(1) *Contribution à l'étude des monstres célosomiens.* Thèse de Lille, 1882.

leur que le cordon et mesurant 10 centimètres transversalement sur 13 verticalement.

Absence d'anus.

Absence des organes génitaux; ils sont représentés par un appendice de 5 millimètres de long, ne présentant aucun orifice.

A la partie inférieure de l'abdomen, vaste tumeur occupant presque toute la cavité abdominale, bosselée, adhérente à la paroi abdominale postérieure, et sur laquelle viennent se terminer, d'une part, l'intestin, sur la paroi antérieure, et, d'autre part, les uretères, sur les parois antéro-latérales (1).

Obs. 315 (M. le Dr **Druillet**). — **Bec-de-lièvre. — Brachydactylie. — Ectrodactylie. — Syndactylie. — Pied bot varus. — Absence d'un orteil**, etc. (Observation recueillie à la consultation du professeur **Lannelongue**).

Le père avoue avoir subi, il y a quatre ans, un traitement anti-syphilitique.

La mère, primipare, a eu une grossesse difficile.

Pas de vices de conformation chez les enfants ni dans la famille.

Enfant venu à huit mois, chétif. — On le trouve affecté :

1° *D'un bec-de-lièvre* simple du côté gauche.

2° *De vices de conformation des pieds et des mains* (**brachydactylie et ectrodactylie**).

Main droite : pouce, index et petit doigt normaux.

L'annulaire et le médius n'ont que les deux premières phalanges; ils se terminent par une masse sphérique, sans cicatrice à l'extrémité.

Le médius a un ongle rudimentaire; l'annulaire en est dépourvu.

Main gauche : tous les doigts sont normaux, à l'exception *du médius qui n'a que la première phalange.* — Au-dessous de la peau, lisse et unie, on sent facilement l'extrémité de la phalange.

Pied droit : pied bot varus.

Le gros orteil fait défaut.

Les quatre autres orteils sont remplacés par des bourgeons charnus plus ou moins longs, plus ou moins gros, portant à leur extrémité une petite dépression semblant marquer la place de l'ongle.

Pied gauche : le gros orteil et le cinquième sont normaux.

Le second n'a qu'une phalange, qui est intimement unie dans toute sa longueur à la première phalange du troisième orteil. — Syndactylie partielle.

Le troisième n'a que deux phalanges et se termine par une petite masse arrondie, *dépourvue d'ongle.*

Le quatrième est dépourvu d'ongle (2).

Obs. 316 (M. le professeur **Pinard**). — **Monstre pseudencéphale.**

Marguerite J... entre au service de la Clinique en 1891.

(1) *Contribution à l'étude de la syphilis chez la femme enceinte.* Thèse de Nancy, 1883.

(2) *De l'ectrodactylie.* Thèse de Paris, 1886.

Femme primipare, ayant séjourné deux mois à Lourcine, au début de l'année 1890, pour des accidents spécifiques.

Accouche prématurément, à huit mois, en décembre 1891, d'un *monstre pseudencéphale*, macéré, presque entièrement dépouillé de son épiderme, sauf aux mains et aux pieds (1).

Obs. 317 (M. le Dr Toujan). — **Monstruosités extrêmement multiples. — Absence presque complète du cerveau. — Absence des ouvertures buccale, nasales et oculaires. — Absence d'œsophage, d'anus, de vertèbres cervicales. — Cœur réduit à ses cavités gauches. — Anomalies vasculaires, musculaires, intestinales, pulmonaires, etc.**

Mme B..., primipare, syphilitique (plaques muqueuses vulvaires et buccales ; adénopathies sous-maxillaires). — Contagion procédant du mari, qui a eu un chancre sept mois avant le mariage.

En mai 1891, Mme B... accouche prématurément, à six mois et demi, d'un fœtus mort depuis quinze jours, macéré et présentant les malformations suivantes :

Tête volumineuse.

Absence d'ouvertures buccale, nasales, oculaires.

A l'ouverture du crâne, 150 grammes de liquide séro-sanguinolent. — *Cerveau absent presque en entier.* — Vestiges du chiasma des nerfs optiques.

Lobe gauche du cervelet à moitié apparent ; — lobe droit absent ; — bulbe paraissant formé.

Cou. — Tête reliée au thorax par un pédicule de 3 centimètres de long sur 4 centimètres d'épaisseur ; — ce pédicule contient deux carotides et deux jugulaires, très petites, entourant un cordon qui paraît être un reste de l'œsophage ; — pas d'œsophage.

Vertèbres cervicales réduites à l'arc antérieur de l'atlas.

Poumons incomplètement développés ; lobe supérieur absent.

Cœur : le cœur gauche seul existe.

Veine cave inférieure se bifurquant à 4 centimètres du cœur, en deux branches : l'inférieure allant au trou de Botal, la supérieure s'abouchant avec une crosse aortique de 5 centimètres de long sur 2 de large.

Diaphragme : deux petites lames à la base du thorax.

Abdomen : intestins constitués par un lobe renflé à sa partie supérieure, et se terminant, après plusieurs circonvolutions, dans le bassin.

Pas d'anus.

Foie excessivement développé, remplissant presque toute la cavité abdominale.

Organes génitaux du sexe masculin, bien conformés (2).

Obs. 318 (M. le Dr S. W. Wheaton). — **Difformités craniennes. — Syndactylie.**

(1) *Registre de la Clinique Baudelocque*, 1891.
(2) *Annales de gynécologie*, 1892, t. XXXVIII, p. 43.

L'auteur rapporte l'observation de *deux enfants* hérédo-syphilitiques, morts au Royal Hospital de Londres.

Ces deux observations sont presque identiques; — elles sont remarquables :

1° Par la *déformation des crânes*, qui sont petits et presque globuleux. L'arrêt de développement semble surtout s'être effectué dans une direction antéro-postérieure ; les fosses de la base du crâne sont très diminuées d'avant en arrière. Les os occipitaux sont d'ailleurs extrêmement petits; et, dans l'un des deux cas, l'os basilaire ne mesure que 3 millimètres d'épaisseur.

Dans les deux cas, une membrane suturale continue s'étend depuis la fontanelle postérieure jusqu'à la racine du nez; elle est large surtout entre les deux frontaux, où elle atteint 31 millimètres de largeur. — Les frontaux et les pariétaux sont extrêmement minces, et, pendant la vie, on pouvait en certains points les déprimer avec le doigt.

2° Par la *malformation des mains et des pieds* :

Chez les deux enfants, les doigts des deux mains sont unis en une seule masse, dont seul le pouce reste séparé.

Syndactylie totale des orteils chez l'un des enfants; — syndactylie partielle seulement chez l'autre (1).

Obs. 319 (M. le Dr Apert). — **Ascite énorme. — Malformation du nez, des yeux, de la bouche, du crâne. — Cryptorchidie.**

Mme X..., primipare, présente pendant sa grossesse des accidents de syphilis secondaire.

A sept mois de sa grossesse, elle a un ventre volumineux, comme pour une grossesse à terme; elle accouche prématurément à cette époque. A la dilatation complète, M. le professeur Budin, ayant introduit la main dans l'utérus, se rend compte *du volume énorme de l'abdomen de l'enfant*. — Perforation de l'abdomen avec un trocart ; — écoulement d'une grande quantité de liquide, et extraction dès lors facile d'un fœtus présentant les malformations suivantes :

Ascite énorme.

Nez peu saillant; *les ailes du nez n'existent pas.*

Les yeux sont extrêmement petits.

Bouche de forme triangulaire, à sommet supérieur. — Cicatrice sur la lèvre inférieure.

Ankylose des articulations temporo-maxillaires.

Os du crâne épais et spongieux.

Pariétal gauche divisé en trois fragments par une large perte de substance.

Cryptorchidie; les testicules sont dans l'abdomen; — le gauche adhère à un kyste trois fois gros comme lui.

(1) *Transactions of the pathological Society of London*, 1894, XLV, p. 238.

Poumons atteints de pneumonie blanche syphilitique.
Foie, rate et cœur normaux (1).

Obs. 320 (M. le Dr **Rich. Wood**). — **Monstre anencéphale.**

Mme G..., âgée de trente ans, syphilitique; présente encore actuellement une éruption spécifique.

Accouche d'un fœtus mort depuis une semaine environ.

C'est un *monstre anencéphale* ; les os frontaux, occipital et pariétaux font défaut et sont remplacés par une membrane mince et transparente ; — à sa jonction avec les téguments, il y a une rangée étroite de cheveux. — Les os de la face sont résistants, et on peut les palper par derrière à travers cette membrane.

Membres supérieurs normaux ; membres inférieurs longs, mais à extrémités trop petites. — Ongles des orteils non développés.

Nez large et aplati.

Poids du fœtus : 2 050 grammes.

Le placenta, circulaire, était d'une épaisseur « extraordinaire ». — Hydramnios abondante (2).

Obs. 321 (M. le Dr **Louis Dubrisay**). — **Malformation cranienne (aspect d'un proencéphale). — Syndactylie des doigts et des orteils. — Pieds bots. — Imperforation anale.**

Cette observation est publiée *in extenso* dans le *Bulletin de la Société d'obstétrique de Paris* ; je n'y apporterai qu'une seule modification relativement à la syphilis de la mère. Je tiens, en effet, du Dr Dubrisay que, tout récemment, cette femme est venue dans son cabinet lui faire l'aveu d'une contamination syphilitique dont elle se savait pertinemment affectée, mais qu'elle avait cru devoir nier tout d'abord.

Voici le résumé de cette curieuse observation :

Père non examiné ; alcoolique. — Aucune malformation ni sur lui, ni dans sa famille, ni dans la famille de sa femme.

Mère : femme robuste, bien constituée, a contracté la syphilis en 1893 (éruptions sur la poitrine et la face ; ulcérations à la vulve ; angine ; alopécie ; accidents vus et soignés à cette époque, par un médecin qui les a réputés syphilitiques). — Actuellement, ne présente aucun signe apparent de spécificité.

Première grossesse en 1894 : accouchement prématuré, à sept mois, d'un fœtus mort et macéré.

Seconde grossesse : hydramnios ; accouchement à terme en mars 1897, à la Clinique Tarnier, d'un enfant vivant, présentant les malformations suivantes :

Tête : *bosses frontales énormes*, formant à la partie antérieure du crâne une saillie volumineuse qui surplombe de beaucoup les os de la face et donne

(1) *Société obstétricale et de gynécologie*, 11 avril 1895.
(2) *New York med. Record*, décembre 1895, t. XLVIII, p. 893.

à la tête de cet enfant l'aspect d'un *proencéphale*. (Je dis « aspect » seulement, le terme de proencéphale me semblant réservé à des monstres exencéphales dont l'encéphale fait saillie en grande partie hors de la boîte crânienne et dans la région frontale, ouverte par écartement des os incomplètement développés; — ce qui n'est pas le cas actuel.)

Entre les deux os frontaux, il existe *une zone fibreuse, dépressible, irrégulière, large de 2 centimètres* environ, se continuant avec la fontanelle antérieure et se prolongeant, d'autre part, jusqu'à la base du nez.

Racine du nez écrasée.

Globes oculaires saillants.

Oreille gauche légèrement irrégulière à la partie supérieure.

Membres supérieurs :

Bras et avants-bras normaux.

Syndactylie complète, totale, des cinq doigts, qui sont remplacés par un plan unique, conoïde, dont la base fait suite aux métacarpiens et dont le sommet est constitué par deux ongles inégaux, semblant correspondre, le petit à l'ongle du pouce, et l'autre à la réunion des ongles des quatre autres doigts.

Une radiographie a permis de constater que les phalanges étaient remplacées par deux massifs osseux nettement séparés.

Membres inférieurs :

Cuisses et jambes normales.

Pieds bots. — « Les pieds sont fléchis de telle sorte qu'ils reposent sur leur bord externe, la face plantaire regardant directement en dedans. »

Syndactylie complète des orteils qui constituent un plan continu. « Les ongles forment une bande ininterrompue, allant d'un bord à l'autre du pied ; on y distingue néanmoins l'ébauche des doigts. »

Sur une radiographie, on distingue nettement les soudures partielles des métatarsiens entre eux, ainsi que celles des phalanges entre elles.

Imperforation anale. — Malgré l'opération, la mort survint au bout de six jours.

L'autopsie ne révéla aucune malformation des viscères.

Cet enfant, à sa naissance, pesait 3 150 grammes et mesurait 45 centimètres.

Le placenta pesait 650 grammes ; il ne présentait aucune anomalie ni des cotylédons, ni des membranes ; aucune altération du côté de l'amnios (1).

Obs. 322 (communiquée par M. le Dr **Barthélemy**). — **Première grossesse : môle hydatiforme. — Seconde grossesse : malformation monstrueuse d'un pied; hernie ; monorchidie ; strabisme ; pied bot, etc.**

M. X... contracte la syphilis en 1872 à l'âge de dix-huit ans ; — il suit un traitement irrégulier, tout à fait insuffisant, et présente à deux reprises dif-

(1) *Bulletin de la Société d'obstétrique de Paris*, 9 mars 1898, p. 81.

férentes, en 1875 et 1877, des symptômes de syphilis cérébrale assez graves, qui cèdent presque complètement à un traitement intensif.

Marié neuf années plus tard, il contamina sa femme, qui, bien qu'ayant suivi un traitement insignifiant, eut une syphilis notablement bénigne.

En 1885, Mme X... accouche prématurément à quatre mois, d'une *môle hydatiforme*.

En 1888, accouchement prématuré, à huit mois, d'un enfant présentant plusieurs malformations :

Hernie ombilicale.

Absence du testicule droit.

Strabisme gauche.

Malformations des extrémités inférieures, à savoir :

A gauche, *pied bot.*

A droite, *dystrophie des orteils disposés en pince de homard.*

Cet enfant vit encore ; il est bizarre de caractère et névropathe ; mais il est vif et intelligent.

Il n'a jamais présenté de lésions syphilitiques.

En 1891, accouchement à terme d'une fille bien conformée, mais petite, chétive, qui s'est élevée difficilement et qui, aujourd'hui, présente des saillies osseuses anormales ; — une *scoliose de la colonne vertébrale* à courbure antérieure ; — une dentition très défectueuse ; — du strabisme de l'œil gauche ; — des ongles minces et fragiles. — Elle est intelligente, mais elle a un caractère fantasque et difficile.

Obs. 323 (communiquée par M. le professeur **Budin**). — **Monstre anencéphale.**

Mme X..., primipare, est affectée, au cours de sa grossesse, de divers accidents de syphilis secondaire : angine, céphalée, adénopathies multiples, alopécie, etc.

Elle accouche, au mois d'août 1897, d'un monstre anencéphale, pesant 950 grammes. Ce monstre n'a que la face et la base du crâne.

Poids du placenta = 300 grammes.

Obs. 324 (communiquée par M. le professeur **Budin**). — **Monstre anencéphale.**

Mme F..., âgée de vingt-trois ans, secondipare.

Premier enfant vivant, bien portant.

Redevenue enceinte (père différent), elle présente, au début de sa seconde grossesse, des accidents de syphilis secondaire : adénopathies inguinales indolores, dures ; — céphalée ; — angine, alopécie, etc. ; — actuellement, exostose assez grosse, récente, au niveau du palais osseux.

Elle accouche, en novembre 1897, prématurément, d'un monstre mort, macéré, *anencéphale*, pesant 1850 grammes.

Hydramnios très abondante (plus de six litres). — Poids du placenta : 480 grammes.

mmuniquée par M. le Dr Bar). — **Première grossesse : enéphale. — Seconde grossesse : enfant anencéphale. — rossesse : enfant anencéphale.**

jours nié la syphilis et n'a jamais subi aucun traitement spéen 1891, sa santé commença à décliner très rapidement et il n état qualifié au début de neurasthénie grave.

ır Potain, consulté quelques mois après, ne formula aucun dia-, mais soupçonna une affection syphilitique du foie.

ırent rapidement des accidents graves : perte de la méas de la parole et de l'écriture; modifications de caractère; ion violente, puis d'affaissement; — paraplégie; — puis, ulcéraique de la gorge, d'aspect sphacélique, sans ganglions, et diaphilitique par le professeur Fournier. « L'absence de ganglions ınt au frottement, l'absence de douleurs et notamment de dou-, me forcent de croire à la syphilis, en dépit de l'absence de nt. » (A. Fournier.)

lade succombe à une attaque d'apoplexie, vers la fin de l'année gnostic porté à ce moment fut celui de « syphilis cérébrale ».

n'a jamais présenté d'accident suspect; n'a été soumise à ent.

grossesses :

ossesse : enfant mort pendant le travail. — Le professeur Tarner l'accouchement par une application de forceps. Il dit plus que ce premier enfant était *légèrement hydrocéphale.*

rossesse : enfant *anencéphale.*

rossesse : enfant vivant; qui a un crâne particulièrement Agé actuellement de treize ans; — est resté enfantin; — a émoire; — travaille difficilement.

ɾrossesse : expulsion à quatre mois d'un enfant *anencéphale.*

nmuniquée par M. le professeur **Moncorvo**). — **Éventration.**

ıement syphilitique; — souffre actuellement de vertiges, t de violentes céphalées.

— a eu six enfants :

ınt : garçon âgé de treize ans.

ıfant : garçon âgé de dix ans.

ants ont présenté des accidents manifestement syphilitiques. ıuatrième et cinquième enfants : morts en bas âge.

ınt : fillette de sept mois, admise en janvier 1898 dans le ser-eur Moncorvo. — On remarque sur elle : dépression marquée ez; — coryza chronique datant de la naissance; — alopécie; — ous-occipitales, cervicales et inguinales; — absence de dents. résente, en outre, *une volumineuse hernie ombilicale*, une véri-*n*, développée presque immédiatement après la naissance et ɔ cause accidentelle ait pu la provoquer.

os. 327 (M. le Dr Legrain). — **Malformations monstrueuses des ds et des mains.**

abyle âgé de quarante ans, hérédo-syphilitique.

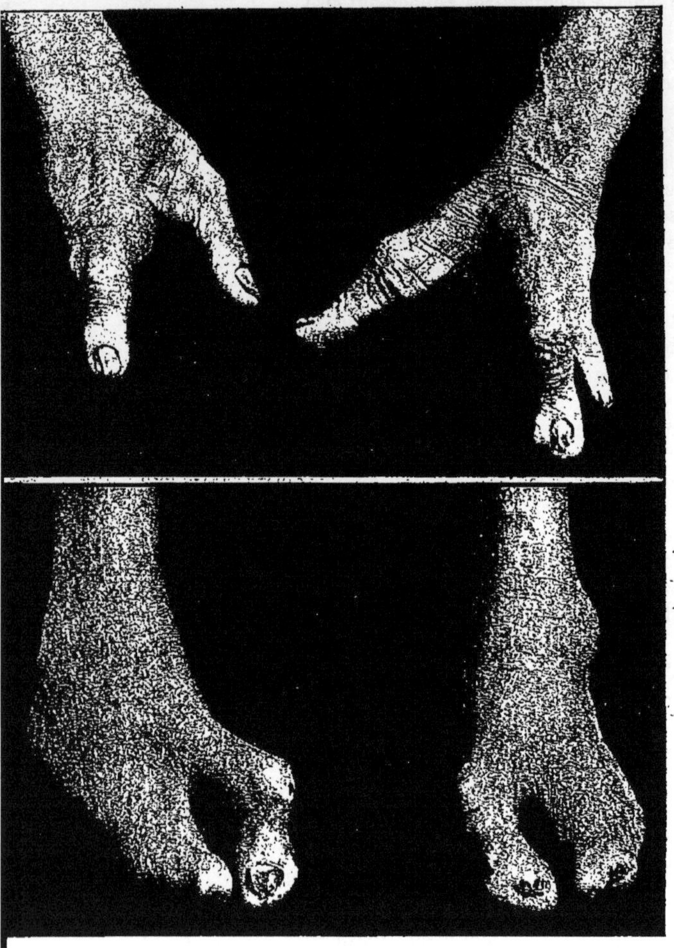

Fig. 26.

lais en ogive ; — malformations dentaires ; — déformation caractéris- e des tibias, etc.

alformations monstrueuses des extrémités supérieures et inférieures ppus, perochirus).

M. le Dr Legrain a bien voulu, avec une extrême complaisance, me communiquer la photographie de cette curieuse monstruosité que je reproduis ici (Voy. fig. 26).

Obs. 328 (recueillie dans le service de M. le Dr Maygrier). — **Malformation monstrueuse du crâne. — Méningocèle frontale. — Syndactylie des doigts et des orteils.**

Mme P..., âgée de trente-cinq ans, s'est mariée deux fois.

De son premier mariage, elle a eu quatre enfants bien portants.

Deux de ces enfants sont morts accidentellement; l'un d'une pneumonie, l'autre de diphtérie; — les deux autres sont vivants et bien portants.

Son second mari est syphilitique; — chancre induré à dix-neuf ans; et depuis lors, à différentes reprises, manifestations diverses et récidivantes de syphilis. — Traitement insuffisant.

Durant ce second mariage, quatre nouvelles grossesses :

Cinquième grossesse à vingt-six ans. — Accouchement prématuré; enfant très petit, mort à cinq jours.

Sixième grossesse : fausse couche de six semaines.

Septième grossesse : garçon né à terme, vivant, ayant actuellement trois ans et demi. — Il a une tête volumineuse et des bosses pariétales très saillantes.

Dents petites, mais régulières et bien plantées.

Huitième grossesse : a évolué régulièrement jusqu'au septième mois; — à cette époque, le ventre prend des proportions énormes. Lorsque cette femme accouche, elle rejette une quantité de liquide tellement abondante que « le lit a été traversé et la chambre inondée ».

Accouchement en ville, après application de forceps, d'une enfant monstrueuse, qui est immédiatement envoyée à l'hôpital.

Mon collègue et ami Herrenschmidt, interne du service d'accouchement, auquel je dois tous ces renseignements, est allé examiner la mère et n'a relevé chez elle aucune trace apparente de syphilis.

Voici les principales malformations dont est affectée cette enfant :

Malformations du crâne :

1° Occipital plat, tombant verticalement sur la nuque;

2° Os frontaux largement séparés l'un de l'autre, au niveau de la suture métopique; — chacun de ces os est déprimé et comme écrasé latéralement, si bien que le front, au lieu de présenter une forme régulièrement convexe, proémine en avant, sous forme d'une *carène* dont les flancs seraient symétriquement déprimés (Voy. fig. 27);

3° Sutures et fontanelles largement ouvertes. — En partant de l'os occipital, on trouve une fontanelle postérieure très large, se prolongeant assez loin en avant et se continuant avec une suture sagittale anormalement béante, dans laquelle on peut enfoncer toute la pulpe d'un doigt. — On arrive ainsi sur la fontanelle antérieure, qui est énorme et empiète d'une façon considérable sur les angles des pariétaux et des frontaux; — cette fontanelle, dans sa partie la plus large, mesure 4 centimètres.

Au-devant de cette fontanelle, on suit pendant un très court trajet la suture interfrontale, qui semble n'avoir que 5 à 6 millimètres de large, puis qui, subitement, s'évase, s'élargit, prend 4 centimètres environ de large, et se prolonge ainsi béante jusqu'à la racine du nez. Dans ce trajet, elle

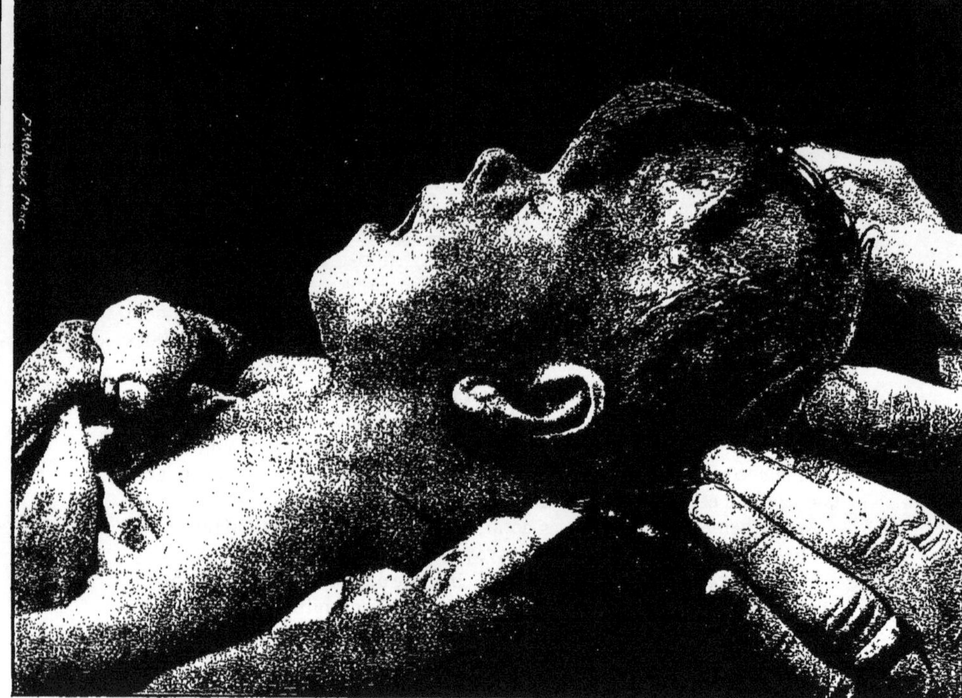

Fig. 27.

donne passage à une tumeur assez volumineuse siégeant au milieu du front, rénitente, ayant la consistance d'une pâte un peu dure et formant au milieu du front une proéminence *en forme de cimier de casque;* si bien que dans le service de mon père, où elle est actuellement hospitalisée, on appelle couramment cette enfant « le pompier ».

Cette tumeur semble constituée par une hernie des méninges à travers la suture métopique; c'est donc, très vraisemblablement, une **méningocèle** interfrontale dont il s'agit.

Malformations des extrémités :

Mains. — Les deux mains présentent des difformités identiques d'un côté à l'autre.

A chaque main il existe une **syndactylie totale** des quatre derniers doigts, réunis en une seule masse qui a la forme d'un cône. — En palpant cette masse unique, on distingue assez bien les phalanges des quatre doigts; — à l'extrémité, un ongle unique pour tout ce cône; pourtant, une toute petite encoche indique sur cet ongle une ébauche d'indépendance de l'ongle de l'auriculaire.

Le pouce est libre de toute adhérence, mais il est luxé, bot, et dirigé transversalement à travers la paume de la main, la pulpe du doigt venant se mettre en contact avec le bord cubital de la main.

Pieds. — Les cinq orteils sont complètement *soudés* ensemble et cela jusqu'à leurs extrémités; — les ongles se touchent par leurs bords, et l'on dirait un seul ongle divisé en cinq parties par quatre sillons.

A la face plantaire, c'est à peine si l'on distingue les orteils, ce qui donne l'impression d'un pied qui aurait été amputé de ses cinq orteils.

La même **syndactylie** existe aux deux pieds.

Outre ces malformations majeures, cette enfant présente encore :

1° Une voûte palatine plus qu'ogivale, angulaire, très profonde;

2° Un nez dont la base est fortement écrasée ou semble telle, en raison même de l'énorme saillie que forme la méningocèle en venant surplomber au-dessus de lui;

3° Des oreilles de grandes dimensions, implantées très bas, et dont le pavillon est de forme irrégulière;

4° L'examen de l'œil a révélé la présence, autour de la papille, d'une aréole pigmentée, formant un cercle concentrique d'une largeur égale au demi-diamètre de la papille environ. La papille est normale.

IV

DYSTROPHIES DU DÉVELOPPEMENT INTELLECTUEL

De même que pour le développement physique, l'influence hérédo-syphilitique se traduit sur le développement intellectuel suivant deux modalités qui consistent en ceci :

1° Retard du développement;

2° Imperfection ou arrêt du développement, à des degrés d'ailleurs très variés.

I. *Retard du développement intellectuel.* — Il se traduit par ce fait que l'enfant est toujours en arrière sur son âge, comme aptitudes intellectuelles. L'intelligence languit, ne s'ouvre pas, ne s'étend pas. On a affaire à des enfants dépourvus de mémoire, qui comprennent difficilement, qui ne retiennent pas, chez qui la faculté d'attention semble amoindrie ou presque nulle. Les enfants de ce type n'apprennent que difficilement à écrire et bien plus difficilement encore à lire. Plus tard ce sont, comme on l'a dit, de *mauvais écoliers*, toujours en retard sur leurs camarades; ce sont, en termes euphémiques, des *arriérés*.

II. *Imperfection et arrêt du développement intellectuel.* — Je n'aurais qu'à répéter sur ce point ce qu'en a dit mon père dans son ouvrage sur les affections parasyphilitiques, et le mieux, me semble-t-il, est de lui laisser la parole :

« ... Une conséquence possible de l'hérédo-syphilis consiste en de véritables *arrêts*, à des degrés divers, du *développement intellectuel*.

« C'est un fait aujourd'hui bien authentique, quoique peu connu, peu accepté, je dois le reconnaître, que les descendants de sujets syphilitiques sont quelquefois frappés de déchéance intellectuelle.

« Très positivement, la syphilis héréditaire crée parfois des *enfants bornés comme intelligence*, voire des *enfants imbéciles* ou même *idiots*.

« Et rien d'étonnant à cela. D'une part, il est bien légitime que la syphilis réagisse sur l'intelligence par les déterminations spécifiques qu'elle peut exciter vers le cerveau dans le jeune âge. Et, d'autre part, il est indéniable que, sur les enfants hérédo-syphilitiques, le développement intellectuel peut être enrayé par de simples troubles nutritifs de l'encéphale, troubles d'ordre vulgaire, analogues à ceux que réalise fréquemment la syphilis héréditaire sur divers organes, ainsi que nous l'avons vu par ce qui précède.

« Dans un premier degré, on a affaire à des sujets bornés, simples, obtus, niais, à *insuffisance intellectuelle* dûment accentuée.

« Dans un second degré, l'arrêt du développement intellectuel est pour ainsi dire absolu, non moins que définitif et irrémédiable.

« Un certain nombre d'observations de ce genre ont été citées déjà par divers auteurs, notamment par Critchett, Hutchinson, H. Jackson, Mercier, Parrot, J. S. Bury, Tarnier, etc.

« Tous ces cas, identiques comme fond, présentent le triste tableau d'un être à peu près totalement dépourvu d'intelligence, automatique, machinal, n'ayant à sa disposition que quelques mots élémentaires, ne comprenant presque rien ou même ne comprenant rien de ce qu'on peut lui dire. Si sa vie ne se borne pas absolument à manger, boire et dormir, elle se restreint du moins à une série d'actes instinctifs, à des allées et venues sans intention suivie, à des occupations enfantines, à des amusements ineptes, à des insanités de tout genre, sans parler même d'incidents passagers, tels que colères sans motifs, cris, gesticulations, violences, impulsions soudaines, brutales, quelquefois malfaisantes, et toutes manifestations diverses du genre de celles qui composent l'ensemble symptomatologique de l'*imbécillité* et de l'*idiotie*.

« Ajoutons qu'il n'est pas rare d'observer dans les mêmes conditions, coïncidemment avec cette dégradation de l'intelligence, certains troubles de la motilité, à savoir : incertitude des mouvements, maladresse des mains, tremblements passagers, défaillances d'équilibre, faiblesse des jambes, faiblesse des quatre membres, état de parésie musculaire généralisée, etc. »

Une particularité confirmative de ce qui précède réside encore dans ce double fait : que, dans certaines familles syphilitiques, *plusieurs enfants* sont parfois frappés de déchéance intellectuelle à des degrés divers ; — et que, dans certaines autres, à côté d'enfants arriérés ou idiots, on en trouve d'autres présentant tels ou tels autres stigmates de déchéance physique ou affectés de diverses névroses.

Telle est une curieuse observation du professeur Tarnowsky, où l'on voit, dans une même famille, à côté d'enfants porteurs de stigmates hérédo-syphilitiques, un enfant hystérique, un autre hystéro-épileptique, et deux autres tout à fait inintelligents, arriérés, restés enfantins, bien qu'âgés de douze et de vingt-deux ans.

Telle encore, cette autre observation du même auteur dans laquelle on constate, sur trois enfants vivants, un idiot, un épileptique et un inverti sexuel.

Telles encore, ces observations du Dr Barthélemy dans lesquelles on voit :

1° Dans une première famille, deux premiers enfants idiots; — et un troisième strabique et névropathe;

2° Dans une seconde, un premier enfant, arriéré, absolument enfantin, ayant eu à deux reprises des accès d'aliénation mentale, de mélancolie, etc.; — et un second enfant bizarre, agité, névropathe;

3° Dans un troisième cas, une première fille absolument idiote; — et une seconde inintelligente, maniaque, affectée d'un *tic* de l'épaule, avec grimaces de la face, etc.

Nombre de cas de cet ordre, d'ailleurs, soit analogues, soit identiques, se trouvent signalés en divers chapitres de ce travail. Je me contenterai d'en reproduire quelques-uns *in extenso*, à titre de spécimens.

Obs. 329 (M. le professeur **Tarnowsky**). — M. P..., âgé de soixante-cinq ans, a contracté la syphilis à vingt-sept ans. — Marié six ans plus tard; — traitement pour ainsi dire nul (pilules de mercure pendant cinq semaines).

Sa femme, demeurée saine, d'excellente santé, sans aucune tare héréditaire, a eu onze grossesses :

Première grossesse : enfant venu à terme. Convulsions; mort à dix-neuf mois d'accidents méningitiques.

Deuxième grossesse : enfant venu à terme; ayant actuellement dix-huit ans; — *hystéro-épileptique*.

Troisième grossesse : enfant venue à terme; développement très lent; intelligence médiocre; apathie.

(Mariée à vingt-deux ans, elle a deux enfants : — Premier enfant : mort de convulsions à l'époque de la dentition; — deuxième enfant : mort à sept mois, *hydrocéphale*.)

Quatrième grossesse : enfant rachitique; — *hystérique*.

Cinquième grossesse : enfant bien portant jusqu'à présent.

Sixième grossesse : enfant venu à terme; développement très lent. N'a appris à lire et à écrire qu'à douze ans. — Resté enfantin. — Suicide à dix-neuf ans.

Septième grossesse : enfant mort à vingt-deux mois d'*accidents méningitiques*.

Huitième grossesse : enfant mal développé; perd toutes ses dents à l'âge de six ans.

Neuvième grossesse : fausse couche de sept mois. Enfant macéré.

Dixième grossesse : fausse couche de trois mois.

Onzième grossesse : enfant né avant terme ; dents d'Hutchinson ; crâne natiforme ; oreilles très écartées, insérées bas ; mâchoire inférieure saillante (1).

Obs. 330 (M. le professeur **Tarnowsky**). — M. T... a contracté la syphilis cinq ans avant son mariage; il a subi plusieurs traitements hydrargyriques et iodurés.

Sa femme, d'excellente santé, saine, a eu sept grossesses :

Première grossesse : fausse couche de trois mois.

Deuxième grossesse : fausse couche.

Troisième grossesse : fœtus macéré.

Quatrième grossesse : enfant vivant; mort à sept mois de convulsions.

Cinquième grossesse : enfant vivant ; il manifeste, dès l'âge de neuf ans, une perversion de l'instinct sexuel. — Actuellement, âgé de vingt-deux ans. *Inverti* (*homosexuel*).

C'est *un dégénéré physique et moral.*

Sixième grossesse : fille *épileptique.*

Septième grossesse : enfant présentant des dents d'Hutchinson et un front très saillant; n'ayant parlé qu'à cinq ans. Il a neuf ans et ne sait pas encore lire. — *Type d'idiot* (2).

Obs. 331 (communiquée par M. le Dr **Hervieux**). — **Hydrocéphalie. — Idiotie.**

M. X... se marie en 1866, en état de parfaite santé.

Sa femme meurt de septicémie puerpérale, après avoir donné le jour à un enfant sain, qui est aujourd'hui « un très grand et très beau jeune homme, dont la santé a toujours été parfaite. »

Quelques mois après, M. X... contracte la syphilis et est soigné pour des accidents spécifiques par M. le Dr Hervieux. — Puis, deux ans plus tard, M. X... se remarie, et de ce second mariage naissent quatre enfants.

Le premier de ces enfants naît *hydrocéphale*. — Il est aujourd'hui âgé de vingt-neuf ans. Le Dr Hervieux, qui n'a cessé de le voir, a bien voulu me communiquer sur lui la note suivante :

« Je l'ai suivi depuis sa naissance jusqu'à aujourd'hui et j'ai pu constater sur lui, avec les symptômes habituels de l'hydrocéphalie chronique, tous

(1) *Prostitution und Abolitionismus.* Hambourg et Leipzig, 1890, p. 161.
(2) *Prostitution und Abolitionismus.* Hambourg et Leipzig, 1890, p. 163.

les attributs de l'*idiotisme* complet. Ce malheureux être, aussi peu développé au point de vue physique qu'au point de vue intellectuel, a une taille de 80 centimètres environ, une tête volumineuse, de gros yeux saillants, une lèvre inférieure pendante et laissant voir une mâchoire presque complètement édentée, la plupart des dents s'étant cariées de bonne heure et ayant dû être extirpées. — Les membres, épais et courts, fonctionnent aujourd'hui moins facilement qu'autrefois. — Joignez à cela l'aspect bestial de la physionomie, la voix rauque et gutturale, la faculté du langage se bornant à quelques monosyllabes prononcés sur un ton traînard, et l'état négatif de l'intelligence ; — aucun signe de virilité ; — certain développement des facultés affectives. »

La santé générale, bien que délicate, s'est assez bien maintenue jusqu'à ce jour.

La mère est restée saine ; — aujourd'hui âgée de cinquante-quatre ans et bien portante.

Le père est mort il y a deux ans.

« Il ne me paraît pas douteux, dit M. le Dr Hervieux, que la syphilis paternelle ait été la seule cause de l'hydrocéphalie chronique du premier-né et de sa dégénérescence soit physique, soit intellectuelle. »

Obs. 332 (communiquée par M. le Dr **Barthélemy**).

M. R... a contracté la syphilis six ans avant son mariage. Traitement à peu près nul.

Premier et deuxième enfants tout à fait inintelligents.

Troisième enfant : strabique et névropathe.

Quatrième enfant : semble bien équilibré physiquement et mentalement.

Obs. 333 (communiquée par M. le Dr **Barthélemy**).

Père syphilitique, mort à cinquante ans, à la suite d'accidents cérébraux, restés indéterminés.

Premier enfant, grand, bien développé ; mais absolument enfantin. — A déjà présenté deux crises d'aliénation mentale, sans raison apparente.

Deuxième enfant bizarre, agité, névropathe.

Obs. 334 (communiquée par M. le Dr **Barthélemy**).

Père syphilitique ; traitement à peu près nul. — Mère saine.

Première fille : type de dégénérescence physique et intellectuelle ; nez aplati ; absence de dents ; saillies osseuses ; laideur excessive.

Absolument *idiote*.

Deuxième fille : petite, édentée, inintelligente (à un degré moindre que sa sœur aînée), sujette à des accès de scrupules excessifs, irraisonnés, et affectée d'un tic qui consiste en une série de secousses du cou et de grimaces de la face s'accompagnant de petits cris.

DYSTROPHIE DE PRÉDISPOSITION.

Il est de toute évidence que les dystrophiés, les dégénérés ne sont pas, si je puis ainsi parler, pétris du même limon que les sujets sains et indemnes de toute tare native. Dire ce en quoi ce limon organique diffère de la normale soit physiquement, soit chimiquement, soit histologiquement, est et restera sans doute toujours impossible; mais il en diffère certainement. Il en diffère en ce qu'il est singulièrement accessible à toutes causes pouvant offenser, altérer, affaiblir et détruire l'organisme.

A parler sans figure, l'organisme dystrophié nativement porte en lui des causes de vulnérabilité et de ruine. Il constitue un terrain propice aux levains morbides qui germent sur lui à la façon des moisissures sur un tronc d'arbre en état de vétusté; il constitue, pour parler le langage du jour, un milieu de culture favorable au développement des microbes. Bref, l'hérédité syphilitique inflige à l'être vivant ce qu'on me permettra d'appeler une véritable **dystrophie de prédisposition.**

Aussi bien l'organisme hérédo-syphilitique est-il sujet, comme l'expérience l'a montré de vieille date, à toute une série de prédispositions morbides aussi multiples que variées. Énumérer ici toutes les affections qui peuvent en résulter exigerait un gros livre et serait introduire une thèse dans une thèse. Je serai donc forcé de me borner et ne ferai qu'énoncer très sommairement les principaux types pathologiques qui peuvent dériver de la dystrophie hérédo-syphilitique.

I. — Il n'est pas étonnant d'abord que l'appauvrissement et l'adultération du sang, signalés de vieille date par MM. Lancereaux, Jaksch, Loos (1), et si bien étudiés ces derniers temps par mon collègue et ami Dominici (2), déterminent parfois chez le nouveau-né

(1) « Déjà M. Lancereaux avait signalé dans le sang des hérédo-syphilitiques une prolifération cellulaire marquée. Cette modification du sang est connue, depuis les travaux de Jaksch, sous le nom de pseudo-leucémie des enfants. Loos a même considéré cette pseudo-leucémie comme caractéristique des formes graves de la syphilis héréditaire, qui parfois peut créer une véritable leucémie des nouveau-nés, comme dans les cas relatés par Baginsky, par Monti et Berggruen, ainsi que par Hochsinger. » (BARASCH, thèse citée, p. 27.)

(2) *Les altérations du sang dans la syphilis primaire et secondaire* (*Presse médicale*, 6 avril 1898).

et l'enfant syphilitique une véritable DIATHÈSE HÉMORRAGIQUE qui se traduit de différentes façons, à savoir **omphalorragie, hématémèse, melæna, hémorragies sous-cutanées, syphilides hémorragiques**, etc., voire, mais bien plus rarement, hématurie, hémorragies nasales, buccales, oculaires, etc.

Ce ne sont là, à coup sûr, que des accidents rares, mais qui seraient moins rares si l'origine première en était mieux recherchée, c'est-à-dire si la syphilis était plus souvent suspectée comme origine possible de tels accidents.

Plusieurs exemples de ce genre ont déjà trouvé place dans divers chapitres de ce travail. J'y ajouterai les 4 suivants observés par M. le Dr Bar et relatés dans la thèse du Dr Orlowski (1).

Obs. 335 (M. le Dr **Orlowski**). — Enfant hérédo-syphilitique.

Tout d'abord, *hémorragies sous-cutanées, hématémèses, melæna.* — Aucun traitement ne peut arrêter ces accidents. — Aux hémorragies précédentes, s'ajoutent bientôt de l'*hématurie*, des *hémorragies nasales, oculaires* et *buccales*, entraînant rapidement la mort de l'enfant.

« L'examen histologique vint prouver que la syphilis seule était la cause de ces accidents. »

Obs. 336 (M. le Dr **Orlowski**). — Mme N..., contracte la syphilis de son mari au début de sa première grossesse; — deux grossesses.

Première grossesse : accouchement prématuré, à six mois : enfant mort.

Deuxième grossesse : hydramnios, accouchement à terme d'une fille. Au bout de six jours, après la chute du cordon, survient une *hémorragie ombilicale* très difficilement arrêtée ; — puis, vingt-quatre heures après, une *hématémèse*, bientôt suivie de *melæna*.

Mort douze heures après.

Obs. 337 (M. le Dr **Orlowski**). — M. X... a contracté la syphilis trois ans avant son mariage.

Sa femme, demeurée saine, a eu deux grossesses :

Première grossesse : fausse couche de six mois.

Deuxième grossesse : accouchement à terme ; — enfant affecté au bout de treize jours d'une paralysie spasmodique des membres supérieurs. — A cette même époque survient une *omphalorragie*, puis, quelques jours après, une *hémorragie buccale* entraînant la mort.

Autopsie : foie et rate volumineux. — Foie silex.

Obs. 338 (M. le Dr **Orlowski**). — Mère saine; — quatre grossesses. — Pas de renseignements sur le père.

(1) *L'étiologie des hémorragies chez le nouveau-né*. Thèse de Paris, 1897.

Première grossesse : enfant mort-né; macéré.

Deuxième grossesse : enfant mort à onze mois.

Troisième grossesse : enfant mort en nourrice de « méningite ».

Quatrième grossesse : hydramnios. — Enfant très pâle, ayant un abdomen volumineux. — Foie et rate volumineux.

Ecchymoses sur la paroi abdominale. — Pemphigus palmaire et plantaire. — Cyanose des membres inférieurs qui deviennent vite d'un brun foncé. — Respiration pénible, refroidissement et mort au bout de vingt-quatre heures.

Autopsie : ascite. — Lésions syphilitiques du foie et de la rate.

II. — Sans doute aussi, c'est à une fragilité des hématies, tout au moins à une modification particulière du sang, qu'il convient de rapporter cette curieuse HÉMOGLOBINURIE PAROXYSTIQUE qui se rencontre de temps à autre chez les enfants hérédo-syphilitiques.

Sans entrer dans l'exposé des symptômes de cette affection, je spécifierai seulement qu'au point de vue étiologique l'hérédo-syphilis est la cause, sinon exclusive, au moins principale de cette affection.

III. — Sans doute aussi, c'est à une dyscrasie humorale, c'est-à-dire à un mauvais état des humeurs et du sang que doit être rapportée l'ADIPOSE GÉNÉRALE ou PARTIELLE que l'on observe parfois chez certains hérédo-syphilitiques.

On a vu, en effet, certains enfants issus de souche syphilitique prendre de bonne heure un embonpoint excessif et visiblement maladif, une sorte de boursouflure générale du visage, du tronc et des membres (1).

Il est infiniment plus rare que l'adipose se concentre sur un point, tel que les seins, par exemple. Je rappellerai à ce propos la belle observation de M. le Dr Tuffier relative à une jeune fille qui présentait, à l'âge de dix ans, une **hypertrophie mammaire**.

Cette hypertrophie était telle que l'on dut intervenir chirurgicalement (Obs. 181).

Mais j'ai hâte d'arriver à des conséquences bien plus communes et bien plus graves de l'influence hérédo-syphilitique.

Ces conséquences sont de deux ordres; les unes ont trait à la scrofulo-tuberculose et les autres aux affections du système nerveux.

(1) Voy. Obs. 228, due à M. le professeur Lannelongue. — Voy. aussi Obs. 277, due à M. le Dr Tuffier.

I. SCROFULO-TUBERCULOSE. — On a remarqué de vieille date la fréquence du lymphatisme et de la scrofulo-tuberculose chez les enfants issus de souche syphilitique. La syphilis, disait-on, dégénère en scrofule, et l'on faisait en quelque sorte de la scrofule une *manifestation quaternaire* de la vérole. On citait à ce propos quantité d'observations relatives à des enfants qui, nés de parents syphilitiques, avaient abouti à telles ou telles des manifestations les plus variées de la scrofulo-tuberculose, telles que phtisie pulmonaire, carreau, tumeur blanche, mal de Pott, écrouelles, adénopathies viscérales, lupus, etc. Longtemps aussi on a cité comme type du genre une observation célèbre de Baumès (de Lyon) concernant un père syphilitique qui avait engendré successivement :

1° Un enfant syphilitique et hydrocéphale ;

2° Un enfant affecté d'un gonflement sans doute tuberculeux des mains et des pieds ;

3° Une enfant lymphatique et morte de phtisie pulmonaire ;

4° Un garçon lymphatique qui, à cinq ans, fut pris d'une tumeur blanche du genou, amputé, et mourut ;

5° Un enfant très lymphatique qui, dès le jeune âge, présenta des caries multiples, notamment au coude et à la pommette.

Bref, la scrofule était considérée comme une fille de la vérole.

Avec l'avènement de la microbiologie, il se fit une réaction contre cette manière de voir, et l'on professa bientôt que la syphilis était incapable de se métamorphoser en scrofulo-tuberculose parce qu'elle ne saurait enfanter de toutes pièces le bacille de Koch. Une disjonction profonde fut alors établie entre ces deux affections.

Mais, à son tour, la clinique reprit ses droits pour montrer que des liens intimes réunissent parfois la scrofule à la syphilis. A coup sûr, la syphilis ne fait pas de toutes pièces le bacille de Koch, mais elle offre à ce bacille un *terrain propice* à sa germination. Aussi bien la syphilis et la tuberculose se montrent-elles associées dans un très grand nombre de cas ; — et, comme l'a dit mon père, « la syphilis constitue un des grands affluents de la scrofule. Elle lui prépare le terrain ; — elle constitue l'organisme, si je puis ainsi parler, en l'état d'un milieu de culture éminemment favorable à la germination et à la dissémination des microbes pathogènes de la scrofulo-tuberculose ».

Cinq manifestations scrofuleuses sont principalement observées chez l'hérédo-syphilitique. Je les citerai par ordre de fréquence, suivant l'enseignement de mon père et suivant aussi le résultat de mes lectures.

I. **Adénopathies strumeuses** ; extrêmement communes dans la seconde enfance.

II. **Tuberculisation pulmonaire.**

III. **Coxalgie.**

On a pu voir, dans les observations qui précèdent, la coxalgie signalée d'une façon vraiment assez fréquente chez les enfants hérédo-syphilitiques.

Ce qu'il y a de remarquable, c'est que cette coxalgie se manifeste souvent chez des familles indemnes de tuberculose. Pour ma part, j'ai été vivement frappé de constater un fait de ce genre sur une jeune fille hydrocéphale qui ne présentait par elle-même aucun signe de l'habitus scrofulo-tuberculeux et qui était née de parents robustes et bien portants. Le père, à la vérité, était entaché de syphilis.

IV. **Mal de Pott.** — Notablement plus rare, mais cependant encore signalé dans un certain nombre d'observations.

V. **Tumeurs blanches.**

Dans ces derniers temps, divers cliniciens, notamment MM. les Drs Barthélemy et Augagneur, ont énergiquement insisté sur cette influence tuberculigène de la syphilis et, plus particulièrement encore, de l'hérédo-syphilis.

II. — Mais c'est sur le SYSTÈME NERVEUX principalement que l'influence hérédo-syphilitique s'affirme par des accidents à la fois multiples, variés et graves.

Ainsi :

1° C'est un fait de notoriété vulgaire que les enfants hérédo-syphilitiques sont sujets à ce qu'on appelle les CONVULSIONS.

Très fréquemment, en dehors de toutes causes incidentes, en dehors de toutes maladies surajoutées, ces enfants sont pris de symptômes éclamptiques, qui tantôt restent à l'état d'incidents passagers, et tantôt au contraire se répètent avec une insistance menaçante.

Quand on parcourt des observations d'hérédo-syphilis, on voit à tout moment apparaître ce symptôme de « *convulsions* ».

Et, d'autre part, il n'est pas rare, dans les familles syphilitiques, de voir plusieurs enfants être pris de convulsions et souvent même succomber à cet ordre de phénomènes.

Nombre de cas de cet ordre se trouvent déjà signalés dans la science (1). Mais aucun, je crois, n'est comparable au suivant, que je dois à l'obligeance de M. le Dr Hermet. Il est relatif aux cinq enfants d'un père syphilitique, qui *tous* furent pris à maintes reprises d'accidents convulsifs auxquels *tous* succombèrent.

Voici le résumé très succinct de ce cas désastreux.

Obs. 339 (communiquée par M. le Dr **Hermet**). — **Père syphilitique. — Cinq enfants morts de convulsions.**

M. X..., sujet bien constitué et de bonne santé habituelle, contracte la syphilis. — Accidents légers. — Traitement peu prolongé, consistant surtout en iodure de potassium.

Il se marie. — Sa femme, bien portante et de constitution vigoureuse, reste saine. Elle a cinq grossesses en six ans.

Première grossesse : enfant à terme, moyen de développement. — Accès nombreux de convulsions. Mort à cinq mois.

Deuxième grossesse : enfant à terme, bien vivant ; — convulsions multiples. Mort à huit mois.

Troisième grossesse : enfant à terme, bien portant. — Accès convulsifs nombreux. Mort à six mois.

Quatrième grossesse : enfant à terme ; — convulsions répétées. Mort à dix-huit mois.

Cinquième grossesse : enfant à terme ; — convulsions. Mort à quinze jours.

Sur aucun de ces enfants on ne trouva jamais le moindre signe de syphilis. Tous moururent dans des accès convulsifs.

2° Ce qui est encore d'observation véritablement commune comme conséquence de l'influence hérédo-syphilitique, c'est la MÉNINGITE. On trouve la méningite signalée dans les observations d'hérédo-syphilis dans une proportion *considérable*. C'est par centaines (je n'exagère pas) qu'il faudrait compter les cas de cet ordre.

Il n'est même pas rare de rencontrer des cas où plusieurs enfants d'une même famille ont succombé à la méningite.

Que sont ces méningites? Tantôt, à n'en pas douter, des méningites spécifiques que caractérisent des lésions spécifiques et qui peuvent

(1) Pour le Dr Hadden, de Londres, les convulsions ne reconnaîtraient souvent d'autre origine chez certains enfants que la syphilis héréditaire. Il ajoute que ces convulsions ont pour caractère de résister au bromure de potassium, tandis qu'elles cèdent au traitement mercuriel.

guérir par le traitement spécifique. Mais, tantôt aussi, sans nul doute, ces méningites sont d'ordre banal, vulgaire, *parasyphilitique*, ce que démontrent, d'une part, leur caractère réfractaire au traitement antisyphilitique et, d'autre part, l'absence de toute lésion syphilitique à l'autopsie (1).

3° Ici, de même, viennent prendre place toutes les affections parasyphilitiques, que l'hérédo-syphilis, ainsi que l'a démontré mon père, peut déterminer tout aussi bien que la syphilis acquise (2); à savoir (je ne ferai plus ici qu'énumérer) :

α. Le TABÈS, dont plusieurs exemples incontestables ont été observés dans l'hérédo-syphilis par mon père et quelques autres auteurs (Remak, Strümpell, etc.).

β. La PARALYSIE GÉNÉRALE, dont plusieurs cas ont été publiés déjà par Strümpell, Davidoff, Bjeljakow, Clouston et Ballet. On connaît sur ce point les beaux travaux de M. Régis (3).

γ. Le TABÈS CONGÉNITAL SPASMODIQUE ou syndrome de Little.

Aux premiers cas cités et publiés par mon père et M. le Dr G. de la Tourette, on peut aujourd'hui en adjoindre deux autres que je relaterai ici très succinctement.

(1) J'ai passé sous silence dans ce travail la paralysie infantile, dite cérébrale, par défaut de documents sur ce point. Je dois mentionner toutefois que pour Erlenmeyer « cette modalité paralytique relèverait fréquemment de la syphilis congénitale ».

Incidemment j'ajouterai que, pour le même auteur, l'épilepsie de naissance avec ou sans idiotie reconnaîtrait très souvent comme cause l'hérédité syphilitique (*Zeitschrift für klinische Medicin*, 21, Bd III et H. 4).

Le Dr Hadden, de Londres (*British med. Journ.*, 26 nov. 1892) « croit que la syphilis est un facteur important dans la genèse de certains désordres nerveux de la première enfance, à savoir : *l'hémiplégie infantile, la sclérose des circonvolutions cérébrales, l'idiotie, les convulsions, l'opisthotonos cervical.*

Il constate cependant, avec surprise, que le mercure reste le plus souvent inactif contre ces diverses affections.

Relativement à l'hémiplégie infantile, il produit la statistique suivante : sur 25 cas : 9 fois on n'a trouvé aucune trace de syphilis; — 3 fois aucune recherche n'a été faite dans ce sens; — 5 fois il y avait possibilité de syphilis; — 6 fois la syphilis paraissait évidente; — 2 fois les enfants étaient des syphilitiques avérés.

(2) *Les affections parasyphilitiques.* Paris, 1894.

(3) Un très beau cas de ce genre doit être publié prochainement par mon très éminent et cher maître, M. le professeur Raymond.

Obs. 340 (M. le Dr **Breton**). — Enfant de sept ans présentant les symptômes classiques de la maladie de Little.

Le père de cet enfant a contracté la syphilis il y a douze ans. Il est actuellement affecté d'accidents graves de syphilis cérébrale, qui disparaissent d'une façon merveilleuse sous l'influence du traitement spécifique (1).

Obs. 341 (M. le Dr **Gasne**). — Le Dr Gasne a observé dans le service du professeur Lannelongue une enfant de huit ans et demi, présentant le tableau classique de la maladie de Little.

Aucun des facteurs invoqués par Little ne pouvait être incriminé.

Le père de cette enfant était syphilitique (2).

8. Les **névroses**, et je pourrais presque dire les névroses de tout ordre.

1° ÉPILEPSIE. — « Il est certain, dit mon père, que l'hérédo-syphilis réalise parfois un état épileptique durable qui se prolonge sous la forme comitiale pure et simple, indépendamment de toute autre manifestation cérébrale. Il est certain aussi que cet état épileptique se montre quelquefois accessible au traitement spécifique ; — mais il est malheureusement non moins avéré qu'il lui résiste absolument en d'autres cas. »

Cela donne à supposer qu'à la façon de la méningite, dont nous parlions à l'instant, il pourrait exister, de par l'hérédité spécifique, deux ordres d'épilepsie : l'une, *épilepsie syphilitique vraie*, et l'autre, *épilepsie parasyphilitique* (3).

2° HYSTÉRIE. — Beaucoup plus souvent qu'on ne pense et qu'on ne veut l'admettre encore, l'hystérie est une manifestation d'origine syphilitique. Or, l'hérédo-syphilis est aussi capable que la syphilis

(1) *Gazette des hôpitaux*, décembre 1894, n° 140.

(2) Thèse de Paris, 1897, p. 143.

(3) Pour Kowalewsky, l'épilepsie héréditaire de la syphilis serait le résultat de la transmission d'une substance chimique surajoutée ou remplaçant une autre substance chimique (?). Au cours du développement de l'embryon, cette substance se localiserait dans le système nerveux central avec une intensité et une persistance toute particulière, d'où un état pathologique du système nerveux se manifestant, selon les degrés de l'intoxication, tantôt par des altérations macroscopiques (comme un défaut de développement du cerveau), tantôt par des modifications chimiques et moléculaires dans les cellules nerveuses, modifications inaccessibles à nos moyens actuels d'investigation. C'est, ajoute-t-il, la transmission héréditaire de cette substance chimique particulière qui créerait les formes d'épilepsie essentielle, etc. (*Archives de psychiatrie, de neurologie et de médecine légale*, n° 1, 1893, p. 110).

acquise de déterminer l'hystérie. Plusieurs cas de cet ordre notamment ont été signalés dans ces derniers temps. On en trouvera un bel exemple dans une observation de ce travail (1).

3° NEURASTHÉNIE. — NERVOSISME GÉNÉRAL. — Ces deux névroses s'observent également comme conséquences de l'hérédité spécifique : — et rien d'étonnant à cela, car elles sont, comme on le sait, des résultats communs de nombre d'hérédités infectieuses aboutissant à la dégénérescence.

Les modalités de l'une et de l'autre sont extraordinairement variées et leur description m'entraînerait bien loin de mon sujet actuel. Je me bornerai donc à les signaler ici simplement.

J'emprunterai toutefois à mon père les quelques lignes suivantes, relatives à des états intellectuels ou moraux que l'on observe parfois dans l'hérédo-syphilis.

« Lorsque, disait-il dans une de ses récentes leçons, ces troubles nerveux viennent à porter sur les facultés intellectuelles et morales, ils créent des sujets bizarres, originaux, éréthiques, émotifs, excessifs, auxquels on applique vulgairement le nom d'impondérés ou de déséquilibrés, voire, à un degré supérieur, de détraqués.

« On a affaire alors à des individus qui, avec un fonds moyen d'intelligence et de sentiments moraux, restent inférieurs à la moyenne courante parce qu'ils sont incomplets.

« Suffisants sur plusieurs points, ils sont défaillants sur d'autres.

« Ils offrent le type de ces sujets *à intelligence partielle* qui, bien doués par certains côtés, présentent (pardon de l'expression) une lacune, un *trou* sur d'autres ; ils offrent le type de ces ensembles moraux imparfaits, à la fois conscients et inconscients du bien et du mal, à la fois et tour à tour capables de dévouement et de vilenies. De là le décousu dans leurs entreprises, leurs volitions, leurs projets, leur conduite générale dans la vie.

« Bref, ce sont des gens qui n'arrivent à rien de bien en raison de leur cérébralité mobile, de leur instabilité mentale, en raison du défaut d'équilibre et de pondération dans leurs idées, leurs sentiments, leurs actions.

« J'ai déjà rencontré dans ma carrière nombre de sujets de cet ordre

(1) Voy. à ce sujet une intéressante thèse toute récente : Dr N. KIRKOFF, *Étude de l'hystérie dans ses rapports avec la syphilis acquise et héréditaire.* Paris, 1898.

— et, après avoir analysé aussi scrupuleusement que possible les causes qui pouvaient les avoir amenés à cet état particulier, il m'est arrivé plus d'une fois de ne trouver que l'hérédité spécifique comme origine de cette quasi-dégénérescence. »

Je rapprocherai tout aussitôt de ce qui précède une belle observation dont je dois connaissance à M. le Dr Barthélemy. Cette observation est relative à une jeune femme à la fois dystrophiée physiquement et moralement, et dystrophiée moralement dans le sens restreint, partiel, circonscrit, que vient d'indiquer mon père.

Cette jeune femme, irréprochable à tous égards, comme sentiments et comme conduite, est affectée néanmoins d'une inconscience morale partielle et obéit de temps à autre à des véritables impulsions kleptomaniaques.

Elle dérobe sans besoin et maladroitement, et dérobe sans se rendre compte de la culpabilité de l'acte. Elle a, si je puis ainsi parler, une véritable lacune morale.

Voici le résumé de ce fait curieux.

Obs. 342 (communiquée par M. le Dr **Barthélemy**). — Hérédité syphilitique paternelle. — Père ayant contracté la syphilis seize ans avant son mariage. — Syphilis d'ailleurs bénigne, s'étant réduite aux quelques accidents suivants : chancre, roséole, plaques buccales. — Traitement de trois mois. — Sujet bien constitué, vigoureux, non alcoolique.

Mère saine, vigoureuse. — Moralement et physiquement les deux parents sont donc irréprochables.

Enfant née prématurément (à huit mois), actuellement âgée de vingt et un ans. — Assez grande, mais maigre et sèche. — Malformations thoraciques. — Asymétrie par aplatissement du côté gauche et saillie antérieure du côté droit. — Asymétrie faciale bien accentuée. Côté droit de la face faisant saillie ; côté gauche plus petit, aplati et comme rétracté en arrière.

Léger prognathisme supérieur.

Voûte palatine très étroite, très profonde et ogivale.

Strabisme de l'œil gauche.

Dystrophies dentaires considérables. — Quelques dents absolument atypiques ; ainsi, il est presque impossible de distinguer les incisives des canines. — Érosions dentaires multiples. — Vulnérabilité dentaire (plusieurs dents cariées ou déjà usées).

Mais surtout deux phénomènes importants à savoir :

1° *Dents supplémentaires*. — Deux incisives supérieures supplémentaires, en sorte que la mâchoire supérieure porte *six incisives*.

2° Véritable *chaos dentaire* comme implantation ; les dents sont implantées comme au hasard.

Sur deux points il y en a comme trois rangées qui empiètent sur la voûte palatine. (A noter que les parents ont tous deux des dents très belles, très solides et à implantation régulière.)

Tibias offrant nettement la malformation dite en lame de sabre.

Aucun phénomène hystérique. — Intelligence ordinaire, peut-être cependant un peu au-dessous de la moyenne; mais caractère bizarre, capricieux, fantasque. — Timide, émotive, éréthique; *déséquilibrée*; conduite très régulière, irréprochable. — Instincts moraux réguliers, mais impulsions kleptomaniaques. A dérobé plusieurs fois, sans besoin et maladroitement; ne se rend aucun compte de l'immoralité de tels actes.

« C'est le troisième cas de ce genre, ajoute le Dr Barthélemy, que je constate, en des conditions identiques de prédispositions héréditaires. Je suis donc conduit à penser que la para-hérédo-syphilis peut donner lieu à des perversions mentales et morales, tout comme à des insuffisances intellectuelles et tout comme à des dystrophies somatiques qui, elles, ne sont ni discutables ni discutées. »

4° Enfin, l'influence hérédo-spécifique se traduit quelquefois par des **symptômes nerveux isolés.**

Ceux-ci sont légion et je ne veux pas en entreprendre l'histoire.

J'appellerai seulement l'attention sur trois d'entre eux dont la relation avec l'hérédo-syphilis ne me paraît pas avoir été suffisamment remarquée jusqu'à ce jour, à savoir :

1° **Bégaiement.** — Je l'ai trouvé noté dans un certain nombre des observations que j'ai consultées pour ce travail. Il me semble peu douteux en conséquence qu'il ne puisse être en relation avec l'hérédité spéciale qui nous occupe actuellement. Cela, au reste, n'est pas fait pour surprendre ; car, de l'aveu commun, le bégaiement est un stigmate de dégénérescence.

2° **Tics.** — Plusieurs fois signalés également.

Comme exemple, je citerai le cas d'un malade hérédo-syphilitique que je voyais récemment à la clinique de l'hôpital Saint-Louis. Ce jeune homme est affecté depuis l'enfance d'un tic facial consistant en une crispation énergique de l'une et l'autre paupière de l'œil gauche.

De même M. le Dr Barthélemy m'a communiqué une intéressante observation relative à un jeune sujet hérédo-syphilitique qui présente depuis plusieurs années un tic cervico-facial des plus accentués.

3° **Incontinence d'urine.**

L'incontinence nocturne de l'urine est, on le sait, un symptôme fréquent chez les *dégénérés* de tout ordre. Donc, rien d'étonnant à ce que la syphilis puisse déterminer ce symptôme. Et en effet, on en a eu plusieurs exemples dans les observations qui forment la première partie de ce mémoire (Voy., comme exemples, les obs. 66 ; — 232 ; — 344, etc.).

M. le Dr Baudoin a tout récemment relaté un cas de ce genre, observé sur une jeune fille de dix-huit ans qui présentait au plus haut degré le type de l'hérédo-syphilitique. — Voici ce cas, succinctement :

Obs. 343 (M. le Dr **G. Baudoin**). — Jeune fille de dix-huit ans, admise dans le service de la clinique du professeur Fournier.

Hérédo-syphilis indiscutable de par le faciès seul de la malade et d'ailleurs confirmée par les quelques renseignements suivants : père ayant eu à la verge un bouton qui semble avoir été considéré comme un chancre infectant. — Mère bien portante. — Neuf grossesses. Deux enfants mort-nés. Trois enfants morts en bas âge. Sur une sœur, coryza chronique et atrophies dentaires; — sur une autre, coryza chronique, strabisme et lésions dentaires plus accusées (vulnérabilité, absence des canines supérieures, défaut de contiguïté entre les arcades dentaires supérieure et inférieure au niveau des points de contact normaux, lorsque la bouche est fermée). — Sur la malade actuelle, on observe aussi :

Nez complètement affaissé par suite de la nécrose de son squelette; — la pointe, relevée, émerge seule de la région centrale du visage; au lieu de la saillie nasale, méplat résultant de l'effondrement osseux sous-jacent. — Ozène tel que la malade n'est pas tolérée dans un atelier.

Crâne déformé : bosses frontales saillantes et élargies.

Au niveau des commissures labiales et au milieu de la lèvre inférieure, cicatrices déprimées, blanchâtres, témoignant de lésions ulcéreuses profondes, développées dans l'enfance et dont la malade n'a aucun souvenir.

La dentition est le siège d'altérations des plus intéressantes, à savoir :

1° Du côté de l'arcade dentaire supérieure, incisives atrophiées, mordant bout à bout les incisives inférieures ; désorientation entraînant une articulation vicieuse ; incisives centrales écartées de 2 millimètres environ l'une de l'autre, tournées sur leur axe, petites, atrophiées, conoïdes, montrant quelques stries transversales superficielles, entaillées d'une encoche à leur face postérieure ; — incisives latérales à bord triturant légèrement angulaire; — absence de canine gauche, et petites molaires désorientées.

2° Du côté de l'arcade dentaire inférieure, incisives centrales minces, débordant seulement de 2 à 3 millimètres le bord gingival, un peu conoïdes et à bord libre usé en forme de plateau ; canine droite en rotation externe ; petites molaires désorientées.

L'examen des yeux fait par M. Sauvineau a révélé des traces de névrite optique ancienne et des anomalies pigmentaires.

Bien que ne présentant aucun trouble de l'ouïe, la malade dit avoir eu dans son enfance des maux d'oreilles qui l'ont rendue sourde pendant plus d'un an.

En outre de toutes ces altérations et dystrophies liées à l'hérédo-syphilis, la malade présente un phénomène qui constitue à nos yeux le principal intérêt de son observation. C'est une incontinence d'urine qui dure depuis sa naissance et qui, après avoir cessé à plusieurs reprises autrefois pendant quelques jours, a augmenté sensiblement dans ces dernières années. Constante actuellement, elle oblige les parents de la malade à la réveiller trois ou quatre fois chaque nuit pour éviter qu'elle ne souille son lit. Pendant le jour, les besoins d'uriner sont fréquents, impérieux et demandent à être immédiatement satisfaits. Or, l'incontinence persistante des urines étant considérée, non sans raison, comme un stigmate de dégénérescence, nous nous demandons si la syphilis héréditaire, qui fait des dégénérés, doit revendiquer une part dans sa production; d'autant plus que, dans ce cas, nous ne pouvons pas relever chez la malade une tare nerveuse, par exemple telle que l'épilepsie, considérée par les neuropathologistes comme un de ses facteurs étiologiques les plus fréquents (1).

(1) *Annales de dermat. et de syphil.*, mars 1898, p. 241. — La malade dont il est question dans cette observation est celle dont les dents se trouvent reproduites dans la figure 12 de ce travail.

SECONDE PARTIE

DISCUSSION

I

MULTIPLICITÉ ET VARIÉTÉS DES STIGMATES DYSTROPHIQUES. VARIABILITÉ D'UN SUJET A UN AUTRE.

De la revue qui précède il ressort en toute évidence que les dystrophies qui peuvent dériver de l'hérédo-syphilis sont extraordinairement multiples, bien que, suivant toute vraisemblance, nous soyons encore loin de les connaître toutes. Il n'en ressort pas moins, en second lieu, qu'elles sont étonnamment variées comme modalités d'expression. Elles sont variées à tous égards, comme nombre, comme localisations, comme qualité; comme importance. Enfin, elles ne sont pas moins variables d'un sujet à un autre. Je précise.

Ces dystrophies natives sont d'abord éminemment variables comme localisations, puisqu'elles sont susceptibles d'affecter la plupart des systèmes organiques. Tout l'être vivant semble être leur domaine, puisque tour à tour nous les avons rencontrées sur le crâne, sur la face, sur le rachis, sur le bassin, sur les membres, sur le squelette, sur les dents, sur le système nerveux, sur les viscères, etc.

Elles ne sont pas moins variables comme nombre, à savoir : tantôt uniques, tantôt multiples, et parfois même presque confluentes. Dans tel cas, par exemple, la tare hérédo-syphilitique ne s'attestera que par une manifestation unique (érosions dentaires, bosselures craniennes, pied bot, bec-de-lièvre, spina bifida); — et, dans tel autre, elle portera à la fois sur les dents, sur le crâne, sur la face, sur plusieurs os du squelette ; — et, dans un troisième, elle se traduira par des malformations extrêmement multiples (monstruosités, etc.).

Mêmes variétés en tant que *qualité* de dystrophies. Ainsi, tantôt l'influence héréditaire s'affirmera par une action *générale* sur l'être vivant, par un arrêt de développement portant sur la masse de l'individu et non sur un appareil spécial (infantilisme ou rachitisme, comme exemple) ; — et tantôt, au contraire, elle restera *partielle*, en se limitant à un appareil, à un système, à un département de l'organisme (système dentaire, malformations craniennes, bec-de-lièvre, coloboma, pied bot, hydrocéphalie, etc.). — Elle pourra même se circonscrire bien davantage et devenir, si je puis ainsi dire, parcellaire, en n'affectant dans un système qu'un segment, une fraction de ce système, comme dans les cas (qui sont loin d'être rares) où l'on a vu l'hérédité syphilitique ne se traduire que sur le système dentaire, et, dans ce système, sur quelques dents, voire sur une seule.

Mêmes variétés, enfin, comme importance de ces dystrophies quant à leur réaction sur l'être vivant. Elles peuvent être soit insignifiantes, comme dans le dernier exemple précité ou tous autres ordres de stigmates rudimentaires ; — soit plus ou moins sérieuses, alors, par exemple, qu'elles consistent en un arrêt de développement ; — soit graves et même très graves, telles que l'hydrocéphalie, le spina bifida, l'exstrophie vésicale, etc. ; — soit, enfin, incompatibles avec la viabilité ou la prolongation de l'existence (malformations viscérales, monstruosités). Et ainsi de suite.

Ce qui précède comporte un corollaire, à savoir : l'*extrême variabilité des dystrophies d'un sujet à un autre.*

Et, en effet, s'il est absolument vrai, comme j'aurai bientôt l'occasion de le dire, que les hérédo-syphilitiques composent une sorte de *famille naturelle* par certains caractères communs qui leur sont habituels, il n'est pas plus récusable que souvent, très souvent, ils présentent des uns aux autres des caractères dissemblables, voire absolument opposés. Exemples : tel sera remarquable par des dystrophies dentaires extrêmement accentuées, qu'on recherchera vainement sur tel autre. — Tel s'imposera à l'attention par des malformations craniennes qui feront absolument défaut sur tel autre. — Celui-ci sera hydrocéphale, et celui-là sera affligé d'un bec-de-lièvre, ou d'un pied bot ou d'un spina bifida. — Sans parler même de cas plus rares où tel sera nain et tel autre géant.

Il n'est même pas jusqu'à l'esthétique qui ne puisse être influencée très différemment par l'hérédité syphilitique. Ainsi, il est nombre de cas où la tare hérédo-syphilitique imprime à l'habitus et à la physionomie un véritable cachet de déchéance, en créant des sujets petits, rabougris, étriqués, mal bâtis, vieillots, et en affligeant le visage de réelles disgrâces par malformations diverses, écrasement du nez à sa base, bosselures frontales, asymétrie, engrenage vicieux des arcades dentaires, difformités dentaires, teint terreux des téguments, etc. Je pourrais citer comme exemple une pauvre jeune fille que mon père traite depuis longtemps et qui, affligée de la sorte, réalise un type accompli de laideur. Puis, inversement, il n'est pas rare de rencontrer des hérédo-syphilitiques grands, bien faits, bien découplés, voire élégants d'extérieur, et à physionomie ne présentant rien que de régulier, de courant.

Il y a plus; car il n'est pas impossible que de tels sujets soient remarquables par de réels avantages extérieurs. Un jeune homme que je connais de vieille date, fils de père et mère syphilitiques et syphilitique lui-même, est un grand et fort gaillard, très bien doué également comme physionomie. « Trois de mes clientes, dit mon père dans une de ses leçons, l'une encore jeune fille et les deux autres mariées, sont de fort belles personnes, grandes et jolies. Or, contraste des plus curieux, toutes trois, bien qu'absolument épargnées au point de vue dystrophique, ont été aussi rudement malmenées que possible par la syphilis : l'une a été affectée de très graves lésions naso-pharyngées; l'autre est devenue tabétique, et la troisième a perdu l'ouïe d'une façon presque subite. » (A. Fournier, *Leçons inédites.*)

Cette dernière considération est, à coup sûr, très digne de remarque. Car on se représente généralement les hérédo-syphilitiques comme des êtres déchus, dégradés, dégénérés, fatalement destinés à traduire leur tare héréditaire par quelque disgrâce d'habitus et de physionomie. C'est là un type qu'en effet ils réalisent quelquefois, comme nous l'avons vu; mais il importe de savoir, pour se tenir en garde contre des surprises diagnostiques, qu'ils peuvent se présenter sous de tout autres allures.

II

FRÉQUENCE RELATIVE DES DIVERS ORDRES DE STIGMATES DYSTROPHIQUES.

Ces divers ordres de stigmates se présentent avec une fréquence très inégale; mais il est encore impossible d'établir une statistique exacte de leur plus ou moins grande fréquence absolue ou relative.

Je dois néanmoins produire ici les résultats auxquels j'ai abouti en compulsant : 1° les observations de mon père; 2° celles que j'ai recueillies à la policlinique de Saint-Louis; — et 3° celles que j'ai relevées dans les *Annales de dermatologie et de syphiligraphie.*

I. — La statistique de mon père porte sur 247 observations.

Voici les différents stigmates d'hérédo-syphilis qu'elle comporte :

Lésions oculaires	107 cas,	soit 43	p. 100.
Dystrophies dentaires (1)	97 —	— 39	—
Lésions osseuses	51 —	— 20	—
Lésions cutanées	49 —	— 15	—
Lésions de l'oreille	36 —	— 14	—
Lésions nasales	31 —	— 12	—
Lésions du voile palatin	31 —	— 12	—
Infantilisme	25 —	— 10	—
Dystrophies craniennes	19 —	— 7	—
Dystrophies intellectuelles	16 —	— 6	—
Épilepsie	14 —	— 5	—
Lésions du testicule	11 —	— 4	—
Convulsions	11 —	— 4	—
Rachitisme	9 —	— 3	—
Gommes	8 —	— 3	—
Hydrocéphalie	7 —	— 2	—
Pied bot	1 —	— 0,4	—

A la simple lecture de cette statistique, on voit combien le système dentaire est influencé par l'hérédo-syphilis. Parmi les dystrophies contenues dans ce tableau, ce sont les dystrophies de ce système qui occupent la première place, et cela pour un chiffre tout à fait supérieur.

Par ordre de décroissance viennent ensuite : les dystrophies géné-

(1) Les stigmates d'ordre *dystrophique* sont imprimés ici (comme dans la statistique suivante) en caractères *italiques*, en vue de les différencier des stigmates *acquis* de syphilis ou de stigmates consécutifs à des lésions syphilitiques proprement dites.

rales de l'organisme, caractérisées surtout par l'infantilisme ; — puis les dystrophies craniennes, — puis le rachitisme, l'hydrocéphalie, etc.

II. — A la policlinique de l'hôpital Saint-Louis, j'ai recueilli 60 observations d'hérédo-syphilitiques. Additionnant ces 60 observations avec 173 autres que j'ai collationnées dans les *Annales*, j'arrive aux chiffres suivants, pour un total de 233 cas.

Lésions oculaires	114 cas,	soit	48	p. 100.
Dystrophies dentaires	110 —	—	47	—
Lésions cutanées	98 —	—	42	—
Dystrophies craniennes	75 —	—	32	—
Lésions nasales	65 —	—	27	—
Lésions du voile palatin	49 —	—	21	—
Lésions osseuses	47 —	—	20	—
Lésions de l'oreille	44 —	—	18	—
Gommes	37 —	—	15	—
Infantilisme	32 —	—	13	—
Lésions du testicule	30 —	—	12	—
Dystrophies intellectuelles	14 —	—	6	—
Convulsions	9 —	—	3	—
Épilepsie	5 —	—	2	—
Rachitisme	3 —	—	1	—
Hydrocéphalie	3 —	—	1	—

Ces deux statistiques, recueillies dans des conditions si diverses, concordent pourtant d'une façon tout à fait remarquable comme ensemble. Dans la seconde, comme dans la première, les dystrophies dentaires tiennent le premier rang et avec une prédominance très marquée ; — puis, comme dans la première, viennent par ordre de fréquence décroissante : l'infantilisme, le rachitisme et l'hydrocéphalie.

Un seul point se trouve en désaccord de l'une à l'autre : c'est le chiffre représentant le degré de fréquence relative des stigmates craniens. Dans la seconde statistique, ce chiffre est beaucoup plus élevé que dans celle de mon père (32 p. 100 contre 7 p. 100) ; c'est là un résultat que j'enregistre sans l'expliquer.

Quoi qu'il en soit, en réunissant ces deux statistiques, j'arrive à cette conclusion, toute *provisoire*, je le répète, et qu'il appartient à des observations ultérieures de contrôler :

Sur 100 enfants entachés d'hérédo-syphilis, on trouve en moyenne 78 dystrophies se répartissant de la façon suivante :

43 cas de dystrophies dentaires ;

20 cas de dystrophies craniennes ;
11 cas d'infantilisme ;
2 cas de rachitisme ;
2 cas d'hydrocéphalie.

Quant à certaines autres dystrophies dont il est question dans ce travail, je ne puis en faire un pourcentage proportionnel, toutes ces dystrophies se trouvant relevées sur un nombre d'enfants hérédo-syphilitiques *indéterminé*, indéterminé en ce sens que chaque observateur qui a publié une observation n'a pas dit quelle était la proportion d'enfants hérédo-syphilitiques qu'il avait eu l'occasion d'examiner pour son compte.

Je ne puis donc établir qu'une comparaison entre le degré de proportion de chacune de ces dystrophies, et cette comparaison reste certes plus que sujette à caution.

Sous le bénéfice de ces réserves, voici ce que j'ai constaté :

Hydrocéphalie	170 cas.
Dystrophies des membres	101 —
Dystrophies de l'appareil digestif	36 —
Dystrophies de l'appareil génito-urinaire	32 —
Bec-de-lièvre	29 —
Dystrophies cardiaques et vasculaires	25 —
Spina bifida	21 —
Dystrophies cérébrales	14 —
Scoliose	9 —
Microcéphalie	8 —
Nanisme	6 —
Gigantisme	5 —

III

ASSOCIATION FRÉQUENTE DES STIGMATES SPÉCIFIQUES ET DES STIGMATES DYSTROPHIQUES. — MAIS, INDÉPENDANCE POSSIBLE DE CES DEUX ORDRES DE STIGMATES. — RÉDUCTION POSSIBLE DE CES DEUX ORDRES DE STIGMATES A UNE EXPRESSION MINIMA.

I. — Les deux ordres de stigmates qui peuvent concourir au diagnostic de l'hérédo-syphilis se présentent très communément associés, de façon à s'imposer dans le même temps à l'observateur. Ainsi, rien n'est plus fréquent, alors surtout qu'on a affaire à des sujets d'un certain âge, que d'avoir à constater simultanément, d'une part, des stigmates divers relevant de lésions spécifiques antérieures et, d'autre part, des stigmates de dystrophie native. C'est même là, peut-on dire, la règle, tout au moins le cas usuel.

A titre de spécimens, seulement, je citerai les deux cas suivants, empruntés à la collection de mon père :

Dans le premier, un enfant de onze ans, fils de père et mère syphilitiques, présente simultanément : 1° des stigmates syphilitiques sous forme de reliquats d'anciennes affections oculaires et osseuses; 2° des stigmates dystrophiques très multiples, sous forme de malformations de la mâchoire supérieure et de la voûte palatine, d'irrégularités d'implantation dentaire, d'érosions et de cupules dentaires, de corectopie, de petitesse du crâne, d'infantilisme, d'incontinence nocturne de l'urine, d'arrêt du développement intellectuel, etc.

Le second est relatif à une petite fille de quatorze ans sur laquelle on relève, d'une part, des stigmates importants sur les yeux et les os, et, d'autre part, des stigmates multiples d'un infantilisme extraordinaire, avec chétivité native persistante, etc.

Voici ces deux cas, avec quelques détails supplémentaires :

Obs. 344 (Professeur **Fournier**) (résumée).

Hérédo-syphilis. — Mélange de stigmates syphilitiques et de stigmates dystrophiques.

X..., âgé de onze ans et demi. Issu de père et mère syphilitiques. Né cinq ans après la syphilis de son père et un an (environ) après la syphilis que la mère a contractée de son mari.

D'après le récit du médecin qui l'a soigné depuis sa naissance, il est venu au monde avant terme, mais sain d'apparence. — A l'âge de trois semaines, il a commencé à présenter divers accidents spécifiques, à savoir : syphilide papuleuse, pemphigus, coryza. — Quelques mois plus tard, il a été affecté de diverses lésions osseuses, notamment au niveau des humérus et des avant-bras. — Au delà, il s'est assez bien développé physiquement, tout en restant petit; mais l'intelligence n'a pas suivi une marche parallèle. — En outre, il a été sujet à plusieurs ophtalmies qui ont été qualifiées de « névrites optiques et de choroïdites ». — Il louche depuis le jeune âge. — Enfin, il a toujours uriné au lit, en dépit des nombreux traitements dirigés contre cette infirmité.

Actuellement, on relève sur lui les divers stigmates que voici :

D'une part : 1° stigmates oculaires : hypermétropie, inégalité d'acuité visuelle d'un œil à l'autre; strabisme; restes de paralysie d'une sixième paire; vestiges de névrite optique; taches atrophiques de la choroïde; amblyopie très accentuée de l'œil gauche;

2° Inégalités et saillies osseuses très accentuées au niveau des humérus et d'un cubitus.

D'autre part : 1° Du côté du système dentaire, implantation vicieuse d'un grand nombre de dents (déjà on a dû en arracher trois hors rang ; cupules multiples sur les grandes incisives supérieures, sillons horizontaux sur les autres incisives et les quatre canines.

2° Malformation de la mâchoire supérieure, qui est extrêmement étroite transversalement.

Voûte palatine fortement ogivale.

3° Corectopie. Pupille droite excentrique, portée tout à fait en haut et en dedans.

4° Crâne notablement petit.

5° Petitesse de taille ; tronc et membres grêles.

6° Incontinence nocturne de l'urine.

7° Arrêt de développement intellectuel. Enfant arriéré. Il a pu apprendre à lire et à écrire, mais il est incapable d'un effort de raisonnement. Il passe des lettres, des mots dans ce qu'il écrit et ne s'en aperçoit pas, même quand on lui signale de telles fautes. Il ne comprend rien à l'arithmétique. Mémoire très défectueuse. Il s'amuse à des jeux niais, bien au-dessous de son âge. — Affectueux cependant pour sa famille.

Mort, quelques années plus tard, par accidents cérébraux (hémiplégie, délire, gâtisme, coma).

Obs. 345. (M. le professeur **A. Fournier**) (résumée).

Hérédo-syphilis. — Mélange de stigmates syphilitiques et de stigmates dystrophiques.

Petite fille de quatorze ans, issue de père et de mère syphilitiques. D'après les renseignements très précis de la mère, l'enfant serait restée exempte d'accidents jusqu'à l'âge de sept ans, époque où elle aurait été affectée d'une maladie très grave des yeux, que M. le Dr Galezowski aurait qualifiée du nom de kératite interstitielle hérédo-syphilitique. — Deux ans plus tard, lésions intenses des tibias qui deviennent volumineux, énormes et incurvés en avant.

Actuellement, l'enfant est affectée d'une énorme hyperostose des deux tiers inférieurs de l'humérus gauche.

Je relève sur elle les deux ordres de stigmates suivants :

D'une part : 1° Hyperostose persistante des deux tibias, très volumineuse, avec incurvation antérieure en lame de sabre ;

2° Vestiges de lésions cornéennes, sous forme de taches interstitielles d'un blanc grisâtre.

D'autre part : 1° Infantilisme extraordinaire : à première vue, j'avais cru l'enfant âgée de six à sept ans ; elle en avait quatorze ! Taille dérisoirement petite. Corps et membres à l'avenant. Tronc osseux, émacié, aplati d'un côté à l'autre, et saillant en carène à sa partie antérieure. Enfant paraissant atrophiée d'une façon générale, ratatinée, étriquée, rabougrie. — Pas de règles.

2° Chétivité native, qui s'est prolongée jusqu'à ce jour en dépit de médications nombreuses. — Anémie. — Teint terreux.

3° Dents saines et assez bien rangées. Mais persistance d'une incisive de première dentition.

II. — Mais, si les deux ordres de stigmates en question s'observent fréquemment en coïncidence, ils peuvent aussi rester *indépendants* et se présenter à l'observation d'une façon exclusive.

Deux cas sont alors possibles :

Tantôt, on ne trouve à constater sur le malade que des stigmates issus de lésions syphilitiques antérieures, c'est-à-dire des stigmates syphilitiques proprement dits, avec absence absolue de tout stigmate d'ordre dystrophique.

Et tantôt, inversement, on ne rencontre sur lui que des stigmates dystrophiques, avec absence absolue de tout stigmate syphilitique.

Ces deux ordres de cas s'imposent à notre étude.

I. — Premier cas : **Stigmates syphilitiques avec absence de stigmates dystrophiques.** — Ce premier cas ne touche qu'indirectement mon sujet, puisque j'ai en vue ici l'étude des stigmates dystrophiques et non leur absence. J'en dirai cependant quelques mots, en raison de l'intérêt clinique général qui s'y rattache.

Il importe essentiellement pour le diagnostic de bien savoir que les stigmates dystrophiques de l'hérédo-syphilis peuvent faire absolument défaut, afin de ne pas être exposé à la méconnaître alors qu'elle se présente sans cet ordre de stigmates.

Donc, spécifions bien ceci :

On peut être hérédo-syphilitique et rester exposé à toutes les éventualités de cette tare dangereuse alors même qu'on n'en porte aucune empreinte dystrophique, aucun stigmate natif.

De cela, les exemples abonderaient à citer ; il me suffira de produire les quelques suivants :

Obs. 346 (**M.** le professeur **A. Fournier**) (sommaire).

Syphilis héréditaire tardive à manifestations graves. — Absence absolue de tout stigmate dystrophique.

Mme X..., actuellement âgée de vingt-cinq ans, est née d'un père qui a contracté la syphilis huit à neuf ans avant son mariage et d'une mère qui paraît être restée indemne de toute manifestation suspecte. — Cette dernière dame précise même que, dans la première année de son mariage, alors qu'elle était enceinte de l'enfant destinée à devenir Mme X..., son mari fut « repris d'accidents de son ancienne maladie et traité par le mercure ».

L'enfant naquit saine et resta telle jusqu'à l'âge de sept ans, époque à laquelle elle fut affectée d'une ophtalmie qui dura longtemps et d'une éruption de boutons sur le visage. Cette éruption a laissé sur une joue de petites cicatrices qui, bien que très peu apparentes, rappellent exactement les cicatrices spécifiques, au double point de vue de leur orbicularité individuelle et de leur groupement général « en bouquet ».

Mariage à vingt ans. — A ce moment, énorme surmenage de vie mondaine (veilles, bals, soupers, voyages, etc.).

Fatigue générale, anémie.

Deux ans plus tard, début d'un coryza qui persiste et dégénère en un véritable jetage purulent. — Puis, ozène. — Alors seulement on s'inquiète, et le diagnostic, longtemps dévié, rentre dans la droite voie. — Mais, institué trop tardivement, le traitement spécifique reste impuissant à modifier des lésions accomplies de nécrose.

Quand je vois Mme X... pour la première fois, en 1888, je constate des nécroses disséminées vers le vomer, les os palatins, l'apophyse horizontale du maxillaire. — En outre, processus gommeux, ayant envahi la luette et la portion avoisinante du voile palatin. — Élimination successive de séquestres nombreux, les uns petits, d'autres volumineux.

En 1890, en dépit d'un traitement énergique, nouvelle invasion gommeuse vers le voile, aboutissant à une double perforation. — Guérison seulement accomplie en 1891.

Je n'ai fait qu'énoncer ici d'une façon toute sommaire les incidents qui signalèrent cette dernière phase de la maladie. Ce qu'en revanche je tiens à bien préciser, c'est que *la malade ne rappelait par aucune particularité de son habitus et de sa physionomie l'objectivité usuelle de l'hérédo-syphilis*. Elle est d'une taille moyenne ; elle offre une peau d'une rare blancheur et des dents superbement conformées. Elle jouit du renom mérité de très jolie femme. Elle est indemne de toute malformation du crâne, des tibias, des membres, etc. Immunité absolue des yeux et des oreilles.

En un mot, absence absolue sur elle de tout stigmate dystrophique d'hérédo-syphilis.

Mon père a relaté de même le fait suivant :

Obs. 347. — Syphilis héréditaire tardive. — Absence absolue de tout stigmate dystrophique.

Une jeune fille de vingt-trois ans me fut amenée en 1886 à propos d'une vaste ulcération de la jambe, ulcération dont la spécificité ne pouvait rester un instant douteuse et qui, d'ailleurs, soit dit à l'avance, guérit avec une rapidité tout à fait significative.

Je me perdais en conjectures sur l'origine de cette syphilis, lorsque je reçus la visite d'une sœur aînée de la malade, laquelle me raconta que leur mère avait contracté la syphilis d'un nourrisson syphilitique à qui elle avait donné le sein par obligeance au moment où elle allaitait sa jeune sœur et que, de plus, elle n'avait pas tardé, dans l'ignorance de son mal, à contagionner son enfant.

Enchantée de sa guérison, ladite malade m'adressa à son tour un de ses frères, plus jeune qu'elle de quatre ans, qui venait d'être congédié du service militaire pour « amblyopie progressive ».

J'examinai ce jeune homme et, pour plus de sûreté, je l'adressai à mon confrère et ami le Dr Trousseau, lequel me le renvoya tout aussitôt avec le diagnostic suivant : « Acuité visuelle réduite à un quart dans les deux yeux, non améliorée par aucun verre. Papilles blanches, en voie d'atrophie, mais non encore atrophiées. Origine syphilitique très vraisemblable. » Un traitement spécifique vigoureux fut institué immédiatement et suivi des plus heureux résultats. Deux mois après, « l'acuité visuelle avait remonté considérablement et les papilles se présentaient avec une meilleure couleur » (Trousseau).

Trois mois plus tard, le malade m'écrivait qu'il se considérait comme à peu près guéri.

Or, sur ce jeune homme, que j'examinai avec le plus grand soin, je ne pus jamais découvrir, comme témoignages de son hérédité spécifique, que des cicatrices cutanées, celles-ci à vrai dire, nombreuses, cerclées, en bouquet et indubitablement syphilitiques. Mais *impossible de trouver sur lui le moindre stigmate d'ordre dystrophique*. (*Leçons cliniques* inédites.)

Obs. 348 (personnelle). — **Hérédo-syphilis. — Absence de stigmates dystrophiques.**

Une jeune femme de vingt-cinq ans, issue de parents syphilitiques, se présente affectée d'une large ulcération gommeuse du voile du palais. On retrouve sur elle deux ordres de stigmates syphilitiques, à savoir : 1° des adhérences et des déformations de l'iris, consécutives à une ophtalmie grave du jeune âge, et 2° des cicatrices cutanées arrondies, en bouquet, vestiges d'une éruption qui remonte à l'enfance. Mais *vainement je recherche des stigmates dystrophiques*. Les dents sont normales ; pas la moindre malformation du crâne ni des membres; taille moyenne et bien prise ; peau blanche ; aspect agréable du visage, etc. — En un mot, rien qui soit de nature à dénoncer une tare héréditaire.

Obs. 349 (personnelle). — **Hérédo-syphilis. — Absence de stigmates dystrophiques.**

Un jeune homme entre à l'hôpital Saint-Louis pour des ulcérations gommeuses de la rainure glando-préputiale. — On retrouve dans ses antécédents toute une série de raisons en faveur de l'hérédo-syphilis (polymortalité infantile considérable dans la famille; éruptions dans le jeune âge ; écoulements d'oreilles, maux d'yeux, etc.). Il présente en outre de très nombreuses cicatrices (visage, tronc, membres inférieurs), dont l'origine ne saurait rester douteuse.

Mais *pas le moindre stigmate d'ordre dystrophique.*

Guérison très rapide par le traitement spécifique.

II. — Second cas : **Stigmates dystrophiques avec absence de stigmates syphilitiques.** — Il serait certes curieux de savoir si l'hérédo-syphilis ne fait pas plus de dystrophiés qu'elle ne fait de syphilitiques, ce qu'il est réservé, je crois, à l'avenir, de démontrer par la statistique. Mais nous n'en sommes pas là, malheureusement. Nous n'en sommes qu'à essayer de recueillir les éléments de ce parallèle, sans pouvoir rien préjuger encore des résultats qu'ils nous fourniront.

Ce qui est bien certain en tout cas, d'ores et déjà, c'est que l'influence héréditaire de la syphilis se traduit fréquemment, très fréquemment, par des stigmates dystrophiques divers, en l'absence de tout stigmate propre de syphilis.

Il est vrai que nombre d'héréditaires commencent par être dystrophiques pour devenir plus tard des syphilitiques avérés. Mais il en est beaucoup d'autres qui restent à l'état de dystrophiques, comme nous le verrons bientôt.

Quoi qu'il en soit, j'ai rencontré dans mes recherches quantité de sujets issus de souche syphilitique sur lesquels j'ai relevé tels ou tels stigmates d'ordre dystrophique, sans avoir à noter parallèlement sur eux le moindre stigmate propre de syphilis. Je citerai comme tel le cas suivant :

Obs. 350 (M. le professeur **A. Fournier**).

Père syphilitique et mère saine. — Sept grossesses avec alternances d'hérédité. — Sur le cinquième enfant, né dix-huit ans après la syphilis du père, arrêt du développement physique et dystrophies diverses : **absence absolue de tout stigmate de spécificité syphilitique.**

M. X... a été affecté en 1854 d'une syphilis qui, originairement, n'a rien présenté de grave et n'a été que très incomplètement traitée. — De longues années se sont écoulées sans accidents spéciaux. — Puis, en 1875, ont surgi, sans cause, des accidents cérébraux qui, rapportés unanimement à une origine spécifique, ont été soumis à la médication spécifique et guéris par elle.

Marié en 1867, M. X... a eu sept enfants ; et sa femme, que j'ai eu l'occasion d'interroger et d'examiner, paraît être restée indemne de tout symptôme spécifique. Or, voici les résultats de ces sept grossesses :

Première grossesse : enfant affecté de périostites graves ayant abouti « à des abcès et à des ulcérations ».

Seconde grossesse : fille, ayant été affectée à diverses reprises de douleurs osseuses, considérées comme rhumatismales ; — morte à dix-sept ans, de par des accidents « cardiaques ».

Troisième et quatrième grossesses : enfants sains.

Cinquième grossesse, ayant donné l'enfant au sujet duquel je suis consulté et que je décrirai dans un instant.

Sixième grossesse : enfant né « sain », mais mort à trois mois.

Septième grossesse : enfant ayant présenté, dans ses premières semaines, divers accidents, considérés par M. le professeur Brouardel comme des accidents de « syphilis infantile » ; — mort à quatre mois.

Le cinquième de ces enfants, né en 1873, a aujourd'hui treize ans. Il a été éprouvé dans son enfance, par « une maladie de peau, rouge et suintante, qui a duré cinq ans » (eczéma, suivant toute probabilité). — Au delà, il a été bien portant, mais ne s'est développé physiquement et intellectuellement que d'une façon très lente. — Il est resté *petit*. — Il présente deux *bosses frontales* fortement accentuées. — *Dents striées*, à sillons horizontaux. Il offre, intellectuellement, le type de l'enfant *arriéré*.

On n'est parvenu que très difficilement à lui apprendre à lire et à écrire, et c'est là tout ce qu'il sait à treize ans. Aucune notion d'orthographe, de géographie, de calcul. Incapable de suivre le raisonnement le plus simple. Exemple : je lui pose la question suivante : « J'achète deux pommes à raison de deux sous la pomme ; combien de sous dois-je donner au marchand ? » Impossible de sortir de ce problème, même en aidant l'enfant de toutes manières. Tour à tour, il me répond deux sous, trois sous, six sous, etc. Il passe ses journées à ne rien faire ; il ne s'amuse qu'à des jeux au-dessous de son âge et commet toute espèce de niaiseries. Cependant, il est docile, exempt de mauvais instincts, doux et même affectueux. Moralement, il paraît mieux doué qu'intellectuellement. Car, intellectuellement, c'est un simple, un débile, un déchu.

A remarquer que cet enfant ne présente *aucun stigmate spécifique*. Un examen des plus attentifs, des plus complets, ne m'a rien révélé de tel sur lui.

A remarquer encore cet autre fait, très intéressant en l'espèce : cet enfant à déchéance psychique est né d'un père dont la syphilis remontait à *dix-huit ans*. Il est vrai qu'au moment où il a été conçu (1873), le père se trouvait, suivant toute vraisemblance, en élaboration de la syphilis cérébrale qui s'est attestée en 1875 par de grands accidents. Car on sait qu'en maintes occasions la syphilis cérébrale se prépare lentement et sourdement avant de se traduire par des accidents manifestes.

III. — Enfin, il est essentiel de bien noter que, sans faire absolument défaut, les stigmates de l'un et l'autre ordre peuvent se réduire à un véritable *minimum*, c'est-à-dire peuvent être uniques ou à peine accentués.

Exemple : Dans l'une des observations qui vont suivre, un enfant hérédo-syphilitique, et dûment syphilitique puisqu'il contamina sa nourrice, ne présentait, en tant que stigmates d'ordre spécifique, que des synéchies pupillaires.

Réciproquement, dans la seconde, une jeune fille hérédo-syphilitique — et celle-ci non moins sûrement syphilitique puisqu'à l'âge de dix-huit ans elle était encore affectée d'une syphilide tuberculeuse du cou — ne présentait, en tant que stigmates d'ordre dystrophique, que des érosions dentaires.

J'ai même vu, dans le service de mon père, un jeune homme indubitablement hérédo-syphilitique ne présenter, comme unique stigmate dystrophique, que de très légères érosions dentaires limitées à deux dents.

Voici deux de ces faits :

Obs. 351 (M. le professeur **A. Fournier**) (résumée).

Enfant hérédo-syphilitique. — Microdontisme et amorphisme dentaire. Dents d'Hutchinson naines et érodées en nappe sur toute leur surface. — Retard du développement physique. — **Pas d'autre stigmate syphilitique qu'une synéchie pupillaire.**

X... a contracté la syphilis en 1870 et ne s'en est jamais traité. — Pas d'accidents importants au début. — En 1882, crises de vomissements (par lithiase biliaire ?) et deux crises épileptiformes. — En 1885, syphilides gommeuses et gommes sous-cutanées au niveau de la jambe droite, où l'on voit encore de vastes cicatrices nettement spécifiques. — Traitement ioduré et guérison. — Quelques mois après, nouvelle gomme au niveau de la région trochantérienne. — En 1891, nouvelle lésion gommeuse au niveau de la cuisse.

Mariage en 1876. — Madame reste saine.

Trois grossesses : les deux premières terminées par accouchement prématuré d'enfants morts ; la dernière par naissance d'un enfant qui paraît sain tout d'abord, mais sur lequel éclatent diverses manifestations spécifiques vers la troisième semaine (coryza, éruptions cutanées, etc.). — Cet enfant *contamine sa nourrice.*

A cinq ans, il est affecté d'une kératite interstitielle dont le guérit M. le professeur Panas par un traitement mercuriel longtemps poursuivi.

Au delà, plus d'accidents spécifiques.

Mais l'enfant ne se développe que lentement et difficilement. On me consulte à ce propos et je constate ceci : Enfant *petit* et *grêle*, un peu pâle, mais bien conformé et intelligent. — Rien à noter vers le crâne et les membres. — Restes de synéchies et pupille irrégulière du côté de l'œil qui a été malade. Vision de cet œil défectueuse. — Dents dystrophiées et remarquables à divers points de vue ; ainsi :

Les quatre incisives supérieures sont véritablement *amorphes, petites* et *érodées* en nappe sur toute leur surface qui est inégale, rugueuse, et d'un jaune sale.

Les incisives médianes présentent l'échancrure demi-circulaire d'Hutchinson. Elles sont de plus presque *naines*.

Les canines font défaut aux deux mâchoires.

Les incisives inférieures offrent à leur partie moyenne une encoche verticale. Elles sont, en outre, petites et amincies.

Obs. 352 (M. le professeur **A. Fournier**).

Syphilis héréditaire tardive à symptômes graves. — Surdité double, permanente. — **Un seul stigmate dystrophique, intéressant le système dentaire.**

Mlle X... actuellement âgée de dix-huit ans, est née de parents syphilitiques. Elle s'est développée d'une façon normale et paraît être restée indemne, au cours de ses premières années, de tout accident spécifique. Mais, vers l'âge de treize ans et demi, elle a été affectée d'une double ophtalmie qui l'a rendue aveugle pendant trois mois et qui, observée par plusieurs oculistes, a été diagnostiquée d'un commun accord : *kératite interstitielle d'origine hérédo-syphilitique*.

Vers le même temps, elle a été prise d'une *surdité subite*. En trois semaines environ, cette surdité est devenue complète, absolue.

Soumise à toute une série de traitements, Mlle X... a bien guéri de sa maladie des yeux, mais elle est restée absolument sourde d'une oreille et presque sourde de l'autre. Elle n'entend de cette dernière que si on lui parle de très près et à haute voix. Absence de toutes lésions appréciables à l'otoscope (Dr Hermet).

En outre, elle présente depuis un an ou plus (?) une indéniable syphilide tuberculeuse sèche qui occupe la région de la nuque.

Or, examinée avec un soin des plus minutieux par mon collègue le Dr Brocq et par moi, cette jeune malade ne présente qu'un unique stigmate dystrophique de son hérédité spéciale. Celui-ci est relatif à la dentition : incisives médianes supérieures présentant un type accompli de la dent d'Hutchinson, avec échancrure semi-lunaire du bord libre ; en outre, elles sont notablement petites.

Incisives inférieures très petites, minces, atrophiées légèrement à leur sommet. Toutes les autres dents sont normales et même fort belles.

A cela près, absolument rien, en tant que stigmates d'hérédo-syphilis. Taille moyenne. — Développement normal. — Peau blanche. — Pas de saillies anormales du crâne. — Aucune malformation sur le thorax et les membres. — La malade peut même être dite, sans complaisance, une fort jolie personne.

De même, aucune tare psychique.

IV

LES STIGMATES DYSTROPHIQUES IMPLIQUENT-ILS LA SYPHILIS CHEZ LE SUJET QUI LES PORTE ?

Une question majeure s'impose actuellement à notre étude comme conséquence de ce qui précède, à savoir :

Les sujets issus de souche syphilitique, sur lesquels on ne constate exclusivement que des stigmates d'ordre dystrophique, et cela sans aucun autre stigmate ou antécédent de syphilis vraie, peuvent-ils être considérés ou non comme entachés de syphilis ?

Je précise par un exemple.

Voici, par exemple, un enfant ou un adolescent né d'une famille syphilitique, sur lequel on constate tels ou tels stigmates d'ordre dystrophique (comme des malformations craniennes, des érosions dentaires, des signes d'infantilisme, des arrêts de développement, une hydrocéphalie, une monstruosité, etc.) ; — mais, d'autre part, aucun stigmate de syphilis vraie ne se présente à relever sur le sujet en question, qui, de plus, est resté indemne jusqu'à ce jour de tout symptôme suspect. Eh bien, cet enfant ou cet adolescent *est-il ou n'est-il pas syphilitique* ? Sommes-nous autorisés à dire : « De par les stigmates dystrophiques que nous constatons sur lui, c'est un sujet sûrement contaminé, c'est un sujet en puissance de syphilis, de syphilis latente jusqu'à présent, mais susceptible d'entrer en évolution un jour ou l'autre » ? Ou bien devons-nous nous borner à dire : « C'est là un sujet dystrophié qui, par ses dystrophies, paie sa dette à la tare infectieuse de ses ascendants ; mais rien ne démontre qu'il soit entaché de syphilis » ?

Inutile de spécifier par un commentaire l'intérêt qui se rattache à cette question, en raison des indications thérapeutiques *préventives* qui dérivent nécessairement de la solution à lui donner ; cela va de soi. Essayons donc de l'étudier avec tout le soin qu'elle réclame.

I. — Un premier point n'est pas douteux. C'est que les sujets à stigmates dystrophiques ont tous risques pour être syphilitiques et ne le sont que trop souvent. Très souvent la dystrophie ne fait que préluder aux explosions de la syphilis vraie. Ces explosions, sans doute, peuvent être plus ou moins tardives; mais elles ne manquent guère de se produire à un moment donné.

C'est là ce qu'on observe à tout instant en pratique. « On compterait par centaines les faits calqués sur le schéma que voici : Enfant naissant petit, chétif, ne se développant que d'une façon lente, difficile et incomplète, présentant des bosselures craniennes, un nez écrasé à sa racine, des dents érodées et vulnérables, à caries précoces, des membres rachitiques, des malformations quelconques, bref, enfant *dystrophié*; — puis, à échéances variables et parfois plus ou moins distantes de la naissance, invasion soudaine d'une syphilide, d'une exostose, d'une gomme, d'une perforation palatine, d'une manifestation viscérale quelconque, etc.

« En vérité, je le répète, les observations de ce genre sont trop communes, trop courantes, pour qu'il soit nécessaire d'en produire de nouvelles » (Professeur A. Fournier).

II. — Mais, s'il en est de la sorte fréquemment, en est-il de même *toujours*, invariablement, nécessairement? Non, certes. — Et, en définitive, avons-nous le droit scientifique de considérer comme affectés de syphilis, même latente, tous les sujets qui, issus de souche syphilitique, sont marqués de tels ou tels des stigmates dystrophiques en question? Je ne le crois pas, et cela pour deux raisons que je vais essayer de mettre en lumière :

I. — La première, c'est qu'*il est absolument commun de rencontrer des sujets qui, bien que nés de parents syphilitiques et affectés de tels ou tels des stigmates dystrophiques en question, n'en sont pas moins restés exempts de toutes manifestations spécifiques.*

De cela voici la preuve.

Je reproduirai d'abord les cinq observations suivantes empruntées à mon père :

Obs. 353 (Professeur **A. Fournier**). — « Une petite fille, actuellement âgée de six ans, est née de père et mère syphilitiques. Très scrupuleusement observée par moi dès le plus jeune âge et non traitée spécifiquement, elle n'a jamais présenté le moindre accident ayant trait à la syphilis.

« Mais elle ne s'est développée que lentement et difficilement. Elle n'a ébauché ses premiers pas qu'à quinze mois. — A deux ans et huit mois, elle n'avait encore que trois syllabes pour tout vocabulaire. — D'autre part, sa tête est volumineuse et son front mal formé. — Ses dents sont irrégulières et toutes cariées, etc. » — Jamais aucun traitement.

L'observation suivante est relative à trois frères qui, issus d'un père syphilitique et d'une mère saine, sont tous des dystrophiés (tête volumineuse; dents en tournevis; tête énorme et idiotie chez le troisième). Or, tous trois, actuellement âgés de sept ans et demi, cinq ans et vingt-huit mois, sont restés bien sûrement indemnes de manifestations spécifiques.

Obs. 354 (Professeur **A. Fournier**).

Trois frères issus de souche syphilitique restant indemnes de tout accident propre de syphilis, mais traduisant tous trois la tare héréditaire par diverses formes de dystrophies natives. — Idiotie chez le troisième.

M. X... a contracté la syphilis, en 1873. Cette syphilis, que j'ai traitée et dont j'ai conservé par écrit toute l'histoire, a été particulièrement bénigne, au moins à son origine. Elle a consisté purement et simplement en ceci : Comme début, érosion chancreuse, constituant bientôt un chancre induré typique, flanqué de son adénopathie classique, à ganglions multiples, durs et indolents; six semaines après, roséole érythémateuse, remarquablement discrète; quelques mois plus tard, croûtes acnéiformes du cuir chevelu; enfin, en 1875, invasion de quelques taches érythémateuses, à caractère presque douteux; — et rien autre.

De 1873 à 1876, le malade a été soumis à huit cures mercurielles par le protoiodure, chacune de soixante à quatre-vingts pilules de 5 centigrammes; puis, de 1876 à 1877, à quatre cures par l'iodure de potassium 2 à 3 grammes par jour, pour cinq à six semaines).

Se jugeant guéri, M. X... s'est marié, et je ne l'ai plus revu qu'en 1887, à propos de ses trois enfants dont je vais bientôt parler. A cette époque, je le trouvai affecté d'une syphilide tuberculeuse aussi typique que possible, occupant les deux faces palmaires des mains et la face antérieure des doigts. Cette syphilide remontait à trois ans. Elle était donc apparue dans la onzième année de la maladie, après dix ans passés sans accidents, comme aussi sans traitement. Le malade me raconta alors que cette éruption, après avoir résisté à diverses médications d'ordre vulgaire (notamment à la médication goutteuse, qui avait été instituée en raison de ses antécédents héréditaires goutteux du côté maternel), avait presque cédé à une dizaine d'injections de calomel, puis qu'elle venait de récidiver. Je lui conseillai de reprendre ces injections et j'ai appris que, derechef, elles avaient produit un nouvel et rapide amendement des symptômes morbides.

A cette même époque, M. X... me montra ses trois enfants, sur lesquels je constatai ce qui suit :

I. — L'aîné, âgé de sept ans et demi, est un assez bel enfant, de développement moyen et de constitution moyenne. Bien surveillé par le médecin de la famille, au point de vue de l'hérédité paternelle, il n'a jamais présenté le moindre accident suspect et n'a été affecté que de diverses maladies de l'enfance, inutiles à reproduire ici. Jamais de convulsions notamment. Mais *sa tête est volumineuse.* — En outre, il présente une anomalie dentaire tout à fait frappante. Ses deux incisives médianes supérieures sont, à un degré très accentué, *obliques convergentes.* De plus, elles offrent le type accompli de ce qu'on appelle la dent *en tournevis.*

II. — Le second enfant, âgé de quatre à cinq ans, est également bien conformé, bien portant et indemne de tout antécédent suspect. Mais *son crâne est très notablement volumineux.*

III. — Le troisième enfant, âgé de vingt-sept à vingt-huit mois, est un *dégénéré.*

Il n'a jamais présenté, assure-t-on, le moindre accident suspect, et même il n'a jamais été malade. Son tronc et ses membres sont bien conformés, voire replets. Mais *sa tête est extrêmement volumineuse* et présente en outre de fortes saillies pariétales et occipitales. Son visage est absolument sans expression. Ses yeux vaguent sans s'arrêter sur rien. Quand on lui parle, il ne vous regarde qu'un instant, puis ne vous prête plus aucune attention. Il entend fort bien cependant. La lèvre inférieure est très volumineuse et pendante, ce qui contribue à donner à la physionomie un air d'hébétude. Enfin, on remarque de chaque côté, au niveau de la racine du nez, une très grosse veine bleuâtre.

L'enfant ne marche pas encore. Tout au plus se soutient-il sur ses jambes en s'appuyant sur une chaise; mais il n'a pas l'instinct de se retenir à cette chaise dès qu'on veut la déplacer quelque peu, et alors il se laisse tomber.

Il ne parle pas. Parfois, dit-on, mais à de rares intervalles, il essaie d'ébaucher les mots *papa* et *maman.* — Il paraît absolument dépourvu d'intelligence. Il ne sait pas manger seul; il ne sait pas porter à sa bouche ce dont il est le plus friand. Je lui présente un biscuit; il le prend, puis le laisse tomber, et ne s'en inquiète plus. — Il semble gaucher.

Il ne connaît ni sa mère, ni son père, ni ses frères avec lesquels cependant il passe ses journées. Seule, sa nourrice, et depuis quelques jours seulement, a le privilège d'être accueillie par lui avec un semblant de satisfaction. Il ne s'amuse à rien. Les jouets multiples qu'on lui donne, il les culbute, il les renverse, il les brise, « comme s'il avait plaisir, me dit-on, à les détruire ».

Sa dentition n'offre rien de particulier.

Enfin, la mère de ces trois enfants n'a jamais présenté et ne présente pas encore aujourd'hui le moindre symptôme ayant trait à la syphilis.

Au total donc, cette observation est particulièrement intéressante par ce fait qu'elle nous montre trois enfants qui, issus de souche syphilitique (père infecté et mère saine), sont restés indemnes de tout accident propre de syphilis, mais ont traduit la tare héréditaire par divers stigmates de dystrophie, à savoir : tous trois, sous forme d'une ampliation du crâne et, en outre, le premier par des dystrophies dentaires reproduisant deux des attributs de la dent d'Hutchinson, et le dernier, enfin, par un arrêt de développement intellectuel.

A noter encore, dans ce même cas, cet autre fait désolant d'une syphilis qui, bien que traitée à son début et plus traitée à coup sûr que tant d'autres qui restent si fréquemment inoffensives quant à leurs conséquences héréditaires, n'en a pas moins abouti, et cela à fort longue échéance, pour le père, à un accident tertiaire de forme ultra-rebelle, et, pour l'un des enfants, à une véritable catastrophe héréditaire (déchéance psychique).

De même, l'observation suivante nous offre, sur un sujet âgé de dix-neuf ans, issu d'un père syphilitique, un type parachevé de *dégénérescence physique* (infantilisme, réduction de la taille, gracilité des formes, *tête en boule* très volumineuse, voûte palatine ogivale, malformation du maxillaire supérieur, *oreilles en anse*, dermatose de dégénérescence, dite prurigo de Hébra, etc.). Or, jamais le moindre symptôme suspect de spécificité n'a été constaté sur ce jeune homme. — Voici ce cas :

Obs. 355 (Professeur **A. Fournier**).

Dystrophies multiples d'hérédo-syphilis. — Tête en boule. — Oreilles en anse. — Prurigo chronique de Hébra. — Absence absolue de toute manifestation spécifique. — Sujet actuellement âgé de dix-neuf ans.

M. X... me raconte qu'il a contracté la syphilis quelques années avant son mariage, qu'il a éprouvé divers accidents de cette maladie, toujours assez légers, et que, conséquemment, il s'est très peu traité. — Il a eu le bonheur de ne transmettre aucun mal à sa femme. — Il a eu deux enfants, à savoir : un fils qu'il m'amène et une fille qu'il dit indemne de tout accident.

Ce fils a dix-neuf ans. Je lui en aurais donné douze à treize, en raison : 1° de sa taille, qui est celle d'un enfant de cet âge ; 2° de la gracilité de son corps ; 3° de son habitus général.

Ce jeune homme ou plutôt cet enfant est le type de la dégénérescence physique. Il offre, puis-je dire, un aspect extraordinaire. Son corps, grêle et fluet, est surmonté par une tête très volumineuse, laquelle est exactement ronde, à la façon d'une *boule*. Le front est très élevé et convexe. La face est disgracieuse et contraste par son exiguïté avec le volume du crâne.

La voûte palatine est extrêmement creuse et plus qu'ogivale. Elle représente un cône à sommet presque aigu.

Les arcades dentaires sont mal formées. Alors qu'elles sont rapprochées au maximum, elles laissent entre elles, des canines d'un côté à celles de l'autre, un espace béant, ovalaire, offrant les formes et les proportions d'une grosse datte, espace au niveau duquel les dents ne viennent pas en contact réciproque. Le rapprochement des mâchoires est empêché par la rencontre des canines supérieures et inférieures de chaque côté.

Les dents, du reste, sont normalement conformées.

Les oreilles surtout contribuent à l'expression simiesque de la physionomie. Elles sont très amples et, de plus, renversées en avant, au point que leur pavillon se présente presque de face, à la façon de ce qu'on observe chez certains animaux dits « oreillards ». — Elles sont disgracieusement et anormalement plissées. — Leurs lobules sont considérables et offrent une série de plicatures à leur face postérieure.

Quant à l'état général, il a toujours été assez favorable. La santé n'a jamais été troublée que par des maladies d'enfance (rougeole, bronchites, etc.) et par deux affections ultrachroniques, à savoir :

1° Un *asthme*, qui paraît avoir débuté dès les premières années et qui a toujours persisté, en procédant par crises intermittentes à retours très irréguliers;

2° Une *dermatose*, qui a débuté dès le jeune âge et qui est restée en permanence depuis lors avec exacerbations intermittentes. L'enfant est encore couvert aujourd'hui, sur les membres et sur la face, de très nombreux et larges placards d'une éruption eczématoïde, fortement prurigineuse. Cette maladie a résisté à de nombreux traitements. De par sa chronicité, son état réfractaire, son aspect polymorphe, son caractère prurigineux, etc., elle constitue un indéniable type de l'affection décrite sous le nom de *prurigo chronique de Hébra*.

Enfin, jamais aucun symptôme afférent à la syphilis n'a été constaté sur le jeune sujet. Dans le passé, rien de suspect. Dans le présent, nulle manifestation d'ordre spécifique.

Obs. 356 (Professeur **A. Fournier**). — D'un père syphilitique et d'une mère saine sont nés deux frères, actuellement âgés de *vingt-trois et vingt-deux ans*.

L'un et l'autre traduisent leur tare héréditaire par des stigmates dystrophiques non douteux : petitesse de taille, gracilité de formes, habitus rabougri et vieillot, teint grisâtre, terne, et malformations craniennes. Sur l'un, front bombé, à bosselures latérales; sur l'autre, front dit *en carène*, formant une saillie verticale fortement accentuée sur le trajet de la suture médio-frontale. Or, aucun symptôme afférent à la syphilis n'a jamais été relevé ni sur l'un ni sur l'autre.

Dans une autre observation de mon père (qu'il serait inutile de reproduire *in extenso*), je trouve notée cette même absence de tout symptôme syphilitique sur un jeune homme de *vingt-cinq ans*, issu de parents syphilitiques, et affecté de divers stigmates dystrophiques, notamment de stigmates dentaires très accentués (érosions en sillon sur la plupart des dents ; nanisme de trois dents, à savoir, incisive inférieure médiane droite et incisives médianes supérieures ; en outre, échancrure semi-lunaire d'Hutchinson des mieux caractérisées sur ces deux dernières).

Enfin, pour ma part, j'ai rencontré nombre d'observations de ce genre, c'est-à-dire d'observations relatives à des dystrophies diverses s'étant produites sur des sujets issus de parents syphilitiques, mais restés eux-mêmes indemnes de toute manifestation spécifique. — Je citerai seulement les deux suivantes :

Obs. 357 (personnelle). — *Père syphilitique. — Mère indemne. — Huit grossesses; six enfants morts. — Dystrophies dentaires sur les deux derniers enfants comme seuls stigmates d'hérédité.*

M. X... s'est marié un an environ après avoir contracté une syphilis dont il ne s'est traité que pendant quelques mois. — Sa femme est restée saine ; elle serait morte, me dit-on, de tuberculose.

De ce couple sont issues huit grossesses, s'étant terminées de la façon suivante : les deux premières par fausses couches ; — la troisième et la quatrième par naissance d'enfants qui sont morts presque aussitôt ; — la cinquième et la sixième par naissance d'enfants qui ont succombé très jeunes à la diphtérie (sur l'un d'eux on avait nettement constaté, paraît-il, des accidents syphilitiques) ; — enfin, les deux dernières par naissance d'enfants qui ont survécu et au sujet desquels mon père a été consulté.

L'aîné a quatorze ans. — Il est né sain et *n'a jamais présenté quoi que ce soit de suspect*, en tant qu'accidents spécifiques.

Ses *dents* sont fortement dystrophiées : les deux incisives médianes supérieures sont érodées en nappe sur la moitié de leur hauteur ; — même forme d'érosion, mais moins accentuée, sur l'incisive latérale gauche ; — encoche angulaire sur le bord inférieur de l'incisive latérale droite. — Relativement, les incisives inférieures sont moins éprouvées ; toutes, cependant, offrent des érosions. — Dystrophies cuspidiennes des premières grosses molaires.

Le plus jeune enfant a treize ans. — Il est resté *indemne*, assure-t-on, *de tout symptôme suspect*. — Depuis quelque temps il est affecté d'ozène. — Depuis trois mois, ses genoux se sont tuméfiés sans douleur, et je constate sur l'un et l'autre une hydarthrose volumineuse, indolente.

Son système dentaire ne présente que deux particularités à relever : 1° écartement notable des quatre incisives supérieures, qui laissent entre elles et les canines des espaces vides de 1 à 2 millimètres ; — 2° amorphisme des incisives latérales supérieures, qui sont exactement taillées en V et donnent l'impression des dents triangulaires de certains poissons.

Nul vestige d'accident spécifique ni sur l'un ni sur l'autre de ces enfants.

Obs. 358 (personnelle). — *Père syphilitique et mère saine. — Sur le premier enfant; dystrophies dentaires et strabisme. — Sur le second, convulsions et dépérissement aboutissant à la mort.*

X..., âgé de vingt-huit ans, bien constitué et bien portant. — Syphilis en 1879. Chancre induré de la verge, avec adénopathie spécifique. — Traitée presque dès son début, cette syphilis reste bénigne et se borne aux quelques accidents suivants : roséole ; céphalée légère ; érosions linguales et amygdaliennes à cinq reprises. — Rien autre, depuis janvier 1881 jusqu'à ce jour, novembre 1897.

En 1880 et 1881, sept cures mercurielles par protoiodure ou sirop de Gibert. — Au delà, plusieurs cures (cinq ou six) par iodure de potassium.

Marié. — Femme restée saine. — Deux enfants, nés l'un en 1885 et l'autre en 1889.

Le premier est aujourd'hui (novembre 1897) un enfant de développement un peu inférieur à la moyenne. Il n'a présenté d'autres accidents morbides qu'un abcès de l'oreille dans le jeune âge, et un accès convulsif à l'âge de dix-huit mois. — C'est à la suite de cet accès convulsif qu'on aurait remarqué sur l'enfant un *strabisme* convergent qui a toujours persisté depuis lors. L'examen ophtalmoscopique n'apprend rien de décisif à ce sujet. M. le Dr Antonelli constate que les bords de la papille du côté de l'œil strabique, sont quelque peu « flous ». M. le Dr Sauvineau constate ce même fait, mais ne croit pas qu'il soit de nature à rendre compte du trouble fonctionnel.

Dystrophies dentaires bien accentuées : incisives médianes supérieures offrant une série de cupules et un bord libre très aminci ; — sillons horizontaux sur les quatre incisives inférieures ; — dystrophies cuspidiennes très marquées sur les canines inférieures.

Jamais aucun accident de nature spécifique n'a été observé sur cet enfant.

Le second enfant est né bien portant et est resté tel jusqu'à l'âge de trois mois. A ce moment, il a dépéri sans cause et présenté des symptômes d'atrophie progressive. — A huit mois, il est pris de convulsions qui l'emportent rapidement.

II. — Seconde raison.

Une seconde raison nous interdit de considérer comme nécessairement, fatalement entachés de syphilis les sujets qui présentent tel ou tel des stigmates ci-dessus signalés : c'est qu'*on a vu de tels sujets contracter la syphilis de leur fait, c'est-à-dire par contamination personnelle.*

Cette intéressante question va exiger de nous quelques développements.

Soit un sujet qui, affecté de telle ou telle des dystrophies en question ici, vient à contracter la syphilis. Deux interprétations se présentent relativement à cette syphilis :

Ou bien cedit sujet n'était pas syphilitique de par les stigmates qu'il présentait ; — et alors, il a pris la syphilis à la façon d'un sujet indemne de toute tare héréditaire.

Ou bien ce sujet était héréditairement syphilitique de par les stigmates dystrophiques ; — et alors il a pris la syphilis bien que déjà syphilitique héréditairement.

Entre ces deux interprétations laquelle choisir ? Car il faut choisir.

Eh bien, c'est à la première, certes, qu'il est rationnel de donner la préférence, et cela pour une raison de clinique que voici :

C'est que la syphilis *ne se double pas*. Certes, on a bien cité quelques cas de syphilis doublée ; mais, quoi qu'on ait pu dire et sans récuser en rien certains cas de cet ordre qui ont été produits, ce ne sont là que de très rares exceptions, « des exceptions prodigieusement exceptionnelles » ; et le bon sens interdit d'expliquer par des exceptions un fait clinique qui semble loin d'être rare.

Le problème revient donc à ceci :

Oui ou non, observe-t-on avec un certain degré de fréquence des cas de syphilis acquise chez des sujets porteurs de telles ou telles dystrophies semblant accuser une hérédité syphilitique ?

Oui, répond la clinique, comme on va le voir.

I. — D'abord, il est absolument commun, courant presque, d'observer des syphilis acquises sur des sujets présentant telle ou telle de ces dystrophies dentaires qui sont si communes comme stigmates d'hérédité spécifique.

On s'en était étonné il y a quelques années, et l'on a même publié un certain nombre de cas tout à faits probants à cet égard, c'est-à-dire de cas relatifs à des syphilis de contagion récente sur des sujets affectés de diverses dystrophies dentaires. Depuis lors, le fait est devenu si vulgaire, si banal, qu'on n'y prête même plus attention.

J'ai trouvé dans la collection de mon père plus de trente cas de ce genre, et je ne les relaterai pas ici.

Je ne ferai exception cependant que pour le suivant, parce qu'il est un exemple de syphilis acquise sur un sujet porteur de *dents d'Hut-*

chinson, dystrophie tout à fait spéciale et considérée comme spécifique d'hérédo-syphilis.

Obs. 359 (Professeur **A. Fournier**) (sommaire). — *Syphilis acquise sur un sujet présentant diverses dystrophies dentaires et notamment deux dents du type d'Hutchinson.*

L. F., âgé de vingt-neuf ans, entre au service de la clinique pour des accidents de syphilis tertiaire. — Il a, raconte-t-il, contracté la syphilis à l'âge de dix-huit ans. A cette époque, chancre induré, avec bubon. Traité pendant quelques semaines à l'hôpital du Midi, par M. le Dr Simonet.

On trouve chez cet homme des dystrophies dentaires très accentuées : les deux incisives médianes supérieures offrent le type de la *dent d'Hutchinson* de par une échancrure semi-lunaire de leur bord libre; — les deux incisives supérieures latérales présentent une série de cupules rangées à la file, transversalement ; — les deux canines supérieures portent, près de leur sommet, un sillon transverse; — les canines inférieures présentent chacune deux dépressions cupuliformes près de leur sommet.

J'ai observé un autre cas semblable dans le service de mon père, sur une jeune femme qui présentait des dystrophies dentaires de type exagéré, extraordinaire même (comme on en jugera par la photo-

Fig. 28.

graphie ci-jointe) et qui, néanmoins, fut affectée, à vingt ans, d'un chancre induré, bientôt suivi de manifestations secondaires, multiples et graves (1).

(1) C'est à ce cas qu'a fait allusion mon ami le Dr Wickham dans une discussion à la *Société de dermatologie*.

II. — En second lieu, on n'a pas constaté seulement la syphilis acquise sur des sujets exclusivement affectés de dystrophies dentaires; on l'a observée aussi plusieurs fois sur des sujets offrant une *série d'autres dystrophies* semblant bien témoigner en faveur de l'hérédité spécifique. Je citerai comme exemple les deux cas suivants :

Obs. 360 (M. le Professeur **A. Fournier**) (sommaire). — *Syphilis acquise sur un sujet présentant plusieurs stigmates ou signes d'hérédo-syphilis.*

Mme L., âgée de vingt-trois ans, entre dans le service de la clinique (novembre 1895) pour les accidents suivants : chancre induré de la lèvre inférieure, avec adénopathie sous-maxillaire. — Cet accident, dont le début remonte à quelques semaines, est suivi bientôt de diverses manifestations d'ordre secondaire, à savoir : roséole typique ; — plaques muqueuses sur les deux lèvres labiales ; — papules lenticulaires sur la peau ; — fièvre vespérine ; — céphalée ; — chute des cheveux et des sourcils ; — analgésie mammaire et dorso-métacarpienne, etc. — Exaspération de crises hystériformes, dont le début remonterait à plusieurs années.

Mais, en outre, on constate sur la malade divers stigmates qui semblent bien accuser une hérédité spécifique, à savoir :

1° *Dystrophies dentaires* très accentuées : les quatre incisives supérieures sont implantées défectueusement et présentent toutes un sillon transversal très net ; de plus, elles sont élimées sur leur bord libre ; — les quatre incisives inférieures sont remarquablement petites et parcourues par un sillon transverse ; — les quatre canines sont considérablement dystrophiées : échancrure circulaire ; sommet remplacé par un petit tronçon informe, grenu, gris jaunâtre et dépourvu d'émail.

2° *Infantilisme.* — Taille très petite. — Gracilité des formes.

3° Antécédents de *maladies oculaires* très prolongées au cours de l'enfance ; cécité absolue ayant duré trois mois. — Vestiges de *taie* sur l'une des cornées.

D'autre part, *polymortalité infantile* dans la famille : sur dix grossesses, six enfants morts, et morts soit « en naissant », soit en bas âge. — Pas de renseignements possibles sur les ascendants qui sont morts, le père d'un traumatisme par accident et la mère d'une « pleurésie » (?).

Obs. 361 (Personnelle). — Un jeune homme est admis le 17 juin 1895 à l'hôpital du Midi (service de M. le Dr Balzer). — On constate sur lui des symptômes classiques de syphilis récente : chancres indurés sous-préputiaux, datant de quelques semaines, adénopathies inguinales, indolentes, en pléiade ; — roséole ; — plaques muqueuses buccales ; — peut-être un début de syphilide pigmentaire sur le cou ; — alopécie, paraissant imputable à une fièvre typhoïde de ces derniers mois.

Mais, en outre, on relève sur ce malade divers stigmates paraissant témoigner d'une hérédité spécifique, à savoir :

Infantilisme très accentué, de par la taille, la gracilité des membres, l'habitus général, etc.

Dystrophies dentaires multiples, tout à fait identiques à ce qu'il est d'usage de rencontrer comme stigmates d'hérédo-syphilis.

Ectopie testiculaire.

De même M. le Dr Tavernier a relaté, dans les *Annales de dermatologie et de syphiligraphie* (1), trois observations de syphilis développée sur des sujets qui présentaient des stigmates non douteux de syphilis héréditaire. Voici le résumé de ces trois observations :

Obs. 362 (M. le Dr **Tavernier**). — M. P., vingt-quatre ans. — Femme petite, cachectisée. — Atrophie générale. — Cicatrices fessières. — Dents d'Hutchinson.

Contracte un chancre ecthymateux du pli génito-crural, bientôt suivi d'accidents secondaires; roséole; — syphilide papulo-croûteuse du bras; — alopécie sourcilière; — papules opalines de l'isthme du gosier; — syphilides érosives des plis radiés.

Obs. 363 (M. le Dr **Tavernier**). — H. M., dix-sept ans; pas de renseignements sur les parents; — la mère a eu neuf enfants, dont cinq morts en bas âge.

Garçon atrophié, pâle; — crâne natiforme; — dents mordillées; — cicatrices fessières.

Contracte un chancre sous-préputial. — Consécutivement, adénopathie inguinale; — syphilide pigmentaire du cou et de la nuque; — papules hypertrophiques anales; — céphalées.

Obs. 364 (M. le Dr **Tavernier**). — M. P., dix-sept ans. — La mère a eu douze enfants, dont quatre sont morts en bas âge; pas d'autres renseignements sur les parents.

Taies de la cornée. — Incisives et canines mordillées. — Cicatrices fessières.

Contracte un chancre induré de la verge. — Consécutivement : adénopathie inguinale; — roséole; — plaques muqueuses buccales et anales; — syphilides pigmentaires du cou; — syphilides papulo-squameuses des jambes.

Un nouveau cas de ce genre vient d'être observé tout récemment à l'hôpital Saint-Louis et doit être bientôt publié par mon collègue et ami, le Dr Emery.

Il s'agit dans ce cas d'un jeune homme d'une vingtaine d'années qui a été affecté, il y a deux mois, d'un chancre syphilitique périgé-

(1) *Annales de dermatologie et de syphilig.*, 1887, p. 513.

nital, et qui s'est présenté vers la fin de mai, avec des accidents secondaires de date toute récente (syphilide papuleuse disséminée; syphilides érosives confluentes sur la verge et le scrotum; plaques muqueuses du voile palatin; adénopathies péripharyngées, etc.).

Or, on retrouve sur ce jeune homme des stigmates bien peu douteux d'hérédo-syphilis, à savoir :

1° Dystrophies dentaires très accentuées : érosions sur toutes les incisives, supérieures et inférieures; — dystrophies cuspidiennes des quatre canines.

2° Stigmates oculaires multiples : taie centrale de la cornée gauche (consécutive à une ophtalmie prolongée qui s'est produite à l'âge de quatorze ans); — modifications pigmentaires du fond de l'œil : léger cadre pigmentaire péripapillaire; — atrophie généralisée du pigment rétinien, papille plate, avec légères traces de suffusion.

Strabisme.

3° Déformation du nez, consécutivement à une affection « ulcéreuse » qui s'est produite à l'âge de onze ans.

En outre, polymortalité infantile. — Six enfants morts sur onze. — L'enquête n'a pu encore être faite sur les ascendants.

III. — En troisième lieu — et ce troisième groupe de faits ne laissera aucun doute sur la question — on a observé la syphilis acquise sur des sujets non pas seulement affectés de stigmates dystrophiques paraissant témoigner d'une hérédité syphilitique, mais *issus de souche syphilitique*, c'est-à-dire nés de parents incontestablement syphilitiques.

De cela feront foi les observations suivantes.

Voici, d'abord, une observation de mon père relative à un jeune homme qui, d'une part, offrait des dystrophies dentaires très accentuées et qui, d'autre part, était né d'un père *indubitablement syphilitique.*

Obs. 365 (Professeur A. Fournier).

Syphilis acquise sur un sujet issu d'un père indubitablement syphilitique. Tare héréditaire se traduisant sur ce sujet par des dystrophies dentaires très accentuées, mais sans autre stigmate.

X..., âgé de vingt et un ans, entre dans nos salles le 28 novembre 1885. — Constitution moyenne, pâleur; pas de maladies vénériennes antérieures.

Il y a deux mois, petite érosion au niveau de la rainure glando-préputiale. A consulté, à ce moment, M. le Dr Guibout qui lui a prescrit un pansement et une cuillerée à bouche de liqueur de Van Swieten à prendre chaque jour. — Revient aujourd'hui pour de nouveaux accidents.

Nous constatons ceci : Chancre induré très large, occupant presque toute l'étendue de la rainure. Pléiades inguinales très accentuées, surtout à droite. — Syphilide érythémato-papuleuse, confluente, disséminée, absolument typique. — Croûtes du cuir chevelu. — Adénopathies cervicales. — Céphalée nocturne. — Maux de gorge; cependant, rien d'appréciable à ce niveau.

En un mot, *syphilis* des plus manifestes, d'origine toute récente.

D'autre part, nous constatons sur le malade des *dystrophies dentaires* très accentuées et du genre de celles que nous sommes habitués à rencontrer chez les hérédo-syphilitiques, à savoir : Érosions en cupules et sillons sur les incisives et les canines. Ainsi, l'on observe :

1° Sur les incisives médianes supérieures, une rangée horizontale de cupules, à un millimètre environ au-dessus du bord libre de la dent ; à deux millimètres au-dessus, sillon horizontal.

2° Sur les incisives latérales supérieures, deux sillons superposés (dents en *gradins*).

3° Sur les quatre incisives inférieures, deux sillons (dents *en gradins*), le supérieur bien plus accentué que l'inférieur.

4° Sur les canines supérieures, un seul sillon, et, de plus, dystrophie cuspidienne très marquée.

5° Sur la canine inférieure droite, deux sillons, avec encoche dystrophique du sommet ; — sur la gauche, un seul sillon avec dystrophie cuspidienne.

Du reste, aucun autre stigmate imputable à une hérédité syphilitique.

Vivement intéressé par cette coïncidence d'une syphilis acquise avec des stigmates dentaires qui semblaient témoigner d'une hérédo-syphilis, je fis prier le père de notre malade de venir nous rendre visite à l'hôpital Saint-Louis. Cet homme, âgé de cinquante-sept ans, voulut bien se rendre à mon appel et nous donna sur ses antécédents spéciaux les renseignements que voici :

A l'âge de vingt ans, *chancre de la verge*, ayant laissé une cicatrice encore visible. — Consécutivement, deux bubons inguinaux suppurés, dont l'un a produit une large plaie qui s'atteste par une cicatrice offrant les proportions de la paume de la main. (Jusqu'ici, à coup sûr, rien en faveur de la syphilis, bien que ces lésions aient été combattues par un traitement spécifique, notamment par l'iodure de potassium. Mais voici qui va devenir bien autrement significatif.)

En 1856, douleurs des plus intenses dans le tibia droit qui devient le siège de « nœuds » et de « grosseurs ». Ces douleurs étaient telles qu'elles arrachaient des cris au malade le jour et la nuit. Entré à l'infirmerie militaire, il fut traité par l'iodure de potassium qui le soulagea en moins de huit jours, et on lui lit qu'il était affecté d'*exostose syphilitique*. Ce tibia aujourd'hui, sans être hyperostosé, présente néanmoins des inégalités très appréciables.

Peu après, *exostose sternale*, volumineuse et donnant lieu à des douleurs excessives. Même soulagement par l'iodure de potassium. — La surface antérieure du sternum est restée saillante, au point qu'aujourd'hui même le diagnostic d'exostose s'imposerait.

En 1871, tumeur douloureuse sur le sommet du crâne ; cette tumeur s'est abcédée et a suppuré longtemps. — Même traitement ; guérison. — Il reste toutefois à ce niveau une cicatrice profonde, inégale, adhérente à l'os et attestant que cette lésion a sûrement intéressé le tissu osseux (*ostéome gommeux*).

Donc, *syphilis indéniable* chez ce malade.

Enfin, cet homme a eu *treize enfants, dont les cinq premiers et le septième sont morts, et morts en bas âge*. Le sixième et les six derniers sont vivants. — Cette polymortalité infantile achève de confirmer le diagnostic.

Obs. 366 (M. le Dr W. Taylor). — **Un cas d'infection syphilitique sur un sujet hérédo-syphilitique.**

En avril 1870, une femme, âgée de dix-neuf ans, mariée et mère d'une petite fille de trois ans parfaitement saine, se présente à moi pour se faire traiter à propos d'un *ulcère* situé sur le côté droit du nez. Cet ulcère était très profond, de forme arrondie, avait envahi une partie de la lèvre supérieure, la joue correspondante et l'aile du nez du même côté. Sa base était recouverte d'une croûte épaisse, d'un gris brunâtre, et ses bords étaient d'un rouge foncé, taillés à pic, épais. La malade se plaignait aussi d'un coryza avec écoulement muco-purulent, sans fétidité ; celui-ci aurait irrité la lèvre supérieure et déterminé l'apparition d'un bouton, qui, gratté, serait devenu le point de départ de l'ulcère. — Il n'y avait pas d'adénopathie appréciable sur toute la surface du corps ; mais on trouvait aux commissures de la bouche quelques lignes cicatricielles d'un caractère suspect.

Persuadé que cette femme présentait des signes évidents de syphilis héréditaire, j'instituai un traitement mixte, avec une médication locale contre l'affection du nez.

Au bout de deux mois, l'ulcère était tout à fait cicatrisé.

Je perdis de vue la malade pendant six mois ; puis je la revis accompagnée de sa mère.

Celle-ci alors me raconta qu'*elle et son mari avaient été atteints de syphilis* ; elle avait eu *trois fausses couches* avant la naissance de la malade qui fait le sujet de cette observation. Cette dernière, avait eu, pendant la première année de son enfance, une *éruption*, des *plaques muqueuses*, de l'*enchifrènement*. Elle est restée chétive jusqu'à l'âge de six ans.

Grâce à un traitement général et local, l'affection nasale fut guérie en cinq mois avec la perte d'un fragment osseux, mais sans difformité.

Dans le courant de 1885, cinq ans environ après la guérison des lésions de syphilis héréditaire et à l'âge de vingt-six ans, je revis ma malade une troisième fois. Elle était couverte des pieds à la tête d'une *roséole maculeuse* et d'une *syphilide squameuse*. Les organes génitaux externes étaient le siège d'une quantité de *plaques muqueuses hypertrophiées*; le pharynx en présentait aussi.

Cette syphilis, contractée de son mari, avait débuté par un nodule induré de la petite lèvre droite, accompagné d'œdème induré.

En outre, alopécie notable, lésions graves des ongles, hypertrophie de tous les ganglions du corps.

Cette femme fut traitée. — Plus tard, elle donna naissance à un enfant bien portant âgé actuellement de deux ans.

Cette observation montre donc qu'à l'âge de dix-neuf ans la syphilis héréditaire se manifesta chez une malade qui avait été soignée insuffisamment dans les premières années de son existence. En dépit de ces antécédents, cette même malade a été atteinte de syphilis acquise à l'âge de vingt-six ans.

De tels cas sont rares. M. Boeck a signalé le fait d'un enfant atteint de syphilis héréditaire qu'il revit à l'âge de dix-huit ans avec une syphilis acquise. Hutchinson en a rapporté deux cas, mais qui ne sont pas du tout concluants. Lang a publié l'histoire d'un malade de trente-cinq ans qui se présenta à lui avec un chancre induré typique et des ganglions inguinaux engorgés, après avoir été atteint jusqu'à l'âge de dix-huit ou vingt ans d'une forme sévère de syphilis héréditaire.

Reste la question de savoir jusqu'à quel moment la syphilis héréditaire peut conférer l'immunité contre la syphilis acquise. Mais nous ne sommes pas en mesure de résoudre un tel problème. Il est vraisemblable que la syphilis héréditaire confère une immunité contre une contamination nouvelle tant qu'elle est active, et qu'au contraire elle permet une réinfection au fur et à mesure qu'elle s'affaiblit et s'éteint (1).

Non moins probante est l'observation suivante de M. le D[r] Le Pileur, observation qu'en raison de son haut intérêt, non moins que de l'autorité de son auteur, je crois devoir reproduire *in extenso* :

Obs. 367 (M. le D[r] **Le Pileur**). — En 1876, je fus appelé auprès d'une dame anglaise atteinte de rhumatisme articulaire aigu.

Dans le cours de la maladie qui évolua simplement et sans complications graves, ma cliente me fit, sur ses antécédents, les confidences suivantes :

Mariée à dix-neuf ans, en 1865, à un de ses compatriotes, elle avait fait une fausse couche quatre mois après son mariage. Le médecin qui la soignait lui fit prendre du mercure et de l'iodure de potassium, mais pas assez secrètement pour l'empêcher de se douter de quelque chose; et elle ne

(1) *Journal of cutaneous and gen. urinary diseases*, déc. 1890, p. 457.

tarda pas à apprendre que *son mari était syphilitique* avant son mariage.

Elle redevint enceinte en 1866 et accoucha d'un enfant à terme, vivant encore actuellement. Je dois dire de suite que, si j'ai à nombreuses reprises fait suivre des traitements mercuriels et iodiques à ma cliente, cela a été bien plus par le fait d'une extrême prudence et pour ne pas heurter une dose assez prononcée de syphilomanie que par nécessité absolue; car la santé était bonne et, sauf des accidents hystériques fréquents, je n'ai jamais pu constater sur elle la moindre trace de syphilis.

Il n'en était pas de même de son mari que je vis pour la première fois en 1877 et qui avait à cette époque des *gommes* de la jambe et des *syphilides tuberculeuses* du tronc et des cuisses. Celui-ci me raconta qu'il avait contracté la syphilis à trente ans, qu'il avait cru pouvoir se marier cinq ans après, et qu'il avait continuellement des manifestations plus ou moins fortes de son mal. Alcoolique renforcé, il se soignait, de plus, d'une façon fort irrégulière. Je le revis encore une ou deux fois à de longs intervalles, car il venait rarement à Paris; et, pour en finir avec lui, j'appris qu'il était mort, à soixante-trois ans, d'accidents cérébraux que, d'après la description qui m'en fut faite, je crois pouvoir rapporter à une attaque de delirium tremens.

L'enfant, âgé de dix ans en 1876, n'offrait rien d'extraordinaire au premier abord. Le corps, quoique assez bien porportionné, n'avait pas les dimensions en rapport avec l'âge. C'était un enfant *petit*; mais, en examinant la tête et la face, on était frappé de la *petitesse du crâne* et de l'*hébétude*, ainsi que de la niaiserie de la physionomie. Un front étroit, un nez fortement retroussé, une bouche constamment entr'ouverte, suffisaient à lui donner ces caractères qui, je me hâte de le dire, étaient dus en partie, probablement, à des végétations adénoïdes (qu'on n'opérait pas alors) et qui devaient contribuer à donner à l'enfant, perpétuellement enchifrené, un semblable aspect.

En examinant la bouche, on était frappé de l'*étroitesse de la voûte palatine*, du *microdontisme*, de l'*irrégularité des dents*, de leurs *stries* et de leurs *érosions*. Il n'y avait pas là, à proprement parler, de dents d'Hutchinson, mais il était évident que des troubles trophiques considérables avaient dû se produire probablement *in utero*, puisque, dans la première enfance, on n'avait remarqué chez lui ni convulsions ni maladie grave.

Comme signes subjectifs, l'enfant était triste, taciturne, très en retard comme instruction, d'une *intelligence peu développée*, quoique ayant parfois des reparties originales. D'un entêtement presque maladif, il était sujet à des colères effroyables, donnant lieu à des crises presque épileptiformes.

Cependant j'aurais simplement rapporté tous ces phénomènes, d'une part, au rachitisme, de l'autre, à l'alcoolisme du père et à l'hystérie de la mère, si les parents, tous deux de belle taille sans être géants, tous deux remarquablement intelligents, m'avaient paru capables de donner le jour à un produit aussi partiellement imparfait, sans y avoir été amenés par une cause très grave. Or, cette cause, je l'avais : c'était la vérole existant d'une façon non douteuse et préconceptionnelle ; aussi n'hésitai-je pas, je l'avoue, à considérer mon jeune client comme un *hérédo-syphilitique*.

Pendant près de dix ans, je ne le perdis pas de vue et le soignai pour des maladies de l'enfance : scarlatine, rougeole, varicelle, trois angines herpétiques. En dehors de cela, aucune maladie grave ; mais des céphalées très fréquentes, qui disparurent avec la puberté, survenue à quinze ans. — En 1886, le jeune homme retourna en Angleterre, et je ne le revis plus qu'en 1895.

Il vint, à cette époque, me consulter pour une plaie de la verge, que le médecin de campagne, voisin de sa propriété, ne pouvait guérir. Comme j'étais toujours resté en relations de correspondance avec sa mère, celle-ci lui avait conseillé de venir me trouver, et il n'avait pas hésité à faire le voyage et même à s'installer de nouveau en France pour se soigner.

Avril 1895. Le sujet a maintenant vingt-neuf ans. Il est d'une taille au-dessous de la moyenne, mais assez bien proportionné. La face a toujours son même air hébété, causé par la bouche entr'ouverte. A peine quelques poils follets aux joues et à la lèvre supérieure (le père avait une barbe superbe). L'intelligence s'est développée sans doute ; mais, à part l'originalité d'esprit que j'ai signalée dans l'enfance et qui a persisté, il y a une certaine *niaiserie* et une *naïveté* dans les discours qui permettent de classer le sujet parmi les *faibles d'esprit*. Il est emphatique, méticuleux à l'excès, prend des notes sur tout, exige qu'on mette les points sur les *i* avec une insistance et une répétition désespérantes.

La bouche et les dents, dont je présente le moulage, sont tels que je les ai vus à l'âge de dix ans, avec la différence qu'ont pu leur donner vingt années de plus.

Les *poils* du pubis sont peu fournis ; à droite et à gauche, ganglions inguinaux énormes et indolents.

Dans le sillon balano-préputial, à droite, *chancre infectant* type, de 3 centimètres d'étendue à partir du frein, occupant tout le sillon, envahissant une partie de la couronne du gland et la face interne de ce qui reste du prépuce (le sujet a été circoncis, il y a vingt ans).

Roséole papuleuse sur tout le tronc, discrète sur les cuisses et les bras ; *angine* spécifique, *plaques linguales* et *labiales*. — *Céphalée* intense, tristesse morne ; se croit perdu.

Le coït infectant remonte au commencement de février, et le malade est bien certain de ce qu'il avance, car ses appétits génésiques sont très faibles ; il a toujours eu « grand peur des femmes » et peur de lui-même, c'est-à-dire de rester en affront ; et, n'ayant eu aucun rapport depuis celui là, il ne peut, d'autre part, incriminer le précédent, qui remonte au mois d'octobre. Le chancre est apparu au mois de mars.

Le malade guérit rapidement, par les injections d'huile grise, des symptômes les plus pénibles, céphalée et angine. Le chancre mit encore près d'un mois à disparaître.

Dans l'automne de 1895, le malade eut encore une nouvelle poussée à la langue et aux lèvres, quoique n'étant pas fumeur.

Actuellement, vingt et un mois après l'infection, tout a disparu, et c'est par raison que le traitement périodique est continué.

De cette observation il semble se dégager deux alternatives :

1° Ou bien la syphilis peut être contractée par un hérédo-syphilitique ;

2° Ou bien les produits de syphilitiques peuvent subir des malformations que M. le Dr Fournier a si bien qualifiées de parasyphilitiques, malformations qu'on aurait appelées autrefois du rachitisme syphilitique et qui ne dispensent en aucune façon le sujet d'être apte à contracter la syphilis. C'est à cette dernière manière de voir que je me range (1).

De la discussion qui précède ressort en définitive la conclusion suivante :

Les stigmates dystrophiques n'impliquent pas la syphilis par eux-mêmes chez le sujet qui les porte.

Il se peut, certes, que ce sujet soit syphilitique, et il l'est, en effet, fréquemment. Mais il se peut aussi qu'il ne le soit pas.

Les stigmates en question dénoncent donc seulement une **tare héréditaire**, sans attester que le sujet soit infecté de syphilis.

V

QUESTION DE NATURE.

Que sont donc, au total, les dystrophies diverses dont l'étude vient de nous occuper?

Devons-nous les considérer comme des manifestations émanant directement de la syphilis, c'est-à-dire comme des manifestations spécifiques, de même nature et de même signification, par exemple, que des plaques muqueuses, des gommes, des exostoses dérivant d'une hérédité syphilitique? Ou bien convient-il de ne les prendre que pour des expressions d'ordre commun, pour des stigmates d'hérédité infectieuse, pouvant bien procéder originairement de la syphilis, mais ne comportant plus rien de syphilitique? C'est-à-dire faut-il en faire des analogues de ce que sont les affections parasyphi-

(1) *Annales de derm. et de syph.*, 1896, p. 1455.

litiques, telles que le tabès ou la paralysie générale par rapport à la syphilis vraie ?

Déjà quelques arguments empruntés à ce qui précède nous autoriseraient presque à conclure en ce dernier sens. Mais la question est de celles qui, tout à la fois en raison de l'intérêt et des difficultés qui s'y rattachent, exigent un examen approfondi, et force nous est, pour tenter de lui donner une solution, de l'envisager à de nouveaux points de vue.

Ainsi, un devoir impérieux s'impose à nous. C'est de rechercher si les dystrophies diverses que l'on rencontre chez les hérédo-syphilitiques ne peuvent pas être réalisées par des hérédités d'une tout autre nature.

Or, sur ce point, la clinique répond d'une façon non équivoque. Oui, assurément, des dystrophies de même ordre peuvent s'observer et s'observent très fréquemment comme conséquences d'hérédités de tout autre ordre, n'ayant rien de commun avec la syphilis. Quelques exemples sont ici essentiels à citer et à méditer.

I. — La non-viabilité sans raison matérielle et appréciable, c'est-à-dire cet état singulier en vertu duquel un individu ne peut vivre, n'est pas apte à vivre, bien que constitué en apparence de façon à pouvoir subsister, voilà, sans nul doute, le summum, le comble, si je puis ainsi parler, de la dystrophie originelle.

Or, cette incapacité vitale, cette **inaptitude à la vie**, comme mon père l'a appelée, s'observe fréquemment, comme on le sait, dans l'hérédo-syphilis où elle se traduit par ces avortements, ces accouchements prématurés, ces naissances d'enfants morts ou destinés à une mort prochaine, qui sont monnaie courante en l'espèce. Mais ne s'observe-t-elle que dans l'hérédo-syphilis ? Bien loin de là. L'hérédo-syphilis en a si peu le privilège exclusif que des résultats de même ordre ont été signalés comme conséquences possibles d'autres hérédités infectieuses, voire d'hérédités toxiques.

Ainsi, à parler d'abord de la *tuberculose*, il n'est pas rare de la voir déterminer ou l'avortement ou l'accouchement avant terme, voire des fausses couches multiples et, suivant l'expression consacrée, *en série*.

De même l'avortement est pour ainsi dire à l'ordre du jour dans les *familles alcooliques*.

De même le *saturnisme* (soit du père, soit de la mère) détermine des fausses couches avec une prodigieuse fréquence, comme le Dr Constantin Paul a eu le mérite de l'établir le premier (1).

Ainsi, sur 123 grossesses issues de parents dont l'un ou l'autre était saturnin, cet observateur en a vu 73 aboutir soit à l'accouchement prématuré, soit à l'avortement, soit à la mort avant la naissance.

Il en est de même pour le *tabac*. On sait que, dans les manufactures de l'État, nombre d'ouvrières ne peuvent aboutir à mener une grossesse à terme tant qu'elles manipulent le tabac.

Ces mêmes causes délétères dont je viens de parler ne laissent pas, bien entendu, que de poursuivre l'enfant lorsqu'elles lui ont permis de naître, et cela pour le tuer fréquemment en bas âge.

C'est ainsi que les morts de tout jeunes enfants sont communes comme conséquences de l'alcoolisme.

De même pour le plomb. Ainsi, sur 50 enfants issus de parents saturnins et nés vivants, 35 sont morts dans leurs trois premières années, à savoir :

20 dans la première année ;

8 dans la deuxième année ;

7 dans la troisième année.

En sorte que 123 grossesses n'avaient fourni que le total navrant de 14 survivants (Constantin Paul).

De même encore pour la tuberculose. Il est absolument commun de la voir tuer, d'une façon ou d'une autre, des enfants en bas âge, et cela parce que, comme l'a dit M. le Professeur Landouzy, les enfants des tuberculeux sont « congénitalement déchus ». De la sorte, ajoute l'éminent professeur, elle « aboutit à prélever le plus lourd tribut sur la mortalité du jeune âge... Elle semble même représenter la principale cause de mortalité dans les deux premières années de la vie » (2).

Parfois même on voit l'hérédité tuberculeuse sévir d'une façon pernicieuse sur certaines familles. A preuve les deux cas suivants, que j'emprunterai à M. le Professeur Landouzy :

Dans le premier, *onze décès sur seize enfants* nés d'une femme

(1) Voy. *Archiv. génér. de médecine*, mai 1860.
(2) *Revue de médecine*, t. XI, sept. 1891.

tuberculeuse ; — dans le second, *cinq décès sur cinq enfants* nés d'un père tuberculeux.

Voici ces deux cas, sommairement :

Obs. 368 (M. le Professeur **Landouzy**). — **Mère tuberculeuse. — Seize grossesses. — Onze enfants morts.**

Valentine A. (femme de C. L., quarante-sept ans, homme de peine, solide, bien portant, paraissant indemne d'alcoolisme et d'affections vénériennes); — trente-six ans; étisique, anorexique, fébricitante, toussant, crachant du sang, ramollie du sommet droit, etc.

Seize grossesses en vingt ans.

Onze enfants morts : deux de convulsions; — un d'inflammation d'entrailles; — cinq de méningite. — Trois mort-nés. — Cinq vivants.

Obs. 369 (M. le Professeur **Landouzy**). — **Père tuberculeux. — Cinq enfants. — Cinq morts.**

X..., âgé de quarante-huit ans. — Tuberculose pulmonaire et laryngée. — Femme saine. — Cinq enfants.

Premier enfant mort à huit mois « de choléra infantile ».

Second enfant. — Née avant terme, entre sept et huit mois. — Morte en vingt-quatre heures, avec convulsions.

Troisième enfant. — Méningite tuberculeuse à cinq mois. — Mort.

Quatrième enfant. — Méningite tuberculeuse à huit mois. — Mort.

Cinquième enfant. — Élevé loin du père, en pleine campagne et en de bonnes conditions. — A cinq mois, écoulement purulent par l'oreille gauche, hémiplégie faciale gauche ; — dépérissement, étisie ; — mort (1).

Ces deux faits ne sont-ils pas de dignes pendants à ce qui s'observe dans l'hérédo-syphilis?

De tout cela résulte une conclusion : c'est que cette **polymortalité infantile** dont on a tant parlé — et dont on a eu tant raison de parler — comme stigmate d'hérédité syphilitique n'appartient pas en propre à la syphilis. Elle peut être réalisée par d'autres causes infectieuses ou toxiques.

Resterait à déterminer si elle est plus intense dans la syphilis que dans toute autre condition infectieuse ou toxique, et si elle se présente plus souvent à l'observation de par la syphilis que de par telle ou telle autre cause. Mais ce sont là deux parallèles à l'étude desquels nous ne sommes pas encore suffisamment préparés et qui exigeront une longue enquête ultérieure.

(1) Landouzy et H. Martin, *Revue de médecine*, 1883, p. 1028.

II. — Autre exemple. — Après l'inaptitude native à la vie, c'est l'**infantilisme** qui sert d'expression la plus énergique à l'influence héréditaire de la syphilis, en amoindrissant l'être, en l'enrayant dans son développement normal, en l'immobilisant dans un type inférieur à son type atavique. Or, l'infantilisme est bien loin d'appartenir en propre, comme conséquence héréditaire, à la syphilis. On l'observe au même titre dans nombre d'autres états pathologiques, à savoir, par exemple :

1° Dans la *tuberculose*, qui est, sans doute, avec la syphilis, l'infection qui apporte le plus fort contingent à l'infantilisme. Déjà, en 1836, Hirtz, dans sa thèse inaugurale (1), avait tracé le tableau de l'infantilisme qu'il considérait comme tributaire de l'hérédité tuberculeuse. Lorrain, puis Faneau de la Cour, puis, plus récemment, M. le Professeur Landouzy, le Dr Hanot et d'autres encore, ont affirmé les rapports étroits de l'infantilisme et de la tuberculose.

2° Dans l'*alcoolisme*, qu'on sait expérimentalement capable d'entraver le développement des jeunes animaux, et qui exerce une influence si pernicieuse sur l'organisme humain qu'en France, dans les régions où se fabriquent les eaux-de-vie et où l'alcoolisme est très répandu, le recrutement militaire a peine à trouver des conscrits

3° Dans les *intoxications* par le plomb, la morphine, le mercure, le sulfure de carbone, dont Legendre a cité différents exemples en relation avec l'infantilisme (2).

4° Dans la *lèpre*, qui, sous ce rapport comme sous plusieurs autres, offre de si grands points de ressemblance avec la tuberculose.

5° Dans le *paludisme*, le *crétinisme* et le *myxœdème*, si souvent associés à l'infantilisme qu'ils semblent constituer des effets d'une cause commune, résidant peut-être dans les lésions ou les modifications de structure de la glande thyroïde.

Un mémoire fort intéressant de mon ami le Dr Meige (3) mentionne encore comme causes productrices de l'infantilisme toutes les maladies dystrophiques, toutes les affections qui sont sous la dépendance d'une perturbation congénitale du système nerveux.

Enfin, M. le Professeur Brouardel incrimine, comme facteurs

(1) Hirtz, Thèse de Strasbourg, 1836.
(2) Art. Hérédité dans le *Traité de pathologie générale du professeur Bouchard.*
(3) Henri Meige, *Nouvelle iconogr. de la Salpêtrière*, 1895, p. 219, et *Anthropologie*, 1895, p. 257, 414, 529.

importants de cette dystrophie générale, la sédentarité, le surmenage intellectuel, le séjour dans les grandes villes (1) ; sans parler de la mauvaise alimentation et de la misère physiologique qui ont été si bien mises en relief par MM. les D^r^. O. Ammon (2) et Ant. Marro (3).

III. — Ce que je viens de dire à propos de l'inaptitude à la vie et de l'infantilisme, je ne puis que le répéter à propos des **arrêts partiels** ou des **aberrations partielles du développement.** Ainsi, les malformations organiques servent de conséquences à nombre d'hérédités de natures très diverses, comme chacun le sait et comme on le verra dans un instant.

Il en est de même pour les **monstruosités.** A coup sûr nous ne savons presque rien encore du *pourquoi* des monstruosités. Si bien étudiée à tant d'autres égards, la tératologie reste encore à l'état d'enfance relativement aux données d'étiologie. Cela, je suis en mesure de l'affirmer pour avoir, ces derniers temps et à propos de mon travail actuel, parcouru nombre de monographies de cet ordre et visité plusieurs collections des plus riches en monstres, telles que celle du Muséum d'histoire naturelle (4). Descriptions anatomiques, pathogénie, classification, etc., tout cela est merveilleusement traité dans les ouvrages de tératologie ; mais la partie étiologique y est à peine abordée, et je pourrais citer telle admirable monographie du genre où il n'est pas fait une seule allusion aux causes premières qui ont pu présider à telle ou telle de ces monstruosités. Or, est-il besoin de dire que, si la syphilis peut produire des monstres, elle n'est certainement qu'une des très multiples et très diverses causes capables d'en réaliser? Les monstres abondent chez les animaux, ces heureux privilégiés qui ne connaissent pas la vérole. Et nombreuses, à coup sûr, sont les dispositions ou les maladies humaines susceptibles d'aboutir à ces singulières déviations du développement.

Ces maladies, je le répète, nous ne sommes pas encore en mesure de les désigner, de les spécifier. Mais, d'ores et déjà, il semble bien

(1) *Sur le surmenage intellectuel et la sédentarité dans les écoles. Bull. de l'Acad. de médecine*, 21 juin 1887.

(2) *L'infantilisme et le féminisme au conseil de revision. Anthropologie.* Paris, 1893, VII, p. 285.

(3) *La puberté, ses rapports avec l'anthropologie, la physiologie et la psychiatrie. Bull. de la Soc. de méd. mentale de Bruxelles*, 1894, n°s 74 et 75.

(4) Qu'il me soit permis d'offrir ici l'hommage de ma reconnaissance à M. le Professeur Filhol, qui m'a ouvert si libéralement la belle collection du Muséum.

que la tuberculose et l'alcoolisme fournissent un large contingent à la tératologie.

On a déjà, en effet, rencontré comme conséquence héréditaire indéniable de la tuberculose, non pas seulement de simples malformations ou arrêts de développement, mais de véritables monstruosités telles que pseudencéphalie, anencéphalie, etc.

Il semble en être de même, mais à un degré moindre, pour l'alcoolisme qu'on a vu produire d'une façon bien certaine des malformations diverses et des monstruosités, telles qu'absence d'un segment de la paroi cranienne, notencéphalie, etc. Je ne fais, au reste, qu'énoncer ici le fait, devant y revenir avec plus de détails à la fin de ce chapitre.

Au reste, un problème plus général et d'une bien plus haute importance domine actuellement la question, c'est celui du rôle joué par les agents infectieux ou toxiques dans la genèse des dystrophies héréditaires.

Pour être jeune encore, cette question n'en a pas moins envahi déjà une partie de la pathologie, et j'ai devoir de l'aborder, au moins en ce qui concerne mon sujet spécial. Elle comprend, on le verra, une foule de points d'un intérêt le plus élevé, intérêt à la fois médical, philosophique et social.

Il va sans dire que le premier de ces points de vue nous occupera seul dans les quelques pages qui vont suivre.

I

Influence tératogénique du géniteur infectieux sur sa descendance.

Un des résultats les plus curieux et les plus importants des recherches contemporaines a été d'établir la réaction possible de nombre d'**intoxications** et surtout d'**infections** diverses sur le produit de la conception.

Il est actuellement démontré que les descendants de sujets soumis à ces intoxications, à ces infections, sont susceptibles d'être affectés profondément dans tout leur être, et cela soit comme viabilité, soit comme développement organique, c'est-à-dire au total comme résistance individuelle dans ce qu'on appelle la lutte pour la vie. En autres termes, les tares héréditaires peuvent ou bien tuer l'embryon, ou bien, si elles lui permettent de vivre, lui infliger des arrêts, des imperfections, des défectuosités variables de développement, lesquelles aboutissent quelquefois jusqu'aux monstruosités.

Ces résultats acquis par l'observation clinique, acquis aussi par des expériences réalisant autant que possible les « conditions humaines », ont reçu un contrôle direct et une confirmation démonstrative de l'expérimentation sur les animaux inférieurs. C'est de ces dernières expériences que je parlerai tout d'abord.

I. — Les œufs des invertébrés aquatiques et des vertébrés inférieurs se prêtaient merveilleusement à l'étude des modifications que pourraient leur apporter les changements du milieu au sein duquel ils se développent. Or, entre les mains d'observateurs tels que les Pouchet, les Hertwig, les Dareste, cette méthode a fourni des résultats à la fois des plus curieux et des plus probants.

Je donnerai d'abord un court résumé de ces expériences :

Hertwig, expérimentant sur des œufs d'oursins maintenus dans un liquide modifié, a pu constater sur eux des **anomalies de division nucléaire.** Ainsi :

En plaçant pendant un temps variable dans une solution de sulfate de quinine (à 0,05 p. 100), puis en reportant dans de l'eau de mer pure des œufs d'oursin (*Strongylocentrotus lividus*) fécondés et commençant à présenter leur premier fuseau de segmentation, Hertwig a constaté les modifications suivantes dans l'évolution ultérieure de ces œufs :

Le fuseau de segmentation entre en régression ; les chromosomes se gonflent, forment de petites masses qui s'accolent, se fusionnent en un nouveau noyau. A sa périphérie apparaissent alors, au lieu des deux asters polaires normaux, trois ou quatre asters qui forment un nombre de fuseaux correspondants, se disposant d'une façon variable.

Au lieu d'une segmentation bipolaire, on en a une tripolaire, quadripolaire ou pentapolaire, qui détermine la formation de trois, quatre ou cinq noyaux et la division subséquente de l'œuf en autant de cellules.

L'hydrate de chloral donne les mêmes résultats.

Ces deux réactifs déterminent donc deux anomalies : 1° la régression du premier fuseau normal ; 2° la naissance d'une division pluripolaire, anormale (1).

Plus tard, expérimentant sur des œufs de grenouilles, ce même auteur a montré les modifications considérables que les *variations chimiques de milieu* peuvent apporter aux processus normaux de l'ontogenèse.

Ainsi, soumettant ces œufs de grenouille à l'action d'une solution de sel marin, il a constaté ceci :

Dans les solutions les plus concentrées, il y a d'abord *retard*, puis *arrêt de développement* ;

Dans les solutions faibles (0,6 p. 100), le développement se poursuit longtemps, et finit par donner naissance à de véritables **monstres anencéphales** ou **hémicraniens.**

Hertwig en conclut que, *dans l'utérus, un faible changement dans la constitution chimique des produits solubles venus de la mère par osmose peut agir d'une façon tout à fait analogue sur le fœtus* et se traduit alors sur lui par des monstruosités, telles que l'anencéphalie, par exemple (2).

MM. Pouchet et Chabry, en privant de chaux l'eau où ils élevaient des larves d'oursins, ont rendu impossible la formation des spicules calcaires qui servent de squelette à leurs bras ; et ils ont pu constater ce fait remarquable : qu'au lieu de former ces bras sans squelette, ces larves ne formaient pas de bras du tout (3).

« Cela ne tend-il pas à démontrer que le *déterminisme de la multiplication de certaines cellules peut résider en dehors d'elles et non dans la constitution de leur cytoplasme ou dans leur noyau ?* » (Professeur Delage.)

Herbst, en ajoutant des sels divers à l'eau où il élève des *Pluteus*, constate que ces sels interviennent surtout en établissant des relations osmotiques aberrantes entre les tissus et le milieu ambiant. Il a même pu se convaincre que l'action spécifique de ces différents sels dépend de leur *base* et que son action s'accroît avec le poids moléculaire de l'acide (au moins pour les acides monobasiques).

(1) O. Hertwig, *Ueber pathologische Veränderung des Kerntheilungsprocesses in Folge experimenteller Eingriffe. Festchrift Virchow*, Berlin, 1891, p. 197.

(2) O. Hertwig, *Die Entwickelung des Froscheies unter dem Einfluss stärkerer und schwächerer Kochsalzlosüngen. Arch. für Mikr. Anat.*, 1895, XLIV, page 285.

3() Pouchet et Chabry, *L'eau de mer artificielle comme agent tératogénique. Journal d'anat. et de physiol.* de Robin et Pouchet, 1889, p. 298-307.

L'action spécifique dépendant de la base, il a pu classer en différents groupes les différents monstres qu'il obtenait de la sorte et créer ainsi des groupes de *monstres au potassium*, de *monstres au lithium*, etc. (1).

Driesch, en portant à la température de 30° des larves de *Sphærechinus granularis*, obtient des monstres à invagination renversée, qu'il appelle des *Exogastrula*.

Cet endoderme saillant se segmente d'abord en trois sections, puis se résorbe. L'embryon anentéroblastien et le *Pluteus* anentérien vivent cependant fort bien pendant environ une semaine, et l'invagination buccale se dessine malgré l'absence d'estomac.

En diluant l'eau de mer avec 20 p. 100 d'eau douce, le même observateur a obtenu des *segmentations anormales*, etc. (2).

Ces différentes expériences sont à coup sûr du plus haut intérêt. Elles sont éminemment instructives en nous montrant combien il faut peu de chose, combien il suffit d'une faible influence pour dévier le développement de l'organisme au début de son évolution; — elles établissent surtout (au moins, celles de Herbst) ce fait capital en l'espèce, à savoir : *la diversité des modalités suivant lesquelles peut réagir l'organisme d'après la nature du milieu environnant.*

A coup sûr, la création de « monstres au potassium », de « monstres au lithium » est un enseignement infiniment précieux; elle permet de prévoir un avenir où l'on pourra connaître et spécifier les différentes modalités que chaque infection ou chaque groupe d'infection peut imprimer à l'organisme humain en voie d'évolution.

Nous n'en sommes pas là, sans doute ; mais il n'est pas impossible que nous y arrivions.

II. — Expérimentant sur des animaux plus haut placés dans l'échelle animale, Fol et Varinsky (3), en 1883, Dareste (4), en 1891,

(1) Herbst, *Experimentelle Untersuchungen über den Einfluss der verænderten chemischen Zusammensetzung des umgebenden Mediums auf die Entwickelung der Thiere. Zeitschrift f. Wiss. Zool.*, LV, 1893, et *Mittheil. aus der Zool. Stat. zu Neapel*, XI, 180-220, 1893.

(2) Driesch, *Exogastrula und Anenteria. Mitth. Zool. Station zu Neapel*, XI, 221-225, 1893.

(3) Fol et Varinsky, *Recherches expérimentales sur la cause de quelques monstruosités simples et de divers processus embryologiques. Rev. zool. Suisse*, 1883, 1, p. 20.

(4) Dareste, *Recherches sur la production artificielle des monstruosités*. Paris, 1891.

obtinrent sur des embryons de poulets, *en chauffant l'œuf à la gauche de l'embryon*, un renversement de la tête et un renversement de l'anse du cœur à gauche, tandis que, dans l'évolution normale, l'anse du cœur verse à droite, et que la tête s'applique par la joue droite sur le vitellus.

Cette inversion du cœur entraîne celle de l'estomac; — et il en résulte en définitive une *inversion viscérale complète.*

Kollmann a produit des malformations plus curieuses encore. En incubant des œufs de poule et de cane à 41°, il obtient des poulets et des canards atteints de *spina bifida* (1).

Enfin, est-il besoin de rappeler ici les expériences devenues célèbres de MM. Gley et Charrin? Expérimentant sur des lapins et sur des cobayes soumis à l'influence de poisons microbiens, ils ont enregistré sur la progéniture de ces animaux, c'est-à-dire comme résultats héréditaires d'infections, toute la série des phénomènes et anomalies que voici :

Avortements nombreux ;

Petits mort-nés ou petits mourant à brève échéance;

Lenteur, retard de croissance;

Réduction de taille, atrophie ; — nanisme;

Dystrophies des plus diverses : déformations osseuses (épiphyses énormes; raccourcissement des diaphyses); — diminution de longueur d'une patte postérieure, plus courte de 4 centimètres que sa congénère; — absence du pied et de l'avant-pied, remplacé par un moignon muni d'un squelette rudimentaire; — ouverture externe du vagin devenue oblique; — queue très courte ; — oreilles rudimentaires, échancrées; — torsion des os, véritable rachitisme expérimental, etc.; toutes lésions et malformations dont plusieurs rappellent invinciblement celles que l'on observe chez les hérédo-syphilitiques. L'analogie est même des plus frappantes, pour quelques-unes, et cette analogie, au reste, MM. Gley et Charrin n'ont pas manqué de la spécifier dans les termes suivants :

... Si l'on compare ces résultats avec ce que l'on sait de la syphilis, on voit que nous avons réussi *à reproduire tout ce qu'engendre cette maladie....*

... Ce qui est particulièrement intéressant en l'espèce, c'est la production, *sous une influence infectieuse héréditaire*, de telles malformations, analo-

(1) KOLLMANN, *Ueber Spina bifida und Canalis Neurentericus. Verh. der Anat. Ges.*, 1893, p. 134.

gues à celles que nous savions déjà possibles à déterminer par des influences mécaniques. Il y a là, enfin, une cause d'ordre chimique que nos recherches mettent en pleine lumière et qui doit avoir une réelle importance en tératologie (1).

Et ailleurs, à propos du rachitisme expérimental, qu'ils ont réussi à produire :

A s'en tenir aux caractères cliniques, aux lésions objectives et aux symptômes, il est difficile de ne pas reconnaître chez douze de nos animaux, à des degrés variables, les caractères du *rachitisme*, caractères si nets chez le rejeton que nous vous présentons actuellement ; il est difficile de reproduire plus fidèlement, dans le laboratoire, le type morbide observé au lit du malade à l'hôpital.

Cette grande question de l'origine du rachitisme, considéré cliniquement en même temps qu'expérimentalement, reçoit de ces recherches un jour singulier ; il devient évident que *l'action des poisons microbiens chez les générateurs est capable de faire naître ces accidents dans la descendance.*

Ainsi s'expliquent certaines relations de l'infection et du rachitisme ; *ainsi s'explique le rôle de la syphilis*, intervenant plutôt comme affection bactérienne qu'à titre purement spécifique ; ainsi se comprennent enfin les désordres syphilitiques et parasyphilitiques (2).

III. — Transportant son champ d'expérience et d'observation du laboratoire à l'hôpital, M. Charrin a pu constater que, chez les *enfants issus de mères malades*, la croissance s'effectuait beaucoup moins vite et que l'augmentation de poids n'était que le cinquième ou le sixième de la normale.

Dans un compte rendu à la Société de physiologie, ce même observateur rapporte qu'il a suivi dans son service des enfants nés d'une femme pneumonique, d'une pleurétique, d'une tuberculeuse et que, sans cause apparente, le premier n'avait, de trois à sept semaines, qu'une augmentation de 9 grammes ; le second un accroissement quotidien de 11 grammes, et le dernier de 12 grammes (au lieu de 30 grammes et plus comme moyenne habituelle).

Les expériences du Dr Artault (*Archives de biologie*, 1895) et celles du Dr Féré (*Société de biologie*, 1895) confirment de tous points les expériences de MM. Gley et Charrin et viennent une fois de plus démontrer l'action nocive qu'exerce l'infection des géniteurs sur leurs descendants.

(1) *Académie des sciences*, nov. 1895.
(2) *Société de biologie*, février 1896.

Comment récuser la signification d'expériences si multiples et si variées? Les résultats obtenus par Hertwig, Pouchet, Herbst, Driesch, Kollmann, Gley et Charrin, Féré, etc., convergent toutes en le même sens, et la conséquence qui en dérive est celle-ci : DÉMONSTRATION ACQUISE DE L'INFLUENCE TÉRATOGÉNIQUE DU GÉNITEUR INFECTIEUX SUR SA DESCENDANCE.

Or, *le géniteur syphilitique est par excellence un géniteur infectieux. A priori*, donc, logiquement et forcément, l'hérédité syphilitique doit conduire aux conséquences héréditaires des maladies infectieuses.

De fait, en est-il ainsi? Oui, car on a vu de quelle façon la clinique confirme l'induction précédente.

II

L'hérédité syphilitique est-elle seule à déterminer les dystrophies en question? — Rôle des maladies infectieuses ou toxiques dans la genèse des processus dystrophiques héréditaires. — Tuberculose. — Alcoolisme, etc.

Autre question : L'hérédité syphilitique est-elle seule à déterminer les dystrophies en question? Certainement non, dirai-je immédiatement.

Il est vraisemblable, *a priori*, que tous les agents infectieux ou toxiques doivent, au même titre que la syphilis et pour les mêmes raisons, être capables de déterminer des troubles dystrophiques de même ordre, et nous verrons dans un instant que l'expérimentation et la clinique s'accordent à confirmer cette induction. Mais jouissent-elles absolument toutes de cette même influence nocive, l'exercent-elles au même degré, l'exercent-elles suivant des modalités identiques et avec une égale fréquence? Ce sont là tous problèmes nouveaux dont la solution nous échappe à l'heure présente, le petit nombre de faits enregistrés ne permettant pas encore une comparaison suffisamment motivée.

Il me serait donc impossible d'entreprendre ici un parallèle entre l'influence hérédo-dystrophique de la syphilis et l'influence hérédo-dystrophique d'autres agents infectieux ou toxiques.

Je serais cependant coupable d'omission si je ne mettais en regard de ce qui précède les connaissances déjà acquises sur ce même sujet relativement à quelques infections de cet ordre, telles notamment que la tuberculose, l'alcoolisme, etc.

I. — TUBERCULOSE. — Je ne saurais mieux faire que d'emprunter ici à mon éminent maître, M. le professeur Landouzy, les pages qu'il écrivait en 1891, dans la *Revue de médecine*, relativement à l'hérédité tuberculeuse.

Après avoir cliniquement et expérimentalement démontré l'existence réelle de l'hérédité de la tuberculose et comme « hérédité de terrain » et comme « hérédité de graine » ; après avoir fourni des arguments probants non seulement de la transmission héréditaire de la mère à l'enfant, mais aussi de la transmission du père à l'enfant, M. le Professeur Landouzy s'attache à démontrer l'hérédité *atypique* de la tuberculose, l'*hérédité paratuberculeuse*, pourrait-on dire ; et les documents qu'il produit à ce propos sont d'un intérêt tellement afférent au sujet même du travail actuel que je me permettrai de lui emprunter tout le passage suivant :

« ... Pendant sept ans que je viens de diriger la crèche à l'hôpital Tenon, et que j'ai fait auprès des 2000 mères qui ont passé par mon service une enquête sur leur fécondité, j'ai été frappé de la **multiléthalité** sévissant sur les produits de conception des épouses de tuberculeux.

« Multiléthalité fœtale aussi bien que tuberculose héréditaire du premier âge m'ont paru des faits méritant d'être rapprochés comme ressortissant l'un et l'autre à une contamination paraovulaire. Pour ce qui est de la multiléthalité, *que je croirais volontiers aussi commune en matière de tuberculose héréditaire qu'en matière de syphilis héréditaire*, pourrait-elle trouver son explication dans l'imprégnation infectieuse du spermatozoïde ?

« Si on se souvient que Jani a surpris le bacille de Koch dans la glande testiculaire de phtisiques vulgaires indemnes de toute localisation tuberculeuse génito-urinaire, on ne saurait s'étonner que la copulation d'un ovule sain et d'un spermatozoïde pour le moins imprégné de toxine bacillaire aboutisse à toute autre chose qu'au développement physiologique d'un embryon sain et vigoureux. Quand on songe aux perversions organiques et fonctionnelles qui attendent les enfants procréés par des pères intoxiqués de saturnisme ou d'alcoolisme, on est moins surpris de ce que deviennent les produits des générateurs tuberculeux ; on reste moins étonné qu'un ovule maternel, au contact du plasma spermatique imbibé de tuberculine, puisse être adultéré dans sa substance et dans sa vitalité.

« De cette copulation morbide peuvent résulter des modalités organiques et fonctionnelles imposées au fœtus, telles que celui-ci puisse venir au monde avec une constitution et un tempérament *faisant de cet héritier de tuberculeux un être qui par son habitus lymphatique dénoncera son origine.*

« Ni l'habitus, ni la constitution de ces manières de dégénérés n'avaient échappé à la sagacité de certains phtisiologues qui faisaient de la tuberculose une diathèse héréditaire.... Nous aussi, les modernes, nous sommes accoutumés à regarder autant comme fruit que comme graine de tuberculose ces sujets au *squelette étroit et mince*, aux *attaches grêles*, à la *peau fine et molle*, aux *extrémités graciles*, aux *doigts allongés*, au *faciès pâle*, aux *veinosités transparentes*, qui forment le gros de l'armée des dégénérés. Dans la foule des dégénérés, dont le neuro-arthritisme, l'alcoolisme, la syphilis, le saturnisme, etc., s'entendent à peupler le monde civilisé, les fils de tuberculeux, pour être mêlés, ne sont pas confondus. Dans l'armée des dégénérés, ils forment une cohorte reconnaissable entre toutes ; leur *air de famille* ne trompe guère un médecin exercé, qui reconnaît en eux autant de candidats à la tuberculose. C'est qu'en effet ils finissent pour la plupart tuberculeux ; prédestinés à la tuberculose, ils subissent la contagion d'où qu'elle leur arrive, leur organisme autant que leur misère physiologique héréditaire les mettant en aptitude morbide. Ces fils de tuberculeux deviennent tuberculeux à leur tour, non plus à la façon de leurs frères bacillisés *ab ovo*. Ceux-ci, ai-je dit, avaient été trouvés porteurs de graine tuberculeuse, tandis que ceux-là naissent DYSTROPHIQUES, comme le sont les fils de vieillards, d'alcooliques, de syphilitiques, de neurasthéniques, par altération plasmatique et vitale de l'œuf, laquelle fera de tous ces fils de déchus des **dystrophiques**, des **infantiles**, des **dégénérés** prédestinés à toutes les déchéances, préparés à toutes les contagions, faisant à leur tour souche de neurasthéniques aussi bien que de phtisiques.

« La clinique nous montre la lignée des tuberculeux sous un aspect tel qu'à la tuberculose, mieux peut-être encore qu'à toute autre maladie diathésique héréditaire, j'ai pu, avec une variante, faire application du fameux axiome de droit romain chargé de fixer la paternité : *Pater est quem natorum morbi demonstrant.* C'est d'ailleurs cette même opinion qu'exprimait Lugol, un des maîtres de la clinique française, il y a un demi-siècle....

« En somme, l'hérédo-tuberculose comprend les deux formes que voici :

« 1° Transmission directe du bacille par la mère ou le père bacillisés, d'où manifestations tuberculeuses infantiles *typiques* (infection bacillaire);

« 2° Transmission d'un état organique et fonctionnel spécial, d'un véritable état diathésique résultant de ce fait, que cellule mâle ou ovule imprégnés de tuberculine (toxémie bacillaire) ont reçu de cette imprégnation *une influence dystrophique qui a plus d'une ressemblance avec la dystrophie native étudiée récemment par le Professeur Fournier dans l'hérédo-syphilis.* »

Abordant cette même question trois années plus tard, M. le Dr Hanot (1) émettait à son tour l'opinion que l'hérédité tuberculeuse peut se traduire à la fois sous la modalité *homœomorphe* et sous la modalité *hétéromorphe*. Homœomorphe, elle transmet la tuberculose. Hétéromorphe, elle transmet des **dystrophies** de divers ordres.

Pour bien faire, il me faudrait citer presque tout le mémoire de mon si regretté maître, mémoire pensé et écrit avec la clarté, la précision, la hauteur de vues qui distinguent toutes ses productions. Mais force est de me borner, et, au risque de ne donner ici qu'une sèche analyse de son beau travail, je m'imposerai d'énumérer simplement les dystrophies qu'il considérait comme des résultats possibles de l'hérédité tuberculeuse, à savoir :

Aspect général chétif;

Réduction de la taille; — infantilisme; — féminisme; — croissance rapide dans l'enfance, mais s'arrêtant au milieu de l'adolescence;

Chlorose; — angustie artérielle.

Doigts hippocratiques; — ongles recourbés.

Exiguïté de la poitrine, rétrécissement du thorax; — saillie des

(1) *Revue de la tuberculose*. Paris, 1895, t. III. p. 19.

côtes et des épaules (*scapulæ alatæ*); — sternum bombé, projeté en avant : « D'après mon observation, dit-il, les deux tiers des phtisiques qui ont la poitrine étroite et aplatie sont des tuberculeux héréditaires. »

Muscles grêles et mous.

Os longs, fluets, ossifiés de bonne heure.

Articulations très grosses.

Pénis petit; — testicules atrophiés.

Poumons peu développés ; diminution très notable de la quantité d'air inspiré : « la spirométrie, dit Schneevogt, peut permettre de prévoir la tuberculose avant toute autre indication objective » ; — emphysème; — rétrécissement de l'artère pulmonaire.

Hypertrophie du cœur, qui est imparfaitement développé ; — malformations cardiaques ; — malformations de l'orifice et des valvules mitrales ; — malformations de l'aorte et des valvules aortiques ; — cavités cardiaques et parois amoindries ; — rétrécissement mitral (1).

Foie lobulé. — « J'ai rencontré sept fois le foie lobulé et seulement chez des tuberculeux. Il est donc possible que le foie lobulé représente une inflammation congénitale liée à la diathèse tuberculeuse, en dehors des lésions spécifiques. »

Dilatation congénitale de l'œsophage ;

Dilatation congénitale des ventricules latéraux, etc.

Peau fine, transparente, semblant avoir perdu son élasticité ; — cheveux fins, soyeux, cils longs ; — barbe poussant irrégulièrement ; — teinte *rouge vénitien* des cheveux, signalée par le Professeur Landouzy, etc. (2).

(1) Le rétrécissement mitral pur est, d'après l'enseignement du Professeur Potain, une manifestation dystrophique de l'hérédité tuberculeuse. Sur 35 autopsies d'individus porteurs de cette lésion, 12 fois la tuberculose a été notée. Cette proportion déjà élevée, de 35 p. 100, est, suivant l'opinion du Dr Teissier, très inférieure au chiffre qu'elle pourrait atteindre si l'on voulait tenir compte des observations cliniques.

Seules, d'ailleurs, les sténoses orificielles pures, les sténoses mitrales et peut-être aussi les sténoses aortiques, pulmonaires et tricuspidiennes, sont l'expression, le résultat de l'hérédité tuberculeuse. Elles sont « les stigmates d'un travail lent, régulier, résultant d'un processus chronique d'emblée, et sont, de ce chef, opposables aux insuffisances dont le développement est, au contraire, le résultat des transformations successives de produits déterminés par un processus aigu ». (Pierre Teissier, in *Clinique médicale de la Charité*, par le Professeur Potain. Paris, 1894, p. 949.

(2) Dr Hanot, *Foie lobulé des tuberculeux*, in *Congrès de la tuberculose*, août 1893

De même, dans un mémoire très curieux et très documenté, M. le Dr Ricochon n'hésite pas à incriminer l'hérédité tuberculeuse comme coupable de toute une série d'arrêts de développement, de malformations, de dystrophies des plus diverses (1).

« Dans nos campagnes, dit-il, il est certaines familles, presque toujours les mêmes, qui ont le triste privilège d'avoir parmi leurs membres, à chaque génération, un, deux, trois tuberculeux et même davantage ; on les connaît, on les nomme. Moi qui suis né dans la contrée où j'exerce la médecine, j'ai pu, depuis trente ans, les suivre à peu près toutes ; et je suis arrivé à relever sur elles, tantôt chez l'un de leurs membres, tantôt chez l'autre, des stigmates morbides, des états pathologiques, des malformations congénitales dont la constance, la répétition ne sauraient être fortuites, et qui sont devenus pour moi comme des *signes spécifiques du terrain organique naturellement tuberculisable.* »

C'est ainsi que « sur 40 familles ayant chacune présenté des tuberculeux, j'ai relevé 38 *cas de luxation congénitale de la hanche* ».

Puis suit une longue énumération des dystrophies les plus variées que le Dr Ricochon dit avoir observées dans les familles tuberculeuses en tant que résultats de l'hérédité tuberculeuse, à savoir :

Asymétrie de la face ; implantation vicieuse des cheveux ; malformations des oreilles et des fentes palpébrales ; difformités de la voûte nasale et de la voûte palatine ; atrophie de la lèvre supérieure ; implantation vicieuse des dents ; anomalies dentaires comme forme et comme nombre ; retard de l'évolution dentaire ; malformations des seins, du nombril, du prépuce ; ectopie testiculaire ; hernies ; malformations du placenta et du cordon ombilical ; dystrophies du système nerveux ; névroses, bégaiement, tics, chorée, goitre exophtalmique, épilepsie, éclampsie ; chlorose, etc.

Qu'il me soit permis enfin de citer ici les résultats de ma petite expérience personnelle.

On sait qu'aux consultations de l'hôpital Saint-Louis abonde et surabonde la tuberculose, spécialement dans ses formes cutanées. Or, en étudiant la descendance des sujets tuberculeux que j'ai pu

(1) *Revue de la tuberculose*, 1894, p. 11.

observer là, j'ai maintes fois rencontré des *dystrophies* diverses, telles que les suivantes notamment :

Chétivité originelle et persistante.

Retards (quelquefois considérables) du développement physique. — Soudure tardive des fontanelles.

Petitesse de taille.

Infantilisme.

Dystrophies dentaires très variées, et, plus spécialement, vulnérabilité dentaire, caries précoces, édentation précoce.

Malformations craniennes. — Front bombé.

Ogivalité de la voûte palatine.

Incurvation rachitique des membres.

Dilatations veineuses (du crâne spécialement).

Cyanose congénitale.

Bec-de-lièvre.

Ectopie testiculaire.

Surdi-mutité, etc.

Très fréquemment aussi, j'ai noté dans les familles tuberculeuses l'avortement ; — l'accouchement prématuré ; — la mort en tout bas âge ; — la polymortalité infantile ; — les « méningites » (de quelle nature ?) ; — la pleurésie, etc.

Enfin, il n'est pas jusqu'aux *monstruosités* que ne puisse produire l'hérédité tuberculeuse, comme semblent le démontrer un certain nombre d'observations (cas de Bouteiller, Torkomian, Sarvey, etc.).

A l'appui de ce qui précède, je citerai (d'une façon toute sommaire) les quelques observations suivantes :

Obs. 370 (recueillie à la policlinique de l'hôpital Saint-Louis). — Père bien portant ; — mère tuberculeuse. — Dix grossesses :

Une *fausse couche* de quatre mois ; — *six enfants morts* en bas âge ; — et trois enfants vivants, dont deux seulement ont été examinés :

I. — Premier enfant, âgé de dix ans, petit, chétif ; — *retard du développement*, incurvation des jambes ; — *soudure des fontanelles très tardive*.

Dystrophies dentaires très marquées : malformations, atrophies cuspidiennes ; absence d'une canine ; vulnérabilité excessive.

Circulation veineuse du front très marquée ; veines saillantes.

II. — Deuxième enfant : *dystrophies dentaires* très prononcées.

Malformations osseuses.

Accès de somnambulisme.

Obs. 371 (recueillie à la policlinique de l'hôpital Saint-Louis). — Père tuberculeux; — mère bien portante; — six grossesses.

Deux enfants morts en bas âge ; quatre vivants.

Un seul enfant est examiné. — Il présente les stigmates suivants :

Front bombé; — nez aplati légèrement.

Jambes rachitiques.

Dystrophies dentaires.

Retard considérable du développement : a parlé à trois ans; — a eu sa première dent à trois ans et demi ; — a marché à cinq ans.

Obs. 372 (recueillie à la policlinique de l'hôpital Saint-Louis). — Père mort phtisique; trois enfants dont un est mort de tuberculose, et deux vivants.

L'enfant présenté est âgé de neuf ans ; il est **sourd-muet.** — De plus, il est affecté de *psoriasis*.

Obs. 373 (recueillie à la policlinique de l'hôpital Saint-Louis).

Grand-père : ulcères tuberculeux des jambes ;

Père tuberculeux. — Lupus.

Quatre enfants :

Premier enfant : mort de phtisie aiguë, à cinq ans.

Deuxième enfant : **cyanose congénitale**; mort rapidement.

Troisième enfant : mort d'*accidents méningitiques*, consécutifs à une otite moyenne.

Quatrième enfant : éruption chronique, lichénoïde; — Circulation veineuse thoracique très accusée.

Obs. 374 (recueillie à la policlinique de l'hôpital Saint-Louis).

Mère tuberculeuse; père probablement tuberculeux. — Neuf grossesses.

Première grossesse : enfant bien portant.

Deuxième grossesse : enfant mort de *méningite* (?), à quatre mois.

Troisième grossesse : enfant vivant ; *front saillant; dystrophies dentaires.*

Quatrième grossesse : enfant mort à deux mois.

Cinquième grossesse : enfant *rachitique* ; **ectopie testiculaire.**

Sixième grossesse : fausse couche de trois mois.

Septième grossesse : fausse couche de cinq mois.

Huitième grossesse : enfant *rachitique*.

Neuvième grossesse : enfant mort à dix mois (« méningite » ?).

Obs. 375 (recueillie à la policlinique de l'hôpital Saint-Louis).

Père tuberculeux. — Mère très suspecte de tuberculose laryngée.

Deux enfants :

Premier enfant, âgé de trois ans : bronchite et laryngite suspecte (?).

Deuxième enfant, âgé de six mois : **Bec-de-lièvre** ; opéré.

Obs. 376 (recueillie à la policlinique de l'hôpital Saint-Louis).

Père bien portant (?). Mère morte phtisique.

Deux enfants :

Premier enfant, âgé de onze ans : voûte palatine ogivale.

Deuxième enfant, âgé de neuf ans : voûte palatine ogivale ; **crâne en carène** ; — pleurésie à l'âge de quatre ans.

Obs. 377 (recueillie à la policlinique de l'hôpital Saint-Louis).

Père tuberculeux.

Sept enfants, dont quatre morts en bas âge de méningite et de tuberculose pulmonaire.

Trois enfants vivants, très chétifs. — Le dernier âgé de dix-huit mois, a eu une broncho-pneumonie ; — il est affecté de « lichen scrofulosorum ».

Obs. 378 (recueillie à la policlinique de l'hôpital Saint-Louis).

La mère est le seul enfant survivant de sept ; les six autres sont morts phtisiques ; elle est tuberculeuse.

Elle a eu elle-même six enfants, dont trois sont morts en bas âge.

L'enfant qu'elle présente aujourd'hui, âgé de quatre ans et demi, est affecté d'un *mal de Pott*. En outre : *front bombé* ; — dilatations veineuses du crâne. — *Anomalies dentaires*.

Obs. 379 (M. le Dr **Sarvey**). — **Fœtus monstrueux**, présentant des lésions de tuberculose vertébrale (1).

Obs. 380 (M. le Dr **Bouteiller**). — Père phtisique. — Enfant **pseudencéphale** (2).

Obs. 381 (M. le Dr **Torkomian**). — Père tuberculeux, famille tuberculeuse.

Enfant : **monstre anencéphale** (3).

II. — ALCOOLISME. — L'alcoolisme ne s'éteint pas avec l'individu ; il se transmet à sa descendance sous des formes extrêmement multiples et variées. Et alors il peut se traduire par des *modalités dystrophiques*, analogues ou semblables à celles que nous venons d'enregistrer pour la descendance de la tuberculose.

Ces dystrophies *hérédo-alcooliques* ont été signalées de vieille date et de mieux en mieux précisées ces derniers temps. A elles seules, elles constitueraient une grosse monographie. Il n'est besoin, pour le sujet que je poursuis, que de les énoncer sommairement.

A ne parler que des principales, on les a vues consister en ceci :

Caducité du germe et non-viabilité du fœtus, s'attestant par des avortements, des accouchements avant terme, des morts d'enfants

(1) Revue médicale, 1883, page 1028.
(2) *Union médicale*, 1868.
(3) *Congrès de la tuberculose*, 1893, p. 58.

peu après la naissance, des morts multiples dans une même famille (*polymortalité infantile hérédo-alcoolique*) ;

Retards, imperfections et déviations du développement physique ;

Infantilisme ;

Malformations multiples ;

Asymétrie du crâne ;

Microcéphalie ;

Retards, imperfections et déviations du développement intellectuel et moral ; — débilité intellectuelle fréquente ; — imbécillité ; — idiotie.

Prédisposition toute particulière aux troubles nerveux : névroses ; hystérie ; convulsions ; épilepsie ; folie ; paralysie générale, etc.

Inutile, à un autre point de vue, de répéter ce qui a été dit des milliers de fois, à savoir que l'alcoolisme est une cause intense de dégénérescences diverses pour l'individu et pour la race, non moins encore qu'une cause de dépopulation, spécialement par la polymortalité des jeunes. Ainsi, en Bretagne, assure-t-on, il réalise souvent cette énormité : « la disparition des familles en deux ou trois générations ».

Tout cela est connu, tout cela est devenu, qu'on me passe le mot, monnaie courante (1). Je n'ajouterai donc aux notions qui précèdent qu'une particularité sur laquelle on s'est peu arrêté jusqu'à ce jour et qui me semble cependant des plus curieuses, à savoir : que l'alcoolisme peut également déterminer ce qui est le comble de la dystrophie et de la dégénérescence, c'est-à-dire la **monstruosité**.

Il existe des monstruosités par hérédité alcoolique, tout comme il en existe par hérédité tuberculeuse ou syphilitique. L'alcool réagit

(1) Entre les innombrables faits qui seraient à produire comme pièces à l'appui de ce qui précède, il en est qui sont doublement démonstratifs par des résultats héréditaires opposés *avant* et *après* l'intoxication alcoolique.

Le cas suivant de M. le Dr G. Ballet est un exemple du genre, à la fois très probant et très instructif. A savoir : avant l'alcoolisme, deux enfants sains ; — pendant la période alcoolique, deux enfants tarés (enfant hystérique, enfant arriéré) ; — le père se corrige ; — cinquième enfant sain qui naît et reste sain. — Voici le résumé de ce fait :

La famille X... compte cinq fils.

Le premier et le deuxième jouissent d'une *santé parfaite*.

Après la naissance du second fils, le père contracte des habitudes de boissons et devient rapidement un *grand buveur*.

Le troisième fils est un *hystérique*.

Le quatrième est un *arriéré*.

Sur ces entrefaites le père se corrige et redevient sobre.

Quelque temps après, naissance d'un cinquième fils qui jouit d'une *santé excellente*, comme les deux premiers (*Bull. de l'Acad. de méd.*, 7 août 1894).

donc sur l'embryon comme un germe infectieux ou comme une toxine.

A preuve, entre beaucoup d'autres cas du même ordre, les deux observations suivantes :

Obs. 382 (M. le Dr **Thoyer-Rozat**).

Père alcoolique. — Un enfant monstrueux. **Notencéphalie. Ectrodactylie.**

Père et mère bien portants.

Le père est un alcoolique invétéré (boit surtout absinthe et vermouth). — Cinq grossesses :

Première grossesse, en 1887 : accouchement à terme; enfant vivant, bien constitué, mort à dix-huit jours d'une *hémorragie ombilicale.*

Deuxième grossesse, en 1891 : accouchement à terme d'un enfant très petit, pesant 2.200 grammes ; mort à trois mois et demi de *diarrhée infantile.*

Troisième grossesse, en 1892 : *fausse couche* de trois mois et demi.

Quatrième grossesse, en 1894 : accouchement à terme d'un enfant peu vigoureux pesant 2860 grammes ; — *convulsions* et symptômes de *méningite tuberculeuse.* — Mort à six mois.

Cinquième grossesse, en 1896 : hydramnios et accouchement à terme d'un fœtus mort, pesant 1.000 grammes et présentant les malformations suivantes :

Notencéphalie. — A travers une fente occupant la moitié postérieure de la suture sagittale et la partie antérieure de l'écaille de l'occipital, la masse encéphalique fait hernie en presque totalité et vient couvrir comme d'un chignon la partie supérieure de la région cervicale.

Ectrodactylie. — Aux mains comme aux pieds cet enfant n'a que quatre doigts (1).

Obs. 383 (recueillie dans le service du Professeur **Fournier** par M. Brault, stagiaire).

Père alcoolique. — Dystrophies diverses sur plusieurs enfants. — Sur l'un d'eux, **absence d'un large segment de l'occipital.**

Grand-père paternel alcoolique invétéré ; — père alcoolique ; — *pas de syphilis.*

Grand'mère maternelle morte d'une affection cardiaque ; — mère hémiplégique depuis cinq ans.

Pas de malformations ni dans l'une ni dans l'autre famille.

Sept enfants.

Les trois premiers sont bien portants, au dire des parents.

Le quatrième enfant est âgé de vingt-cinq ans. — Convulsions dans l'enfance. — *Dystrophies dentaires multiples* : persistance d'une dent de lait (incisive médiane inférieure) ; — absence des deux canines et de plusieurs molaires.

(1) *Bulletin de la Société d'obstétrique de Paris*, 9 mars 1898, p. 88.

Inégalité pupillaire ; — *strabisme.*

Nervosisme très accusé.

Le cinquième enfant est âgé de seize ans et demi ; — *infantile* ; — absence complète de barbe et de poils ; — organes génitaux peu développés ; — obésité.

Intelligence faible. — Tête grosse et présentant une malformation particulière consistant en ceci :

Absence de paroi cranienne osseuse du côté gauche de la tête, sur une surface des dimensions de la paume de la main environ, depuis la tempe jusqu'à la crête occipitale.

Le sixième enfant est mort à trois semaines de convulsions ; — il était affecté d'un *pied bot.*

Le septième enfant est mort à un mois ; il avait un crâne difforme, « en pain de sucre », dit le père.

Cette dernière observation me paraît véritablement des plus remarquables, en ce qu'elle nous présente, sur trois enfants hérédo-alcooliques, toute la série des dystrophies qu'on rencontre le plus habituellement chez les hérédo-syphilitiques, à savoir :

Dystrophies dentaires ;

Persistance de dents de lait ;

Absence native de certaines dents ;

Infantilisme ;

Strabisme ;

Déchéance intellectuelle ;

Pied bot.

Il n'est pas, enfin, jusqu'à cette monstruosité spéciale, l'absence d'un segment de l'occipital, qui n'ait son pendant, son homologue chez nos malades, sur lesquels on a observé quelquefois l'absence de certains os ou segments d'os (tels que péroné, branche ascendante du maxillaire inférieur, etc.).

Véritablement, en lisant ce dernier cas, on croirait lire une observation d'hérédo-syphilis.

Enfin, je rappellerai les constatations expérimentales faites par M. le Dr Féré sur des *œufs soumis à l'action de différents alcools*, avant d'être mis à l'incubation. M. Féré a pu observer sur les embryons issus de ces œufs un retard très accusé dans leur évolution. En outre, certains de ces embryons présentaient des déformations anormales ; et d'autres même réalisaient de véritables monstruosités.

Le même observateur a pu constater en outre que tous les alcools n'avaient pas une influence nocive également accusée et que, par exemple, l'alcool amylique produisait des manifestations bien plus intenses que l'alcool éthylique.

III. — Ce que je viens de dire relativement à la tuberculose et à l'alcoolisme, je pourrais le répéter à propos du *saturnisme* (1), de l'*impaludisme*, du *tabagisme*, de la *consanguinité*, comme aussi de nombre d'*infections* ou d'*intoxications* diverses, en rappelant encore ici les fameuses expériences de MM. Gley et Charrin.

Mais ce qui précède suffit amplement à la démonstration que j'ai poursuivie dans ce chapitre, et, sans insister davantage, je conclurai en disant :

Les dystrophies que réalise l'hérédité syphilitique ont leurs pendants, leurs analogues dans celles que réalisent d'autres hérédités infectieuses ou toxiques.

Elles n'appartiennent donc pas en propre à la syphilis ; elles ne lui sont en rien exclusives.

Elles doivent donc être considérées comme des expressions banales et communes à des influences héréditaires des plus diverses. Ce sont, somme toute, des stigmates de tare, de dégénérescence héréditaire, et rien de plus.

VI

EST-IL QUELQUE DYSTROPHIE OU QUELQUE ENSEMBLE DYSTROPHIQUE QUI SOIT PLUS PARTICULIÈREMENT PROPRE A L'HÉRÉDO-SYPHILIS ?

TYPE DYSTROPHIQUE DE L'HÉRÉDO-SYPHILIS.

I. Parmi les nombreuses dystrophies dont l'étude vient de nous occuper, n'en est-il donc aucune qui soit *propre* à la syphilis et dont l'origine syphilitique s'affirme *ipso facto* ? Telle serait la conclusion à déduire rigoureusement de l'exposé et surtout du parallèle qui précèdent. Telle n'est pas cependant la conclusion à laquelle, cliniquement, il convient d'aboutir, et voici pourquoi :

(1) Voy. à ce sujet, entre autres travaux sur le même sujet, la thèse inaugurale de M. le Dr Roque, *Des dégénérescences héréditaires produites par l'intoxication saturnine lente*, Th. de Paris, 1873.

Tout d'abord, si aucune de ces dystrophies n'est pathognomonique de l'hérédité syphilitique, au sens strict du mot, il n'en est pas moins vrai que certaines sont réalisées par elle d'une façon plus particulière et presque exclusive. Citons comme telles :

1° Le *crâne natiforme* qui, dans son type rigoureusement accentué (voy. fig. 3), n'a guère été signalé que sur des sujets hérédo-syphilitiques.

2° La *dent d'Hutchinson*, la véritable dent d'Hutchinson affectant les incisives médianes supérieures avec échancrure semi-lunaire. On a bien dit (comme on l'a vu par ce qui précède) avoir rencontré ce type de dystrophie dentaire en dehors de l'hérédité syphilitique ; mais, « d'une part, plusieurs des cas qu'on en a cités seraient sujets à discussion et, d'autre part, à les accepter pour authentiques, *combien peu* en a-t-on cité ! » (Professeur A. Fournier.)

II. — En second lieu et surtout, si les dystrophies dont nous avons parlé précédemment n'ont rien que de banal, il n'en est pas moins légitime de reconnaître que la syphilis fait souvent entre elles une sorte de *sélection adaptée à son génie propre* et présente groupées d'une façon plus ou moins particulière celles qu'elle s'approprie le plus souvent.

Sans avoir de dystrophies qui lui soient propres, elle est cependant **dystrophique à sa manière**, si je puis ainsi parler, et sous une modalité qui n'est pas toujours celle d'autres hérédités infectieuses. Si bien qu'en bon nombre de cas, elle se différencie de la sorte, à la façon (qu'on me passe la comparaison) dont une école de peinture se différencie d'une autre par ce qu'on appelle sa « manière », son « style ». Je dirais presque qu'elle a son *style dystrophique.*

Et ce style, très vraisemblablement, ne fera que s'accentuer et s'accentuer davantage pour nous au fur et à mesure qu'un parallèle plus complet et plus étudié pourra être établi entre les anomalies dystrophiques procédant des diverses hérédités infectieuses. La question est neuve, en effet, absolument neuve, et il est à croire que, lorsqu'elle aura été plus fouillée, plus approfondie, des dissemblances commenceront à surgir là où nos yeux ne voient encore que des analogies, des similitudes. Dès à présent, d'ailleurs, un exemple en témoigne, et j'ai devoir de le signaler à l'attention.

Cet exemple est relatif aux **dystrophies dentaires**. Jusqu'à ces dernières années, on s'était contenté de relever ce fait que des dystrophies du système dentaire s'observent chez les idiots comme chez les hérédo-syphilitiques, et l'on avait noté cette particularité, sans aller plus loin, au titre d'un trait commun entre des hérédités diverses. Mais voici qu'on a regardé les choses de plus près, et force est aujourd'hui de reconnaître que, s'il existe des points de rapport entre la dentition des idiots et celle des hérédo-syphilitiques, l'une et l'autre, cependant, sont très différentes à de nombreux égards. Chacune a son type, et il s'en faut que l'une soit assimilable à l'autre.

Que l'on mette en parallèle la description que j'ai donnée plus haut des dystrophies dentaires dans l'hérédo-syphilis avec celle qu'a produite, d'après ses maîtres et ses observations personnelles, Mme Alice Sollier relativement à l'état de la dentition chez les idiots (1), et l'on verra tout aussitôt se dégager de ce rapprochement des dissemblances multiples, importantes, voire considérables. Ainsi, on constatera :

1° Que les *érosions* dentaires, les véritables érosions dentaires sont absolument rares chez les idiots, au point que Mme A. Sollier n'en cite que 5 cas p. 100 dans son travail, cependant si complet et si documenté.

Tout au contraire, les érosions dentaires sont extrêmement, extraordinairement communes dans l'hérédo-syphilis. Ce sont elles, on peut le dire, qui constituent la caractéristique prédominante des dystrophies dentaires hérédo-syphilitiques.

2° Que l'*échancrure d'Hutchinson*, en particulier, fait défaut dans la dentition de l'idiot; — tandis que, sans être commune, elle figure avec une fréquence relative chez l'hérédo-syphilitique.

3° Que les *stries verticales* de la surface dentaire et les *crénelures* du bord libre sont des phénomènes tout à fait communs chez les idiots (41 p. 100 pour les premières et 58 p. 100 pour les secondes, d'après les statistiques de Mme Sollier) ; — tandis que, tout au contraire, ce sont-là de très rares exceptions dans l'hérédo-syphilis. « On peut bien par hasard rencontrer chez nos malades des stries dentaires verticales ; mais ces stries ne sont presque toujours que superficielles, minimes, à peine apparentes, et jamais, en tout cas, on n'observe sur eux rien qui soit comparable aux cannelures et aux

(1) *De l'état de la dentition chez les enfants idiots et arriérés.* Thèse de Paris, 1887.

crénelures importantes que présentent souvent les dents des idiots » (Professeur A. Fournier) (1).

4° Que le *mégalodontisme* est une anomalie dentaire assez fréquente dans l'idiotie (11 p. 100 d'après Mme A. Sollier), et, tout au contraire, absolument rare dans l'hérédo-syphilis. Chacun connaît les « grandes dents » de l'idiot, atteignant quelquefois jusqu'à 11 millimètres de largeur pour les incisives supérieures. Eh bien, pareil fait est inconnu dans la syphilis.

5° Enfin, que, d'une façon générale, les anomalies dentaires atteignent fréquemment chez l'idiot une *exagération de type* à laquelle ne s'élèvent que très exceptionnellement celles de l'hérédo-syphilis. C'est chez l'idiot qu'on observe ces dentitions tout à fait anormales, bizarres, extraordinaires, véritablement tératologiques par excès d'irrégularités, tandis que la dentition de l'hérédo-syphilitique, tout en comportant de réelles anomalies, ne s'écarte jamais du type commun à un degré comparable.

Et ce n'est pas tout. Car des dissemblances également importantes sont encore à relever en ce qui concerne les *anomalies des arcades maxillaires*.

Ainsi, chez l'idiot, on observe assez fréquemment, et d'une façon bien accentuée, les quatre particularités suivantes :

1° *Prognathisme* ;

2° *Irrégularités d'engrenage* entre les deux arcades supérieure et inférieure ;

3° *Échancrure semi-lunaire des arcades*, à convexité supérieure pour la mâchoire supérieure et à concavité inférieure pour la mâchoire inférieure (2), d'où résulte un vide plus ou moins marqué, suivant la profondeur de l'échancrure, entre les bords libres des dents de l'une et de l'autre mâchoire ;

4° *Asymétrie et dénivellation entre les deux moitiés de l'arcade supérieure*, anomalies très bien décrites et figurées par Mme A. Sollier (3).

Eh bien, toutes ces anomalies sont d'observation relativement rare dans l'hérédo-syphilis ; et, quand elles s'y produisent, elles s'y montrent, en général, beaucoup moins accentuées.

(1) Consulter à ce sujet quelques-unes des planches produites dans la thèse de Mme A. Sollier (p. 42, 53, 71, 78, 106, 148, 159, etc.).
(2) Voy. Thèse de Mme Sollier, pl. 30, 31 et 32.
(3) Voy. Thèse de Mme Sollier, pl. 27 et 28.

Le tableau suivant mettra en parallèle les différences que je viens de signaler :

DANS L'IDIOTIE :	DANS L'HÉRÉDO-SYPHILIS :
I. — Véritables *érosions dentaires* tout à fait rares.	I. — Érosions dentaires extrêmement communes (caractéristique prédominante).
II. — *Échancrure d'Hutchinson* faisant absolument défaut.	II. — Échancrure d'Hutchinson s'observant avec une certaine fréquence, et presque absolument caractéristique.
III. — *Cannelures verticales* de surface et crénelures du bord libre tout à fait communes sur les incisives.	III. — Cannelures verticales de surface et crénelures du bord libre ne constituant que de très rares exceptions.
IV. — *Mégalodontisme assez fréquent.*	IV. — Mégalodontisme exceptionnel.
V. — Exagération assez fréquente des divers types d'anomalies dentaires, en tant qu'intensité dystrophique.	V. — Anomalies n'atteignant presque jamais le haut degré d'intensité dystrophique qu'on observe couramment dans l'idiotie.
VI. — Prognathisme assez commun.	VI. — Prognathisme rare.
VII. — Malformations des arcades dentaires, d'une part, assez communes, et, d'autre part, assez souvent très accentuées.	VII. — Malformations des arcades dentaires à la fois plus rares et moins accentuées.

De telles dissemblances assignent une spécialité de type tant aux dystrophies dentaires de l'idiot qu'à celles de l'hérédo-syphilitique. Ces deux ordres de dystrophies pouvaient sembler assimilables il y a quelques années ; nécessité est de les différencier actuellement.

D'après cela, n'est-il pas à croire, au moins par analogie, que certaines dystrophies d'autres sièges, alors qu'elles auront été examinées et analysées de plus près, pourront de même recevoir leur *cachet de provenance* de quelques particularités qui nous échappent actuellement ?

III. — En tout cas, ce qu'il est permis d'affirmer dès à présent, c'est que l'hérédo-syphilis se traduit, non pas toujours, bien entendu, mais assez fréquemment par un ensemble de signes objectifs dont la réunion constitue pour elle une physionomie presque particulière, presque propre (je n'ose dire pathognomonique).

Oui, très positivement, la clinique nous offre assez souvent un TYPE qu'il n'est pas d'exagération, je pense, à qualifier du nom de **type hérédo-syphilitique.**

Quels caractères composent ce type? Tout naturellement les

diverses dystrophies objectives que réalise le plus habituellement l'hérédité spécifique, et dont la fréquence prédominante est attestée par les statistiques que j'ai produites précédemment (Voy. p. 268). A savoir, par ordre de fréquence relative :

Les **dystrophies du système dentaire** (ou, disons mieux, maxillo-dentaire) ;

Les **dystrophies cranio-faciales** ;

Les dystrophies multiples et variées qui concourent à constituer ce qu'on appelle du nom générique d'**infantilisme**.

Comment donc, dans son type complet, se présente l'hérédo-syphilitique (à ne parler ici que des stigmates dystrophiques et en laissant de côté les stigmates acquis de syphilis, ceux-ci non moins révélateurs en certains cas, mais ne se trouvant pas en cause pour l'instant) ? — Le voici :

1° C'est un sujet généralement **petit**, tout au moins d'une taille au-dessous de la moyenne ;

Exigu de formes, grêle ; — parfois même, dans un degré supérieur, ratatiné et rabougri ;

Paraissant presque toujours **plus jeune** qu'il ne l'est, « trompant sur son âge », suivant l'expression vulgaire ;

Infantile par tel ou tel détail de sa physionomie, de son habitus, de son développement ; — infantile, comme exemple, par le retard dans l'avènement de ce qu'on appelle la puberté, par le faible développement ou l'absence de la barbe, par le faible développement ou l'absence des seins, par la petitesse de la verge et des testicules, etc.

2° C'est un sujet à **crâne bizarre**, mal formé de telle ou telle façon, à tête plus volumineuse que la normale, à front bosselé, à pariétaux saillants, etc. ; — quelquefois aussi à face asymétrique.

3° Plus souvent encore, c'est un sujet remarquable par une **dentition dystrophiée**, et possiblement dystrophiée suivant des modalités multiples, à savoir :

Érosions dentaires, comme type de fréquence prédominante ;

Vulnérabilité dentaire (caries précoces et édentation prématurée) ;

Implantation vicieuse ;

Microdontisme ;

Amorphisme dentaire ;

Échancrure semi-lunaire d'Hutchinson (signe majeur, mais de fréquence moindre) ;

Persistance possible de dents de lait ;

Absence native de quelques dents ;

Engrenage vicieux des arcades dentaires, etc., etc.

Voilà le type. — Voilà le type, sans préjudice, bien entendu, d'une infinité d'autres dystrophies qui peuvent s'ajouter au tableau et que je n'ai plus à rappeler ici, pour les avoir longuement énumérées dans ce qui précède.

Eh bien, ce type, le retrouvons-nous dans d'autres maladies que la syphilis ? Ou bien l'hérédo-syphilis en a-t-elle le privilège ?

Pour répondre catégoriquement à une telle question, il faudrait, certes, une autre expérience que la mienne. Ce que je me permettrai seulement de dire ici, c'est que, pour avoir constaté maintes fois un tel *ensemble* dystrophique chez les sujets affectés d'hérédo-syphilis, je ne l'ai pas encore rencontré comme conséquence d'autres hérédités morbides, par exemple comme conséquence de l'hérédité tuberculeuse, de l'hérédité alcoolique, de l'hérédité saturnine, de l'hérédité nerveuse, etc. J'invoquerai surtout ici l'autorité de mon père, pour qui l'*ensemble* dystrophique en question « est presque caractéristique, je n'oserai dire encore (mais je suis bien tenté de le dire) pathognomonique de l'hérédo-syphilis ».

En tout cas, admettant même pour un instant que ce type soit réalisable par telle ou telle hérédité étrangère à la syphilis, il n'en subsisterait pas moins un fait indéniable, incontestable, à savoir : que, **de toutes les hérédités morbides, c'est l'hérédité syphilitique qui, avec une prédominance numérique considérable, le réalise le plus souvent.**

Si bien que cet ensemble dystrophique est PRESQUE RÉVÉLATEUR DE L'HÉRÉDO-SYPHILIS.

Et c'est là, précisément, ce qui m'autorisait, je crois, à dire au début de cet exposé que, si la syphilis est héréditairement dystrophique à la façon de tant et tant d'autres maladies infectieuses ou toxiques, elle n'en est pas moins *dystrophique à sa manière*, suivant un style qui est le sien, suivant une note qui lui est particulière.

Inutile d'ajouter quel précieux appoint ce type dystrophique si spécial peut apporter au diagnostic pratique de l'hérédo-syphilis.

VII

L'INFLUENCE DYSTROPHIQUE DE L'HÉRÉDO-SYPHILIS SE CONTINUE-T-ELLE SUR LA DESCENDANCE DES HÉRÉDO-SYPHILITIQUES?

L'influence dystrophique de l'hérédo-syphilis peut-elle se continuer au delà de la première génération? C'est-à-dire : peut-elle s'étendre du grand-père au petit-fils et même au delà?

En un mot, que sont et que deviennent les descendants de l'hérédo-syphilitique?

C'est là, à coup sûr, une question du plus haut intérêt, et cela à divers égards : au point de vue médical, au point de vue philosophique, et je dirai même au point de vue social.

I. — Posée et agitée de vieille date, mais toujours irrésolue, cette question est revenue plus que jamais à l'ordre du jour avec l'extension nouvelle de nos connaissances relativement à la syphilis héréditaire tardive. Plus que jamais elle s'impose à l'étude. Or, voici ce qui me semble acquis dès maintenant, du moins en ce qui concerne le point spécial que j'ai en vue dans ce travail.

M. le Dr Barthélemy a nettement posé le problème dans une communication au Congrès de Moscou (1), non moins que tenté de le résoudre quant à certaines des nombreuses questions qui lui sont afférentes. Dans son très intéressant mémoire, dont je vais donner une analyse succincte, il se montre partisan convaincu de l'opinion d'après laquelle l'hérédité syphilitique serait *apte à se continuer sur la seconde génération et même au delà.*

Il admet, d'abord, que cette influence héréditaire comporte deux formes : celle de l'hérédité syphilitique proprement dite, et celle de l'hérédité para-syphilitique, à laquelle il donne le nom de **para-hérédo-syphilis**. Il croit, de plus, cette dernière susceptible de variétés et de degrés multiples, constituant des expressions diverses de l'infection ancestrale et contribuant toutes ou pouvant contri-

(1) *Essai sur les stigmates de para-hérédo-syphilis de seconde génération; indices de dégénérescence de race.* Communication au Congrès de Moscou. *Annales de derm. et de syph.*, août et sept. 1897. — Voir aussi *Syphilis et santé publique*, par le même auteur, Paris, 1890.

buer à la *déchéance individuelle*, voire à la *dégénérescence de race.*

Relativement à la seconde génération (ce qui seulement se trouve en cause pour l'instant), M. le Dr Barthélemy a vu l'influence hérédo-syphilitique se traduire sur elle suivant divers modes qui ne diffèrent en rien ou ne diffèrent que par des différences de degré de ceux qui servent d'expressions usuelles à l'hérédo-syphilis de première génération. En lisant la description qu'il donne de ce qu'il appelle la « syphilis héréditaire lointaine », on retrouve les traits connus de la syphilis héréditaire directe. On sent que, dans un cas comme dans l'autre, c'est la même influence se répétant, se continuant à travers les âges, se reproduisant sous la même forme ou sous des formes plus adoucies, plus atténuées, plus estompées, et ne faisant, en somme, qu'affecter de la même façon des individus de divers âges.

Venons au fait. Ce que M. Barthélemy a observé comme conséquences dystrophiques de l'hérédo-syphilis de seconde génération est ceci :

Chétivité native et débilité congénitale, ne faisant que se continuer ou s'accentuer avec l'âge ;

Lenteur et difficultés de croissance ;

Arrêts et imperfections du développement physique ;

Infantilisme, pouvant aller jusqu'au nanisme ;

Retards de l'évolution dentaire, et dystrophies dentaires des plus variées ;

Strabisme ;

Tendance à l'anémie et au lymphatisme, d'où fréquence d'adénopathies multiples, volumineuses et chroniques ;

Rachitisme, scoliose ;

Malformations diverses : grosse tête bosselée ; écrasement du nez ; ogivalité de la voûte palatine ; asymétries ; disproportions ; bec-de-lièvre ; syndactylie ; bifidité de la luette ; nævi ; hernies congénitales (surtout hernie ombilicale) ; cryptorchidie.

Troubles vasculaires ; acrocyanose, avec mains bleuâtres, moites et froides ;

Granulations pharyngées et enrouement chronique ;

Tares nerveuses : nervosisme, hystéricisme, impressionnabilité, phobies, convulsions, épilepsie, hydrocéphalie, débilité intellectuelle, idiotie, etc.

Le même observateur ajoute encore (mais ceci à titre d'hypothèse, il a bien soin de le spécifier, car la démonstration clinique n'est pas encore acquise pour lui sur ce qui va suivre) que, suivant toute vraisemblance, cette même influence héréditaire et invétérée est bien de nature à constituer secondairement d'autres états pathologiques. Elle est bien de nature, croit-il, en raison de la débilité générale et de la fragilité individuelle de tels ou tels organes, a servir de prédisposition à la tuberculose, au lupus, au rhumatisme, aux grandes affections nerveuses, telles que le tabès, la paralysie générale, les vésanies, peut-être même à la leucoplasie et au myxœdème. Il voit en elle également l'origine possible (indirecte, mais n'importe) de certaines affections du cœur, du foie et des reins, qu'il n'est pas rare de rencontrer chez les hérédo-syphilitiques.

Somme toute, dit-il en substance, « tout organisme est une synthèse de passés pathologiques variés, d'éléments dissemblables momentanément associés, de croisements accumulés par des générations successives, qui se sont combinés dans le creuset du temps, si l'on peut ainsi parler, de manière à former un tout marqué de défauts comme de qualités indélébiles. Or, l'organisme de l'hérédo-syphilitique est un organisme mal trempé, fragile, dépourvu de résistance, mal préparé à la lutte pour la vie. Il est donc, relativement à un organisme bien doué, plus facilement accessible aux causes morbifiques de tout ordre, en même temps que moins apte à y résister. »

Que si maintenant nous passons des considérations générales à l'analyse des faits particuliers, nous trouvons dans le mémoire de M. Barthélemy, non moins que dans la littérature médicale, plusieurs observations confirmatives des vues qui précèdent, telles que les suivantes dont je placerai ici un court résumé.

Obs. 384 (M. le Dr **Barthélemy**).

Hérédo-syphilis de seconde génération. — Dystrophies multiples.

1° Grand-père syphilitique et mort de syphilis (ostéite naso-cranienne; lésions méningo-encéphaliques consécutives, ramollissement cérébral symptomatique).

2° Fille hérédo-syphilitique. — Première dentition mauvaise, à constitution tardive. — Retard de la seconde dentition. — Retard des règles. — Dents permanentes dystrophiées, petites, mal formées, atypiques, mal plantées, écartées, etc. — Kératite interstitielle. — Lésions des oreilles.

— Ostéo-arthropathies. — Hypertrophie chronique du foie, ayant duré de onze à quinze ans. — Albuminurie (sans scarlatine) pendant dix-huit mois. — Dilatation des bronches avec catarrhe chronique, sans bacilles tuberculeux.

Mariée à dix-neuf ans avec un jeune homme exempt de syphilis.

Trois fausses couches à trois, cinq et sept mois.

Quatrième grossesse donnant naissance à un enfant qui survit.

3° Cet enfant est actuellement âgé de cinq ans. — Croissance lente. — Parole et marche tardives. — Anémie, avec chairs molles et teint verdâtre, en dépit d'un régime essentiellement hygiénique. — *Tête énorme*, présentant des saillies anormales qui lui donnent une forme étrange. — *Asymétrie cranienne et faciale*, avec hypertrophie du côté droit, où l'on apercevait, dans la première année, cette *exagération du réseau veineux sous-cutané* signalée par Fournier. — Dents petites, striées, déformées. — Foie gros. — Intelligence nette, mais lente.

Obs. 385 (M. le Dr **Barthélemy**).

Hérédo-syphilis de seconde génération. — Dystrophies multiples.

1° Grand-père ayant contracté la syphilis six ans avant son mariage et portant encore des cicatrices d'ulcérations gommeuses.

Deux enfants.

Fille venue à sept mois, morte à treize mois de méningite tuberculeuse (?), bien qu'il n'y ait jamais eu de tuberculose dans la famille.

Seconde fille, venue à terme et faisant le sujet de cette observation.

2° Celle-ci a eu une croissance lente. — Première dentition détestable. — *Scoliose*. — Rhumatisme chronique (?) à dix-sept ans. — Seconde dentition assez belle, mais avec *absence de l'incisive latérale gauche*. — *État mental* singulier : tristesses sans raison, accès de mélancolie, angoisses, phobies ; cependant jamais de crises hystériques. — Mariée. — Une enfant.

3° Petite-fille. — Première enfance difficile. — Adénopathies nombreuses et considérables (sous-maxillaires et cervicales) jusqu'à l'âge de dix ans. — Au delà, croissance normale. L'enfant grandit, mais elle reste maigre, décharnée, *disproportionnée* (buste petit et fémurs très allongés).

Circulation lente à la périphérie, où l'on voit des veines bleuâtres et saillantes. — *Acrocyanose*. — Tissus mollasses, mains moites, toujours suantes et froides. — « Bref sans qu'il y ait jamais eu de lésions nettes, *stigmates de dégénérescence*, dont d'autres diathèses d'ailleurs que l'hérédo-syphilis, (hérédo-tuberculose et lymphatisme, par exemple) peuvent être la cause déterminante. »

Obs. 386 (M. le Dr **Barthélemy**).

Hérédo-syphilis de seconde génération. — Dystrophies diverses.

Pas de renseignements sur les grands-parents. — Mais la mère est un type d'hérédo-syphilitique.

Sa fille, de seize ans, est très grande, plutôt trop grande, mince, lymphatique. —. Seconde *dentition* mal formée, mal plantée, bouleversée. Dents petites et écartées. — Écoulement chronique des *oreilles*.

Amygdales grosses et fongueuses; pharynx granuleux. — Catarrhe nasal. — Enrouement chronique. — Dilatation des bronches avec catarrhe chronique absolument rebelle, sans bacilles de Koch. — Rate volumineuse.

Obs. 387 (M. le Dr **Barthélemy**).

Hérédo-syphilis de seconde génération. — Enfant idiote et gâteuse.

Pas de renseignements sur les grands-parents. — Mère certainement hérédo-syphilitique. — Petitesse de taille. — Cheveux rares, durs et secs. — Ongles d'une fragilité extrême. — Dents naines, déformées, atypiques, espacées. — Cicatrices très nombreuses sur les membres inférieurs, d'apparence aussi syphilitique que possible. — Pseudo-rhumatisme polyarticulaire aux membres inférieurs.

C'est d'après les stigmates susénoncés que M. le Dr Barthélemy soupçonne la nature spécifique des arthropathies et prescrit un traitement spécifique (frictions mercurielles et iodure de potassium). Or, rebelle à toute médication depuis plusieurs années, le prétendu rhumatisme guérit en quelques mois.

Fille de quatre ans, venue à huit mois. — Enfant *idiote* et *gâteuse*.

Obs. 388 (M. le Dr **Barthélemy**). — Grand-père certainement syphilitique. — Père n'ayant pas présenté d'accidents connus de syphilis, mais mort de paralysie générale.

Petit-fils *épileptique*.

Aux cas qui précèdent, j'en puis ajouter encore nombre d'autres, empruntés à des sources diverses.

Je rappellerai d'abord une belle observation due à M. le Dr Étienne (de Nancy) et relative à quinze grossesses issues d'un ménage où le mari était entaché d'hérédo-syphilis. L'analyse de ces quinze grossesses fournit ceci comme résultat, sans parler des lésions propres à la syphilis :

Cinq avortements ;

Cinq enfants affectés de troubles mentaux ou de *céphalées tenaces* ;

Une fille née à terme, mais dans un état de desquamation complète et à *demi macérée* :

Un *enfant arriéré*, qui ne commence à parler qu'à huit ans ;

Deux filles affectées de *dystrophies dentaires*. Chez l'une d'elles, même, ces dystrophies étaient tellement accentuées qu'un médecin a dû arracher presque toutes les dents déjà poussées à l'âge de deux ans, en raison de leurs anomalies d'implantation. La seconde dentition n'apparut qu'à l'âge de neuf ou dix ans, mais pour fournir des dents mal plantées, mal alignées, quelques-unes crénelées et présentant des scissures profondes.

Voici ce fait, résumé :

Obs. 389 (M. le Dr **Étienne**).

Quinze grossesses. — Hérédité syphilitique de seconde génération. — Avortements multiples. — Dystrophies diverses multiples et de formes des plus variées (1).

I. Syphilis certaine chez la grand'mère, morte d'une carie syphilitique du crâne, diagnostiquée telle par M. le Dr Ganzinotty, ex-chef de clinique à la Faculté de Nancy, et ayant évolué pendant huit ans.

II. Syphilis certaine chez le fils de cette femme, de par une aphasie survenue à l'âge de trente-quatre ans et guérie rapidement par les frictions mercurielles. — Depuis lors, troubles mentaux; céphalée persistante. — Mort par traumatisme à la suite d'un vertige ayant déterminé une chute.

Femme saine.

Quinze grossesses sont issues de ce ménage. — Résultats :

Première grossesse : fille, bien portante, morte à un an par accident.

Deuxième grossesse : *avortement*, à deux mois, sans cause connue.

Troisième grossesse : fille, actuellement âgée de dix-huit ans. — Aurait eu, dit-on, une « fausse méningite » à onze ans ; — *troubles mentaux*, améliorés par les frictions mercurielles.

Quatrième grossesse : garçon. — N'a commencé à parler qu'à trois ans. — A encore, par moments, des *troubles de la parole.*

Cinquième grossesse : fille, seize ans. — A six mois, abcès (?) derrière les oreilles. — Depuis l'âge de onze ans, *céphalées* violentes, guéries par frictions mercurielles dans le service du Dr Spillmann. — Quatre ans plus tard, crise violente d'*excitation cérébrale*, avec agitation excessive, démence furieuse, accès hystériques, tremblement épileptoïde, etc. — Traitement et guérison par injections mercurielles.

Sixième grossesse : garçon, quinze ans. — *Céphalées* continuelles, toujours améliorées par l'iodure de potassium.

Septième grossesse : *fausse couche.*

Huitième grossesse : fille, morte à cinq ans, à la suite d'accidents buccaux, ayant détruit rapidement les joues et la bouche.

Neuvième grossesse : *fausse couche* à trois mois.

Dixième grossesse : fille âgée de onze ans, perdue de vue.

Onzième grossesse : fille, actuellement âgée de dix ans, née à terme, mais dans un état de desquamation complète et à *demi macérée.* — A six ans, éruption fessière, ayant laissé des cicatrices. — Large ulcération du voile du palais. — *Dents* présentant de telles anomalies d'implantation qu'on a dû les arracher presque toutes à l'âge de deux ans. — Seconde dentition n'ayant apparu qu'à neuf ou dix ans. — Dents mal plantées, vicieu-

(1) Voy. *Annales de derm. et de syph.*, 1894, p. 302.

sement alignées. — Incisives supérieures larges, crénelées, avec trois scissures profondes.

Douzième grossesse : *fausse couche* à six semaines.

Treizième grossesse : fille âgée de six ans. — *Céphalées* fréquentes.

Quatorzième grossesse : *fausse couche* à deux mois.

Quinzième grossesse : fille âgée de quatre ans, bien portante. — Dents très écartées les unes des autres.

Dans un cas de M. le Dr Gibert (du Havre), nous voyons quatre enfants, issus d'un père sain et d'une mère hérédo-syphilitique, présenter des signes manifestes de *rachitisme* (courbure des os longs, déformations du crâne, etc.). L'un d'eux, en outre, est atteint d'*idiotie* (1).

De même, l'observation suivante, que j'emprunterai à la clinique de Saint-Louis, nous montre toute une série de symptômes et de lésions dystrophiques sur une petite fille, issue d'une mère hérédo-syphilitique et d'un père sain, à savoir :

Retard du développement, comme croissance, comme échéance de marche et de parole ;

Infantilisme : réduction de taille, gracilité de formes, et rabougrissement général ;

Malformation du crâne et de l'ossature faciale ;

Strabisme ;

Dystrophies dentaires très accentuées, etc.

Voici le détail de ce cas.

Obs. 390 (M. le Professeur **A. Fournier**).

Hérédité syphilitique de seconde génération. — Infantilisme, malformations craniennes et faciales. — Strabisme. — Dystrophies dentaires, etc.

I. — Mme X..., âgée de quarante-trois ans, entre à l'hôpital Saint-Louis (service de M. le Professeur Fournier) le 10 mai 1897, pour des accidents de paraplégie spasmodique.

Elle raconte que, depuis une dizaine d'années, elle est devenue sujette (sans doute en raison de contrariétés et de chagrins) à divers symptômes nerveux : maux de tête, vertiges, énervement constant, colères, spasmes, fatigue et lourdeur des jambes, etc. — Depuis quatre à cinq ans, elle éprouve une « sorte de faiblesse » dans la colonne vertébrale et les membres inférieurs. — Depuis trois ans, la marche lui est devenue

(1) Voy. *Normandie médicale*, août 1890.

pénible, difficile, non douloureuse cependant; la station même est mal tolérée. — De temps à autre, crampes dans les mollets, mais pas de douleurs permanentes. — Ces derniers symptômes se sont accrus notablement ces derniers mois. — Il s'y est ajouté, en plus, une certaine difficulté pour l'émission de l'urine.

La démarche est caractéristique. La malade peut marcher, mais elle marche lentement, les jambes raides et d'une seule pièce, sans flexion des divers segments du membre. Elle avance en traînant les pieds sur le sol, qu'elle « accroche souvent ». Aussi bien, ses chaussures sont-elles usées à leur extrémité et sur leur bord interne.

Pas d'amyotrophie. — Force musculaire des membres inférieurs intacte, intégralement conservée.

Réflexes rotuliens extrêmement exagérés.

Signe de la trépidation du pied facilement obtenu des deux côtés, en renversant le pied sur la jambe.

Troubles vésicaux et rectaux, dont le début remonte à trois ans environ. Impossibilité de retenir les urines et les matières au delà d'un certain temps, une fois le besoin d'émission perçu. — Parfois, mais plus rarement, impossibilité d'émission avant une dizaine de minutes; émission seulement obtenue par de violents efforts. — A diverses reprises, incontinence urinaire ou fécale.

Notons immédiatement, pour n'avoir plus à y revenir, que, quelques jours après son entrée à l'hôpital, la malade a été prise de rétention d'urine et qu'on a dû la sonder. Un de ces sondages a donné lieu à l'évacuation d'un litre et demi d'une urine d'odeur ammoniacale.

Pas d'autres troubles nerveux à relever. — Intelligence intacte. — Sensibilité normale. — Sens spéciaux indemnes. — Santé générale bonne.

En présence de tels symptômes, le diagnostic s'imposait.

Bien manifestement, la malade était affectée de cette sorte de myélopathie qui a reçu le nom de *paraplégie spasmodique* et qui s'observe d'une façon fréquente chez les syphilitiques.

Était-elle donc syphilitique? Une longue et minutieuse enquête, instituée sur ce point, resta négative. Aucun antécédent ayant trait à la syphilis, aucun symptôme actuel, et aucun stigmate cutané ni autre pouvant témoigner de la syphilis.

Non seulement la malade se disait saine, mais elle ajoutait que son mari, interrogé plusieurs fois sur ce point à son propos, avait absolument renié tout accident de syphilis.

Nos investigations se dirigèrent alors du côté d'une hérédité syphilitique, que divers signes vinrent bientôt démontrer. Nous relevâmes, en effet, ceci sur notre malade comme stigmates et comme anamnèse :

1° Petitesse de taille ;

2° Développement physique très tardif ;

3° Asymétrie faciale très accentuée ;

4° Antécédents de maux d'yeux très prolongés au cours de l'enfance et ayant laissé une taie sur la cornée droite.

5° État de la dentition : d'une part, vulnérabilité dentaire très accentuée, au point que la plupart des dents sont tombées et de vieille date. Il n'en reste presque plus à la mâchoire supérieure. — D'autre part, érosions horizontales, en sillons, sur les incisives inférieures.

6° Sur les dix grossesses qu'a eues sa mère, trois se sont terminées par fausses couches ou naissance d'enfants morts en très bas âge. La malade a perdu de vue sa famille ; elle peut affirmer cependant qu'une de ses sœurs est rachitique, qu'un de ses frères est mort tuberculeux, qu'un autre a été couvert de plaies, qu'une de ses belles-sœurs a fait de nombreuses fausses couches. Elle-même a eu trois enfants dont le premier est mort à trois semaines, le second est mort à un mois, et le dernier survit.

7° Enfin, une sage-femme, qui a longtemps traité Mme X... et qui connaît sa famille, nous affirme que très certainement le père et la mère de cette malade étaient affectés de syphilis. Cela était connu d'elle et du médecin du pays ; cela, dit-elle, est « notoire, incontestable ».

II. — L'enfant de Mme X... nous est amené. C'est une petite fille de quatorze ans et demi qui présente d'une façon très accentuée tout un ensemble de signes et de stigmates de syphilis héréditaire, à savoir :

1° *Réduction de la taille.* — L'enfant est extrêmement petite.

2° *Infantilisme* s'accusant non pas seulement par la petitesse de taille, mais par la gracilité des formes et le rabougrissement général.

Absence absolue de seins. — Absence absolue de poils au niveau des régions génitales et axillaires. — Allure d'une enfant d'une huitaine d'années. — Naturellement, pas de règles.

3° L'enfant n'a commencé à marcher qu'à vingt mois et à parler que vers deux ans. — On n'a pu la mettre à l'école que très tard. — La croissance, de même, a été tardive et lente.

4° *Bosses pariétales* très saillantes. — Ossature faciale singulière et semblant aplatie d'un côté à l'autre.

Asymétrie.

5° *Strabisme externe* alternant, plus marqué à gauche. — *Pupille droite ovalaire* (par malformation, car absence de tout antécédent de maladie de l'œil).

6° Plusieurs cicatrices : une, assez large et arrondie au devant d'une oreille ; d'autres, périlabiales, sont linéaires et radiées au niveau des commissures. Ces dernières rappellent absolument ce qu'il est assez usuel d'observer sur les enfants hérédo-syphilitiques. L'origine de ces cicatrices reste indéterminée, faute de renseignements.

7° Enfin, *dystrophies dentaires* très accentuées, à savoir : incisives médianes supérieures présentant un bord libre très aplati et, de plus, entaillé par de fortes érosions. — Érosions en sillon, très marquées, sur les quatre incisives inférieures. — Dystrophies cuspidiennes sur les deux canines inférieures. — Des quatre premières grosses molaires, les unes sont en partie détruites, mais les autres présentent des stigmates de dystrophie sous forme d'érosions en nappe occupant leur plateau supérieur. On remarque là surtout, au lieu des tubercules normaux, de petits mamelons grenus, en spinules, jaunâtres et dépourvus d'émail. — (Observation recueillie par M. Goubeau, externe du service.)

De même, M. le Dr Jacquet a vu deux enfants, nés d'une femme hérédo-syphilitique, présenter des « tibias incurvés, des déformations craniennes, des lésions dentaires et une exostose médio-palatine très nette (1) ».

Tout récemment, à propos d'une discussion soulevée à la Société de médecine de Paris, M. le Dr Jullien formulait ainsi son opinion sur les conséquences dystrophiques de l'hérédo-syphilis : « J'ai rencontré, comme suites bien démontrées de l'hérédité seconde chez les petits-fils non pas de tous, mais de certains syphilitiques, des stigmates par lesquels s'atteste l'empreinte du vice diathésique. Rien de spécifique, mais des dystrophies, des vices de conformation, comme on en voit à la suite de toutes les grandes infections, de toutes les cachexies. C'est ce que j'appellerai la *para-hérédo-syphilis seconde*, assez comparable d'ailleurs à la para-hérédo-syphilis première. Les faits abondent pour attester ces conséquences banales aboutissant à la déchéance organique. Ils ont pu échapper autrefois, alors que l'on ne savait pas distinguer les hérédo-syphilitiques; mais, depuis les travaux d'Hutchinson, de Lannelongue, de Fournier, il n'est plus permis de les méconnaître. Leur signalement a été donné par ces observateurs en traits ineffaçables. C'est dans les hôpitaux d'enfants qu'un syphiliographe éprouvé ferait abondante moisson de ces cas d'hérédité seconde, en notant scrupuleusement l'état des parents qui amènent les dégénérés, les débiles, les petits enfants atrophiés et dystrophiés, ceux qui présentent des arrêts ou des lenteurs dans le développement, des interruptions dans la croissance, même des malformations, des anomalies : absence d'un organe, d'un membre ou d'un segment de membre ; bifidité d'organes habituellement simples, comme la luette ; infantilisme, nanisme, gigantisme, idiotie, en un mot, toutes les lésions paraissant relever d'un principe nuisible, syphilotoxine, ayant adultéré le germe et faussé son développement (2). »

(1) *Annales de derm. et de syph.*, 1895, p. 1012.
(2) *La France médicale*, 4 mars 1898.

Enfin, une curieuse observation de mon ami le Dr Gastou, recueillie dans le service de mon père, a trait à une **amputation congénitale de l'avant-bras** que présentait l'enfant d'une femme hérédo-syphilitique. (Cette observation a été relatée dans ce qui précède, obs. 222.)

II. — Un point particulier du sujet actuel mérite encore de nous arrêter.

L'influence nocive et souvent meurtrière qu'exerce la syphilis sur le fœtus et l'enfant se poursuit-elle dans l'hérédo-syphilis?

C'est-à-dire, l'hérédité *seconde*, comme on l'a appelée, se traduit-elle sur le fœtus et l'enfant par ces états de non-viabilité, d'inaptitude native à la vie, de déchéance vitale, qui sont si souvent les conséquences de l'hérédité *prime* ? Observe-t-on, en un mot, dans les familles hérédo-syphilitiques, ce que l'on observe si couramment dans les ménages syphilitiques, à savoir : les avortements multiples, les avortements en série, les accouchements prématurés, les morts hâtives peu après la naissance, et les morts « sans cause », semblant n'avoir d'autre raison que l'incapacité native de vivre.

En dépit de son importance, cette question n'a pas été étudiée jusqu'ici comme elle méritait de l'être et elle n'est encore qu'incomplètement documentée. J'ai donc devoir de produire ici ce que j'ai pu recueillir à son sujet :

Je lis ceci, d'abord, dans le manuscrit d'une leçon clinique (inédite) de mon père : « ...... Je suis persuadé que l'hérédo-syphilis conserve une part de l'influence pernicieuse qu'exerce la syphilis sur le produit de la conception. Je ne dirai certes pas que cette hérédité seconde soit équivalente à l'hérédité prime, et pour cause. D'abord, elle ne s'exerce que d'une façon infiniment plus rare par rapport à celle-ci, et, de plus, elle ne s'élève qu'assez exceptionnellement, semble-t-il, au taux d'intensité nocive de cette dernière. Elle ne laisse pas cependant de se signaler quelquefois par de sérieux méfaits. Ainsi, j'ai vu plusieurs fois, et de son fait très certainement, des familles dont l'un des membres était issu de parents syphilitiques être éprouvées par des *avortements*, voire par des *avortements répétés*, ou par des *accouchements prématurés* avec enfants morts ou ne tardant pas à mourir. J'ai vu aussi, dans ces mêmes familles, des enfants *mourir sans raison*, presque sans maladie ou à propos de maladies ne comportant guère d'issue fatale ; cela, à la façon de ce qu'il n'est pas rare d'observer sur les enfants issus de parents syphilitiques.

« J'aurais même à citer un cas (mais vous allez juger, comme moi, que ce cas comporte une absolue réserve) où cette hérédité seconde a sévi sous une forme tout à fait *pernicieuse*, comparable à celle qu'affecte si souvent l'hérédité prime. Il s'agissait d'une femme jeune encore qui, éprouvée par *quinze fausses couches* (médicalement constatées) et enceinte derechef, venait me demander ce qu'il y avait à faire pour mener à terme sa grossesse. Je recherchai très attentivement quelles pouvaient être les raisons de cette désastreuse série d'avortements et ne trouvai en définitive (le mari se disant et paraissant sain) qu'une tare hérédo-syphilitique de la jeune femme, tare s'accusant par de sérieux indices, tels que les suivants : polymortalité infantile dans la famille de cette dame ; sur elle, encore en ce moment, ulcérations des jambes, paraissant bien spécifiques en dépit de grosses varices ; sillons dentaires ; absence des deux incisives latérales supérieures ; implantation vicieuse de plusieurs dents, au point qu'on avait dû en enlever deux, absolument déviées. M. le Dr Budin, dont je réclamai le concours, examina cette cliente avec moi et partagea de tous points mon sentiment. D'un commun accord, nous prescrivîmes un traitement spécifique en vue de conjurer un nouveau malheur. Mais ce traitement ne fut pas suivi, et un *seizième avortement* ne tarda pas à se produire.

« Malheureusement, vous le voyez, il manque à ce cas ce qui le rendrait irrécusable, à savoir la constatation d'un état syphilitique des ascendants. Aussi bien, n'ai-je le droit que de vous le donner comme probable, sans être autorisé à le dire authentique. »

Analysant, à ce même point de vue, une série de cas empruntés à la pratique de ville de mon père, je trouve ceci, comme résultat de trente-trois grossesses survenues dans des ménages où l'un des conjoints (le père le plus souvent) était affecté d'hérédo-syphilis :

Avortements	10 cas.
Accouchements prématurés	3 —
Enfants morts peu après la naissance	4 —
Enfants survivants	16 —
Total	33 cas.

Voici, comme exemples, quelques-uns de ces cas :

Obs. 391 (M. le professeur **A. Fournier**). — Mère hérédo-syphilitique. — Père sain.

Trois grossesses.

Trois avortements (sans cause).

Obs. 392 (Professeur **A. Fournier**). — *Mère hérédo-syphilitique et mari sain. — Quatre grossesses ; trois morts.*

Femme de vingt-sept ans, manifestement hérédo-syphilitique et présentant encore de nombreuses lésions de syphilis. — Mariée à un homme sain, dont l'état d'intégrité a été constaté à la clinique de Saint-Louis.

Quatre grossesses, terminées comme il suit :

Première grossesse : *fausse couche* d'un à deux mois.

Seconde grossesse : enfant né à terme, *mort* à un mois, « sans maladie ».

Troisième grossesse : *fausse couche* à trois mois et demi.

Quatrième grossesse : enfant vivante, âgée de quelques mois et paraissant saine.

D'autre part, cette femme a eu cinq frères et sœurs, sur lesquels nous avons obtenu les renseignements que voici :

Premier frère : mort tout jeune.

Second frère : boiteux par coxalgie. — A eu un enfant qui s'est « éteint » à l'âge d'un mois.

Première sœur : morte à la suite de sa première couche. — Enfant vivant.

Seconde sœur : morte de fièvre typhoïde (?) à treize ans.

Troisième sœur : bien portante. — Trois enfants : deux morts (à un mois et quatre ans) ; le dernier bien portant.

Obs. 393 (personnelle). — *Mère hérédo-syphilitique et mari sain. — Deux grossesses ; deux morts.*

Mme D..., âgée de trente ans, est née d'un père syphilitique et d'une mère sur laquelle on n'a pas de renseignements. — Deux enfants, nés avant elle, sont morts à quatre et six semaines ; un autre a survécu, mais est toujours malade. — Son mari est bien portant.

L'hérédo-syphilis s'atteste sur elle par des stigmates et des symptômes multiples : cicatrices de spécificité peu douteuse sur la fesse droite et le poignet gauche, vestiges d'ulcérations remontant à l'enfance ; fortes saillies bosselées du front ; nez écrasé à sa racine ; cataracte ponctuée ; vulnérabilité dentaire (la plupart des dents sont ou détruites ou cariées) ; dystrophies sur la plupart des dents qui restent indemnes ; céphalées très fréquentes ; douleurs osseuses, remontant à plus de douze ans.

Actuellement, exostose volumineuse des deux tibias ; à la jambe gauche, foyer de périostite gommeuse en voie d'ulcération.

Deux grossesses : enfants venus à terme.

Le premier est mort à trois mois, après avoir présenté quelques convulsions;

Le second est mort à trois mois et demi, avec des phénomènes bronchitiques.

L'un et l'autre, somme toute, sont morts, nous dit la mère, « presque de rien et sans que rien ait présagé leur fin prochaine ».

Mais il y a plus. Ainsi on a vu parfois l'influence héréditaire de l'hérédo-syphilis se traduire d'une façon tout à fait grave, à savoir : par toute une suite d'avortements « en série », ou bien par la naissance d'enfants dystrophiés, voire monstrueux. Exemple :

Dans le cas suivant, dû à M. le professeur Pinard, on voit une femme hérédo-syphilitique, unie à un mari sain, faire coup sur coup *quatre fausses couches* et amener à terme un *cinquième enfant syphilitique.*

Obs. 394 (M. le professeur **Pinard**).
Femme hérédo-syphilitique.
Quatre fausses couches. — Cinquième enfant syphilitique.

E. D..., âgée de vingt-quatre ans, blanchisseuse, entre le 12 janvier 1855 à l'hôpital Lariboisière.

Antécédents héréditaires : Le père aurait été affecté, raconte-t-elle, d'une « maladie de sang » et d'une sorte « de lèpre de la face » qui a duré dix ans. Un médecin l'a traité « pour un reste de maladie vénérienne » et lui a fait prendre longtemps de l'iodure de potassium. — A quarante-cinq ans, il a été frappé d'une attaque d'apoplexie avec paralysie; — mort, dix-huit mois plus tard.

La mère est vivante, et n'a jamais été malade, dit-on. — Elle a eu, de son mari, quatre enfants.

Les deux premiers ont été expulsés avant terme, « *morts* et noirs comme de l'encre ».

Le troisième, né à terme, est *mort* à trois semaines.

Le quatrième est notre malade, sur laquelle nous allons bientôt revenir.

Le cinquième est une fille qui a présenté, vers l'âge de quatorze ans, des accidents de périostite tibiale et une ophtalmie de longue durée. — Mariée. — Un enfant bien portant.

Le sixième et le septième enfant jouissent d'une bonne santé.

Antécédents personnels : Enfant, elle n'a été élevée qu'avec les plus grandes difficultés; n'a commencé à marcher que vers treize ou quatorze mois. — Réglée à treize ans et demi.

A l'âge de dix-huit ans et demi, a commencé à ressentir de vives douleurs dans les jambes, au niveau du tibia, douleurs plus spécialement nocturnes. Bientôt tuméfaction de ces deux os, sous forme d'*hyperostoses* qui ont persisté. Actuellement, tibias *en carène*, forme due à la présence de ces hyperostoses; en outre, ces deux os présentent une légère courbure à concavité interne.

Vers la même époque, *exostoses craniennes*. On retrouve encore aujourd'hui, un peu au-dessus et en arrière de l'une des apophyses mastoïdes, une exostose du volume d'une noix.

Peu après, début d'une ophtalmie qui a duré deux ans et qui a laissé deux ou trois *synéchies* postérieures.

Enfin, quelque temps après, l'ouïe a commencé à s'altérer, sans que la malade ait ressenti la moindre douleur dans les oreilles; elle a baissé de plus en plus. — Aujourd'hui, *cophose* très accentuée.

Mariée deux fois. De son premier mari (sur lequel on n'a pas de renseignements), un enfant, qui a dû être extrait au forceps et qui est mort en quelques minutes.

Du second mari, qui n'a jamais rien présenté de suspect, cinq grossesses qui ont donné les résultats suivants :

Première grossesse : *fausse couche* à deux mois.

Deuxième grossesse : *fausse couche* à trois mois et demi.

Troisième grossesse : *fausse couche* à deux mois.

Quatrième grossesse : *fausse couche* à deux mois et demi.

Cinquième grossesse : enfant venu à terme le 12 janvier. Nourri par sa mère. Sorti en bon état, dix jours plus tard.

Nous le revoyons deux mois après. Bonne apparence. Poids : 4.850 grammes. La mère raconte qu'il y a un mois de nombreuses taches rouges, petites, arrondies et sans relief, sont apparues sur les fesses et les membres de l'enfant ; il s'en est aussi développé plusieurs sur un nævus qu'il porte à la fesse droite, nævus de la largeur d'une pièce de deux francs. Puis, l'une de ces dernières s'est ulcérée, étendue, jusqu'à envahir toute la surface de ce nævus.

Aujourd'hui, cette lésion est recouverte d'une croûte. Au-dessous de cette croûte, ulcération cratériforme, creuse, arrondie. Elle nous semble nettement spécifique, bien qu'on ne découvre rien autre de suspect sur l'enfant, à part, toutefois, quelques taches rouges, légèrement érosives, au niveau du pli interfessier.

M. le professeur Fournier vient visiter l'enfant. Il confirme le diagnostic de *syphilide ulcéreuse* que nous avions porté sur la lésion. Traitement anti-syphilitique.

De même, une observation de M. le Dr Gilles de la Tourette peut être résumée de la façon suivante :

Obs. 395. — Sujet hérédo-syphilitique et femme saine. — Six enfants.

Première grossesse : fille, qui *meurt* de méningite à un an et demi.

Seconde grossesse, garçon, *mort* à un an.

Troisième grossesse : *fausse couche* à cinq mois.

Quatrième grossesse : garçon, *mort* de péritonite subaiguë à douze ans.

Cinquième grossesse : *fausse couche* à six mois.

Sixième grossesse : fille, qui survit ; mais débile et très nerveuse (1).

Dans le cas suivant, dû à M. le Dr Caubet, une femme hérédo-syphilitique, mariée à un homme sain, devient enceinte quatre fois, et ses quatre grossesses se terminent ainsi :

La première, par expulsion d'un enfant mort-né ;

La seconde, par accouchement prématuré, avec enfant macéré ;

La troisième, par fausse couche ;

La quatrième, par naissance d'un enfant affecté de monstruosités multiples.

Voici ce cas :

Obs. 396 (M. le Dr **Caubet**). — **Femme hérédo-syphilitique. — Trois enfants morts. — Quatrième enfant monstrueux** (**bec-de-lièvre** ; **absence de luette** ; **oreilles difformes** ; **pied bot** ; **vices de conformation des doigts** ; **imperforation de l'urètre** ; **nævus**, etc.).

Mme X... contracte la syphilis. Six grossesses : un enfant mort-né ; trois enfants morts en bas âge ; deux survivants.

Mme Y..., sa fille, présente des stigmates d'hérédo-syphilis.

Dans l'enfance, lésions de syphilis tertiaire. — A quinze ans, gomme syphilitique au niveau d'une malléole. — A vingt-six ans, gomme ulcéreuse de la fosse nasale gauche.

Mariée, vers dix-huit ans, à un mari sain, Mme Y... a eu quatre grossesses.

Première grossesse : *enfant mort-né.*

Deuxième grossesse : accouchement à huit mois ; *enfant macéré.*

Troisième grossesse : *fausse couche* de deux à trois mois.

C'est alors qu'apparait la gomme du nez et qu'intervient un traitement spécifique ioduré.

Quatrième grossesse : accouchement à terme d'un enfant monstrueux, qui meurt au bout de trois jours. Cet enfant présentait les malformations suivantes :

Bec-de-lièvre double compliqué.

Absence de luette.

Oreilles difformes : pavillon droit exagéré ; pavillon gauche atrophié.

Imperforation de l'urètre.

Pied bot varus équin droit.

Orteils en griffe au pied gauche.

Jambes incurvées en dedans ; genoux gros ; articulation fémoro-tibiale gauche très volumineuse.

(1) *La syphilis héréditaire de la moelle, Nouvelle Iconographie de la Salpêtrière*, 1896.

Vices de conformation des doigts, semblant résulter d'une paralysie de l'extenseur commun des doigts.

Nævus au niveau de l'omoplate (1).

Enfin, un spécimen d'hérédité seconde tout à fait *pernicieuse* nous est offert par une observation que je dois à M. le Professeur Tarnowsky, observation où l'on voit onze grossesses, issues d'un père hérédo-syphilitique et d'une femme saine, aboutir à ceci : *huit enfants mort-nés* et trois survivants, dont l'un hystéro-épileptique, un autre mourant de tuberculose, et le dernier affecté d'un goitre.

Obs. 397 (M. le professeur **Tarnowsky**) (résumée).

Père hérédo-syphilitique et mère saine. — Onze grossesses ; huit enfants mort-nés.

Grand-père, M. X..., est syphilitique.

Son fils, M. Y..., est hérédo-syphilitique avéré.

Il se marie à une jeune fille parfaitement saine, issue d'une famille remarquable par sa longévité et l'absence de toute tare.

Onze grossesses, sur lesquelles **huit enfants mort-nés** ; et trois nés vivants, dont :

Un, *hystéro-épileptique*.

Un, mort de *tuberculose*.

Un, affecté d'un *goitre* (2).

De ce qui précède, deux conclusions à déduire :

La première, c'est que nous ne sommes pas encore en mesure actuellement (par absence d'un nombre suffisant d'observations) de déterminer d'une façon précise ni quelle est la fréquence avec laquelle l'influence hérédo-syphilitique s'exerce sur le produit de conception, ni quel est le degré de nocivité de cette influence.

La seconde, beaucoup plus importante, c'est qu'un enseignement de pratique ressort des faits déjà observés, et cet enseignement, le voici :

Nécessité d'inscrire l'hérédo-syphilis au nombre des causes possibles d'avortement ou d'accouchement prématuré.

Jusqu'à ces dernières années, à propos d'un avortement ou d'un accouchement prématuré, il pouvait sembler suffisant d'ouvrir une enquête sur la syphilis et de rechercher si tel ou tel des géniteurs

(1) *Archives d'obstétr. et de gynécol.*, juillet 1894, p. 385.

(2) *Prostitution und Abolitionismus.* Hambourg et Leipzig, 1890, p. 171.

n'était pas, du fait d'une contamination personnelle, en puissance de syphilis. Actuellement, une enquête limitée à ce seul point est devenue notoirement insuffisante. Il convient d'aller plus loin, de remonter plus haut, c'est-à-dire de rechercher si tel ou tel des géniteurs n'est pas en puissance de syphilis *héréditaire*.

Cette extension de l'enquête s'impose et s'impose obligatoirement, puisqu'il est démontré par l'observation que l'influence hérédo-syphilitique peut s'étendre à la seconde génération ou, en autres termes, puisque l'hérédité seconde est susceptible de se traduire, à la façon de l'hérédité prime, par l'avortement ou l'accouchement prématuré.

VIII

LES DYSTROPHIES SONT-ELLES HÉRÉDITAIRES EN TANT QUE DYSTROPHIES ?

Avant d'aborder ce chapitre, je dois, comme préambule, placer ici plusieurs remarques indispensables à la compréhension de ce qui va suivre. Ces remarques, j'en emprunterai les éléments au livre si savant et si documenté de mon maître en Sorbonne, M. le professeur Delage (1), sur les *Théories de l'hérédité*.

Pour l'étude de la transmissibilité des caractères individuels, il importe de distribuer ces caractères en deux catégories principales, capitales, dont la séparation, l'individualité, permettra peut-être un jour d'éclaircir cette question si complexe de l'hérédité, question encore chargée de points obscurs.

Ces deux catégories sont :

1° Celle des *caractères innés* ;

2° Celle des *caractères acquis*.

« On appelle caractères innés ceux qui, sous une forme quelconque (connue ou non, peu importe), sont contenus dans l'œuf fécondé.

« Les caractères acquis sont, au contraire, ceux qui se sont développés uniquement sous l'action des conditions ambiantes. »

Pour qu'un caractère soit acquis, il faut qu'il soit introduit dans l'organisme sans avoir été présent ni dans l'ovule, ni dans le sperma-

(1) *La structure du protoplasma et les théories sur l'hérédité*. Paris, 1895.

tozoïde ; il faut même ajouter : ni dans l'ovule fécondé, car un caractère qui résulterait d'une combinaison de rudiments contenus dans les éléments sexuels serait inné et non acquis, bien qu'il se montrât pour la première fois chez les produits de la fécondation.

Cette distinction est essentielle et j'y insiste avec intention, parce que je la crois souvent mal interprétée et que, pour nombre d'auteurs, caractère acquis veut dire caractère d'apparition nouvelle, non congénitale.

Or, un caractère peut être congénital et constituer néanmoins un caractère acquis.

Qu'on me permette l'exemple suivant :

Un spermatozoïde issu d'un générateur syphilitique va féconder un ovule sain. Je ne sais ce que contient ce spermatozoïde, ni de quelle façon il est modifié, ni comment il est spécifiquement altéré ; mais ce que je sais, c'est que le produit de la fécondation qu'il opérera sera certainement altéré dans sa constitution ; quelque chose sera modifié en cet ovule fécondé, de telle façon que le produit ne sera pas conforme au type du générateur ; et, si cet ovule donne naissance à un être porteur d'une malformation quelconque, je dis que, dans ce cas, cette modification apportée au type constituera une malformation *innée*, un caractère *inné*.

Soit, au contraire, un ovule sain fécondé par un spermatozoïde sain ; de là résultera un produit sain, conforme au type de la race, n'ayant en lui, ne portant en son essence aucun caractère inné nouveau.

Mais si, dans le cours du développement, à quelque date que ce soit, intervient une cause étrangère, tel qu'un changement dans le milieu où se développe le nouvel être ; — si une infection quelconque de la mère (infection syphilitique ou autre) vient troubler les conditions normales de l'être en train d'évoluer ; alors peut apparaître chez cet être si fragile, chez cet œuf en voie de segmentation, une altération susceptible de se traduire plus tard par un vice de développement. Cela, c'est un caractère *acquis*. Ce caractère sera congénital, c'est vrai ; mais il n'en sera pas moins un caractère acquis.

Cette distinction, si subtile soit-elle d'apparence, est importante en ce sens que **le caractère acquis ne semble pas pouvoir se transmettre aux descendants, ne semble pas héréditaire** ;

tandis que le caractère inné semble faire partie intégrante de l'individu, se transmettre à ses descendants, constituer, en un mot, une qualité héréditaire.

Cette différence capitale, absolue, au point de vue héréditaire, entre le caractère inné et le caractère acquis résulte de toute une série d'expériences et de considérations qu'on trouvera longuement exposées dans le savant livre de M. le professeur Delage et que le cadre de cette thèse m'interdit de reproduire ici.

Il me suffira de dire que cette doctrine repose actuellement sur un tel nombre de preuves qu'elle a conquis droit de cité dans la science.

Seules, certaines expériences de Brown-Séquard pourraient lui être opposées. On sait, en effet, que, d'après l'éminent physiologiste, l'épilepsie provoquée sur des cobayes par des traumatismes de la moelle ou de certains nerfs serait héréditaire pour les petits de ces cobayes.

Mais, d'une part, ces expériences sont, paraît-il, sujettes à revision, et peut-être aussi seraient-elles susceptibles d'une interprétation pathogénique différente de celle qu'on leur a attribuée.

Au surplus, la légitimité de la doctrine en question n'est qu'affaire secondaire pour nous. Ce que je veux retenir seulement de ce qui précède, c'est un groupe de vérités, qui, déduites d'expériences sur les animaux, peuvent être transportées dans le domaine de la pathologie humaine. Or, ces vérités, les voici :

Quatre points ressortent des expériences entreprises à ce sujet.

I. — **Un générateur infectieux peut procréer un être entaché d'une tare quelconque.**

Ce résultat, que la clinique avait déjà démontré, a été affirmé d'une façon magistrale par MM. Gley et Charrin.

II. — **Un parent porteur d'une difformité peut ou non procréer un être porteur de cette même difformité.**

En l'espèce, comme on l'a vu, il est vraisemblable que la transmission se fait alors qu'il s'agit chez le générateur d'un caractère *inné*, et qu'elle ne se fait pas alors qu'il s'agit d'un caractère *acquis*.

III. — **Un générateur sain (au moins en apparence) peut procréer un être porteur d'une difformité.**

Si j'exprime en ces termes une semblable proposition, c'est que je m'y crois comparativement autorisé de par la connaissance acquise de « la transmissibilité des caractères latents ». Je m'explique : Un individu peut porter en lui « les éléments constitutifs » d'un caractère qu'il a hérité de ses ascendants, mais qui est resté chez lui à l'état latent ; — si bien que cet individu peut transmettre à ses descendants ce caractère demeuré latent chez lui.

Cette notion du *caractère latent* n'est pas un mythe, et des faits d'expérimentation dûment observés (que je relève encore dans le livre de mon maître M. Delage) en font foi d'une façon irrécusable. Qu'il me soit permis d'en citer un exemple, si extra-médical soit-il :

Dans un troupeau de vaches *mauvaises laitières*, un éleveur introduisit un taureau provenant d'une *race laitière par excellence.* Les génisses qu'engendra ce taureau héritèrent de toutes les qualités de bonnes laitières qu'elles tenaient de la race dudit taureau.

N'est-ce pas là le type du *caractère latent transmis d'un individu à un autre par un intermédiaire qui ne le portait pour ainsi dire qu'en puissance et à l'état latent ?*

Lucas (1) cite un cas fort curieux d'une femme dont le père et le grand-père étaient hypospades et qui mit au monde des fils hypospades.

Darwin (2) cite le cas d'une petite fille née de parents anglais et présentant non seulement une ressemblance étonnante avec son grand-père français, mais reproduisant un tic familier à ce grand-père qu'elle n'avait jamais vu, tic dont n'avait jamais été atteint son père. Ce tic consistait à tourner la main en dehors et à frotter rapidement le pouce contre l'index et le médius. Or, comme son grand père, l'enfant faisait ce geste quand elle désirait impatiemment quelque chose.

IV. — **Un générateur présentant un vice de conformation donné peut procréer un être qui présentera un autre vice de conformation.**

C'est ainsi que le Dr Féré a cité de nombreux exemples de parti-

(1) *Traité physiologique de l'hérédité naturelle.* Paris, 1847 et 1850.

(2) *De la descendance de l'homme*, trad. française, 1874.

cularités tératologiques chez des descendants de sujets affectés d'hémitéries toutes différentes.

On peut même dire, presque sous forme d'axiome, que :

C'EST LA TENDANCE A LA MALFORMATION QUI EST HÉRÉDITAIRE BIEN PLUS QUE LA MALFORMATION ELLE-MÊME.

Ces divers points qui résultent de l'expérimentation sur les animaux trouvent leur application dans le sujet spécial qui fait l'objet de ce travail. Ainsi :

I. — En sa qualité de maladie infectieuse, la syphilis fait sur l'homme ce que les agents infectieux font sur les animaux, c'est-à-dire se traduit par des dystrophies des plus variées.

De cela, nous avons eu, dans la première partie de ce travail, des exemples aussi nombreux que probants.

II. — Qu'un parent porteur d'une difformité puisse transmettre cette difformité, cela ne comporte pas l'ombre d'un doute. A n'en citer qu'un exemple, on a vu maintes fois un enfant affecté de bec-de-lièvre naître d'un père affecté d'un bec-de-lièvre.

Que cette transmission puisse ne pas se faire, cela est encore plus incontestable.

Mais comment expliquer à la fois et cette transmission et cette non-transmission? C'est ici que la doctrine en question intervient pour donner à penser que la transmission se fait alors qu'il s'agit d'un caractère inné, mais qu'elle fait défaut alors qu'il s'agit d'un caractère acquis.

III. — Un générateur sain (au moins en apparence), avons-nous dit, peut procréer un être porteur d'une difformité. De cela encore, relativement à notre sujet spécial, nous avons eu plusieurs exemples que je rappellerai sommairement, à savoir :

1° L'observation 157, dans laquelle un père issu de parents syphilitiques, mais resté en apparence absolument sain, procrée néanmoins un enfant affecté d'un bec-de-lièvre.

2° L'observation 33 dans laquelle on voit une femme issue d'un père syphilitique, mais restée indemne et mariée à un homme sain, donner naissance à un enfant microcéphale et affecté de stigmates nombreux de dégénérescence.

3° L'observation 388 relative à un père qui, issu de parents syphilitiques, mais resté sain, donne naissance à un fils épileptique, etc.

Ces observations ne sont-elles pas assimilables aux faits de *transmissibilité de caractères latents* qu'on a dûment constatés chez les animaux?

Mais je n'insisterai pas davantage sur cette discussion qui m'entraînerait par trop loin de mon sujet et j'ai hâte de rentrer dans le domaine de la clinique.

Je crois cependant que la discussion qui précède n'aura pas été sans intérêt, même au point de vue clinique. Car, d'une part, il a dû, je l'espère, en ressortir cette vérité : que, si la syphilis (ce qui n'est plus contestable actuellement) a sa place marquée dans l'étiologie des dystrophies, des malformations et des monstruosités, elle y figure non seulement au titre d'une cause immédiate, prochaine, voisine, mais encore au titre d'une cause médiate, distante, **ancestrale**.

De là, pour la pratique, un enseignement à ne pas oublier, qui est celui-ci :

Étant donné un sujet affecté d'une dystrophie, d'une malformation, d'une monstruosité, ne pas rechercher seulement l'origine de tels phénomènes dans la première lignée des ascendants, mais remonter *plus haut*, et la rechercher sur des ascendants plus éloignés.

IX

INTÉRÊT PRATIQUE.

L'intérêt pratique qui ressort de la connaissance des stigmates dystrophiques de l'hérédo-syphilis est majeur, considérable.

Il est à la fois d'ordre *diagnostique* et *thérapeutique*, comme je vais l'établir.

1° D'ordre diagnostique, cet intérêt réside en ceci : lumière possible à faire, d'après tel ou tel de ces stigmates, sur un cas restant indéterminé ou ambigu de par l'absence de signes d'un autre ordre.

2° D'ordre thérapeutique, il consiste dans une série d'indications curatives ou préventives que je m'efforcerai de déterminer tout à l'heure.

Et, en effet, relativement au premier de ces deux points, l'expérience clinique nous apprend qu'en dehors du concours fourni par ces stigmates dystrophiques, nombre de cas d'hérédo-syphilis risqueraient de rester ou obscurs ou indécis, si ce n'est même impossibles à déterminer. Qu'en en juge.

On sait que le diagnostic de toute manifestation de syphilis héréditaire tardive repose sur la triade séméiologique suivante : signes d'anamnèse ; — signes tirés des caractères de la manifestation actuelle qu'on a sous les yeux ; — signes tirés des stigmates (stigmates natifs ou acquis).

Or, les deux premiers éléments de cette triade peuvent ou faire défaut ou n'aboutir qu'à l'incertitude. Ainsi :

1° Les renseignements d'anamnèse peuvent être indécis, équivoques, ambigus, ou même nuls, absolument nuls, et cela pour des raisons diverses : parce que les parents sont ou absents, ou éloignés, ou morts ; — parce que l'enquête sur les collatéraux n'aboutit à rien de précis ; — parce que les documents qu'on parvient à recueillir restent douteux ou même peuvent être mensongers (1) ; — parce que les antécédents morbides du malade ne sont trop souvent que mal connus, indéterminés, au total insignifiants, vagues et frappés de nullité, etc., etc.

D'autre part, les données de l'anamnèse peuvent non moins rester en défaut par rapport aux antécédents spécifiques du sujet, j'entends aux accidents qui l'ont atteint dans un âge antérieur. D'ailleurs, parmi ces accidents, il y en a toujours un premier en date, sur lequel on ne sera pas éclairé par les autres.

2° En second lieu, les signes à tirer de la lésion qu'on a sous les yeux ne sont pas toujours suffisants — bien loin de là — pour en attester la qualité spécifique. Fort souvent, ils sont de telle nature qu'ils laissent le diagnostic en détresse. Ai-je besoin de citer comme exemples ces lésions ulcéreuses de la gorge sur la nature desquelles on a tant discuté autrefois, les uns les rapportant à la scrofule et les autres à la syphilis, ou bien encore ces lésions lupiformes de la peau

(1) Exemple : « Une mère (à la vérité peu digne de ce nom) que j'interrogeais de la sorte à propos de son enfant affecté de symptômes cérébraux auxquels je supposais une origine hérédo-syphilitique, me nia obstinément tout antécédent de syphilis; puis, quelques jours après, j'apprenais de source bien autrement respectable et certaine que non seulement elle avait eu la syphilis, mais qu'elle l'avait communiquée à son mari, et que son premier enfant, frère aîné de celui que je traitais, était mort d'accidents syphilitiques vus et traités comme tels par mon collègue et ami le Dr Millard... L'enfant en question succomba, et l'examen microscopique révéla dans l'encéphale des lésions incontestablement spécifiques. » A. Fournier (in *Syphilis héréditaire tardive*, p. 169).

sur lesquelles, même de nos jours, on a tant de peine à être fixé? Encore, en telles occurrences, a-t-on l'objectivité qui fournit quelques signes ; mais vienne à faire défaut cette objectivité, comme dans les cas de lésions viscérales, que restera-t-il pour le diagnostic? Comment différencier bien sûrement une méningite spécifique d'une méningite ou tuberculeuse ou vulgaire.

Aussi bien, dans les cas de cet ordre, le diagnostic à instituer réside-t-il uniquement, à défaut de ces deux ordres d'éléments séméiologiques, dans les signes offerts par ce qu'on appelle les *stigmates.*

Or, les stigmates, on le sait, sont de deux ordres : Stigmates dits *acquis*, résultant de lésions syphilitiques antérieures, et stigmates *dystrophiques* ou natifs.

Eh bien, les stigmates acquis sont par excellence contingents, éventuels. Ils peuvent faire défaut et font, en effet, fréquemment défaut.

Et, alors, que reste-t-il comme *ultime ressource* au diagnostic? Rien autre que les stigmates dystrophiques.

Donc, on est trop heureux, en semblable occurrence (qui, je le répète, n'est que trop commune en pratique), d'avoir les stigmates dystrophiques à consulter pour savoir s'il y a lieu ou non de mettre en cause l'hérédité spécifique et de diriger ou non le traitement en ce sens. Ces stigmates dystrophiques deviennent alors le fil d'Ariane pour un diagnostic impossible à instituer sur d'autres éléments. Et, en effet, souvent, bien souvent, en telle ou telle situation de cet ordre, ils ont constitué de véritables indices révélateurs de l'hérédité spécifique, cela pour le plus grand bien du malade.

Tel est l'intérêt diagnostique qui se rattache à la connaissance de ces stigmates.

Venons maintenant à leur intérêt thérapeutique.

Celui-ci dérive de celui-là. Jamais plus qu'en l'espèce un diagnostic juste n'aboutit à des résultats thérapeutiques formels, manifestes, éclatants. Mais besoin est de préciser.

De la constatation des stigmates dystrophiques que je viens d'étudier peuvent découler des **indications thérapeutiques** diverses, toutes d'importance majeure, indications soit **curatives,** soit **préventives.** Je les énoncerai tout d'abord, pour les légitimer et les commenter ensuite. Elles sont au nombre de quatre, à savoir :

I. — L'indication du traitement spécifique s'impose dans tous les cas où, sur un sujet actuellement affecté de lésions ou de symptômes pouvant ressortir à la syphilis, le médecin constate quelqu'un ou plusieurs des stigmates dystrophiques sus-énoncés.

II. — Étant donné un sujet qui présente tel ou tel de ces mêmes stigmates, il peut y avoir indication à le soumettre préventivement au traitement spécifique, en l'absence même de toute manifestation spécifique, soit antérieure, soit actuelle.

III. — Lorsque, dans une famille entachée de syphilis, vient à naître un enfant qui présente tel ou tel de ces mêmes stigmates, l'indication formelle est de soumettre les parents à un traitement spécifique prolongé, en vue de conjurer une influence permanente de l'hérédité spécifique sur des grossesses ultérieures.

IV. — Au cas où une grossesse vient à se produire dans une famille dont un ou plusieurs rejetons présentent tels ou tels des stigmates précités, l'indication formelle est de soumettre la mère au traitement spécifique pendant le cours de cette grossesse.

Chacune de ces propositions demande à être envisagée et étudiée individuellement, en raison du haut intérêt qui s'y rattache.

I. — La première, qui ne saurait guère prêter à contestation, se formule, je le rappelle, de la façon suivante :

L'indication du traitement spécifique s'impose dans tous les cas où, sur un sujet actuellement affecté de lésions ou de symptômes pouvant ressortir à la syphilis, le médecin constate quelqu'un ou plusieurs des stigmates dystrophiques sus-énoncés.

Je précise par un exemple.

Un malade se présente affecté d'une dermatose tuberculeuse, ou d'une ulcération du voile palatin, ou d'une ostéopathie, ou bien encore de troubles soit cérébraux, soit médullaires. Tout cela, certes, rentre bien dans le cadre usuel des manifestations familières à la syphilis. Or, je le suppose, la syphilis soit acquise, soit héréditaire, n'est attestée sur ce malade, ni par l'anamnèse, ni par le moindre stigmate d'ordre spécifique. Mais, en revanche, on trouve sur lui tel ou tel stigmate *dystrophique*, comme : malformations craniennes, petitesse de taille, infantilisme, érosions dentaires, etc.

Eh bien, au nom du bon sens, ces derniers stigmates ne sont-ils pas des indices propres à diriger le diagnostic et le traitement dans le sens de la syphilis, et cela de par le raisonnement suivant ? « Voici un malade qui, d'une part, présente d'incontestables stigmates d'une tare héréditaire, et qui, d'autre part, est affecté d'accidents auxquels cette tare pourrait servir d'origine. Ne serait-il donc pas rationnel de supposer une relation entre ces deux termes et de s'attaquer à leur cause commune ? Que cette induction ne constitue qu'une présomption, une probabilité, c'est fort possible ; mais la stratégie thérapeutique n'est-elle pas faite d'inductions de cet ordre ?

En tout cas, on a raisonné de la sorte en maintes occasions semblables et l'on s'en est bien trouvé.

Aussi bien aurais-je à produire ici nombre d'observations dans lesquelles un diagnostic probable de spécificité syphilitique, exclusivement institué d'après tels ou tels de ces stigmates de dystrophie native, a conduit à un traitement qui a été couronné de succès et parfois de succès éclatants. A titre de spécimens seulement, je citerai les quelques cas suivants :

Obs. 398 (personnelle). — Jeune malade de vingt-deux ans, vierge, entrée à la clinique de Saint-Louis pour un vaste ulcère de jambe datant de deux ans. — Cet ulcère affecte l'étendue de la main environ ; il est creux, à configuration en arceaux conjugués, à bords élevés, à fond rouge et semé çà et là de dépôts jaunâtres. Pas de varices.

Aucun antécédent de syphilis acquise.

Aucun antécédent et aucun stigmate de syphilis héréditaire. — Père et mère inconnus. — Mais plusieurs stigmates dystrophiques, à savoir : petitesse de taille ; infantilisme ; retard manifeste de développement ; seins rudimentaires ; incisives et canines offrant des sillons transverses ; crâne petit et à bosselures frontales.

D'après ce dernier ordre de signes, on suppose une syphilis héréditaire et le traitement est institué en ce sens : iodure de potassium, de 3 à 5 grammes par jour ; pansements par occlusion au taffetas de Vigo ; bains, etc.

Guérison, en l'espace de vingt-six jours, de cet ulcère, dont le début, je le répète, remontait à deux ans.

Obs. 399 (personnelle). — X..., âgé de vingt-quatre ans. Sujet pâle, anémié, maigre, malingre, offrant l'aspect tuberculeux. Cependant, rien aux poumons.

Affecté, depuis deux à trois mois, d'une large ulcération gutturale, qui occupe tout le côté gauche de l'isthme en se prolongeant sur le pharynx ; ulcération creuse, à bords entaillés, à fond rouge avec semis de points jaunâtres.

Négation de tout antécédent vénérien et absence de tout stigmate de syphilis acquise. De même, absence de tout stigmate acquis d'hérédo-syphilis. — Parents éloignés, sur lesquels on ne peut obtenir aucun renseignement.

Mais deux stigmates dystrophiques très nets, à savoir : échancrure semi-lunaire d'Hutchinson sur les deux incisives médianes supérieures ; et front fortement bombé, véritablement « olympien ».

Traitement par l'iodure de potassium, badigeonnages à la teinture d'iode et gargarismes émollients.

Guérison en trois semaines.

Dans le cas suivant, une syphilide tout à fait lupiforme du visage a pu (et cela en l'absence de tout autre signe d'objectivité ou d'anamnèse) être rapportée à sa véritable origine de par un ensemble de stigmates dystrophiques, à savoir : petitesse de taille, crâne petit et mal formé, asymétrie faciale, sillons dentaires, et surtout (signe particulièrement précieux et trop souvent négligé) absence native de plusieurs dents (incisives latérales supérieures et incisive moyenne inférieure gauche). Le diagnostic de syphilide tuberculeuse d'origine héréditaire fut institué exclusivement d'après ces dernières données et l'administration du traitement mixte (injections de calomel et iodure de potassium) fut suivie d'une guérison étonnamment rapide. — Voici ce cas :

Obs. 400 (Professeur **A. Fournier**). — *Syphilide tuberculeuse d'origine hérédo-syphilitique. — Diagnostic exclusivement établi de par un ensemble de stigmates de dystrophie native.*

X..., âgé de vingt-cinq ans, entre le 16 février dans les salles de la clinique.

Il est issu, dit-il, de parents bien portants. Sa mère cependant serait « fort nerveuse » et sujette à des crises d'hystérie. — Il a eu huit frères ou sœurs, dont trois sont morts de « convulsions » et en bas âge. Une de ses sœurs est sujette à des accès analogues à ceux de sa mère.

D'après ce qu'il sait de ses parents, il aurait eu une enfance très pénible, en raison d'un état de faiblesse générale. — Il n'aurait commencé à parler et à marcher que très tardivement. — Cependant, pas de grandes maladies dans l'enfance. — Il n'a eu non plus ni maux d'yeux ni maux d'oreilles. — A quinze mois, convulsions. — A quinze ans, « fièvre muqueuse » qui aurait duré quatre mois. — A dix-neuf ans, symptômes cérébraux qui furent traités par M. le Dr Ballet et taxés, affirme-t-il, de « manie, avec délire de persécution ». — A vingt ans, récidive des mêmes symptômes, encore traités par M. le Dr Ballet, avec le même diagnostic. — A dater de ce moment, il est devenu sujet à des crises convulsives avec perte de connaissance durant une heure environ. Au cours de ces crises, il ne se mord pas la langue, mais il urine sous lui. — Céphalées fréquentes depuis la même époque.

Enfin, depuis six mois, il est affecté d'une éruption cutanée siégeant à la tempe droite. Cette éruption a commencé par un « bouton » autour duquel d'autres semblables se sont groupés. Divers traitements sont restés sans résultat et le malade, de guerre lasse, s'est décidé à venir réclamer son admission à l'hôpital Saint-Louis.

État actuel. Apyrexie. Intégrité des grandes fonctions. Aspect de santé moyenne. Teint un peu pâle. Musculature moyenne.

L'éruption occupe une partie de la tempe droite sur une étendue variable comme diamètre entre 4 et 5 centimètres. Elle est constituée principalement par une série de petits tubercules légèrement saillants, de couleur rosée et de surface un peu squameuse. Ces tubercules offrent une rénitence peu accentuée, inférieure assurément à celle que présentent en général les tubercules syphilitiques. Sur quelques points, les téguments sont infiltrés en nappe entre une série de tubercules. Bref, l'aspect est celui du lupus ou d'une syphilide tuberculeuse sèche ; mais l'objectivité ne fournit vraiment aucun caractère de nature à juger le diagnostic entre ces deux affections. Seule, l'orbicularité de la lésion pourrait faire pencher la balance en faveur de la syphilis ; mais elle n'est que médiocrement accentuée, et, somme toute, le diagnostic doit rester en suspens de par les seules données objectives. Aussi bien a-t-on dit au malade, à deux consultations, qu'il était affecté d'un « lupus » ou d'un « eczéma » (dernière hypothèse qui, d'ailleurs, n'est pas soutenable dermatologiquement).

Aucun antécédent de syphilis acquise. Et même aucune maladie vénérienne.

A l'examen général du malade, on trouve à noter ceci :

1° Petitesse de taille;

2° Crâne petit et mal formé. Au lieu d'être convexe, l'occiput descend en ligne droite et forme un plan vertical qui se continue avec la nuque;

3° Asymétrie faciale très accentuée. La moitié gauche de la face, au niveau de la joue, est positivement en arrière de la moitié droite, comme si elle avait subi un léger recul;

4° Oreilles déjetées en dehors et mal ourlées. Du reste, ouïe normale et tympans normaux;

5° Anomalies et dystrophies dentaires très dignes de remarque, à savoir :

A. Sillons horizontaux légèrement accentués sur les incisives et les canines inférieures;

B. Absence des deux incisives latérales supérieures, lesquelles n'ont jamais poussé. De là, certain écart entre les incisives médianes et les canines, écart bien moindre toutefois que le diamètre transverse de la dent absente;

C. Aux deux mâchoires, premières prémolaires désorientées;

D. Absence de l'incisive moyenne inférieure gauche qui n'a jamais poussé. Large écart entre l'incisive moyenne droite et l'incisive latérale gauche;

E. En outre (particularité plus curieuse), au niveau de ce qui eût été le collet de cette incisive absente, encoche de la gencive, formant une dépression en V, creuse d'environ 2 millimètres. Le sommet de cette encoche se continue inférieurement avec une *rainure linéaire* qui descend verticalement sur toute la hauteur de la gencive et qui répond à une sorte de fissure superficielle de l'os. Au-dessous, cette fissure se prolonge sur le menton et on peut la suivre facilement par le palper à travers l'épaisseur des parties molles. Cela donne la sensation d'une gouttière osseuse, comme s'il existait une soudure incomplète en avant des deux moitiés du maxillaire inférieur, au niveau de la ligne médiane.

(Impossible de juger de l'état des autres prémolaires ou molaires qui sont à moitié détruites ou qui ont été arrachées. En tout cas, vulnérabilité dentaire très accentuée.)

Les diverses dystrophies natives qui précèdent nous semblent bien autoriser le diagnostic de syphilis héréditaire. Conséquemment, le traitement est institué en ce sens dès le 17 février, à savoir : injections hebdomadaires de calomel à 5 centigrammes, et iodure de potassium, à dose quotidienne de 3 grammes. Pas de traitement local.

Dès les premiers jours de cette médication, modification intense de la lésion cutanée ; les tubercules et l'infiltration s'affaissent, se résorbent et commencent à disparaître, si bien que, neuf jours plus tard, il en reste à peine trois. Le malade, se trouvant guéri, demande son exeat et nous quitte le 26, c'est-à-dire dix jours après son entrée à l'hôpital.

Cette guérison étonnamment rapide d'une lésion qui persistait depuis six mois doit être considérée comme significative. Elle atteste d'une façon formelle la qualité syphilitique de la lésion.

Conséquemment, il s'agissait chez notre malade d'une syphilide tuberculeuse développée sur un sujet à dystrophies natives d'hérédo-syphilis. Or l'intérêt particulier de ce cas réside dans le fait que l'hérédité syphilitique a été soupçonnée exclusivement (c'est-à-dire en l'absence de tout renseignement d'anamnèse ou de tout signe d'un autre ordre) *de par les dystrophies diverses* observées sur lui.

II. — Seconde indication thérapeutique :

Étant donné un sujet qui présente tels ou tels des stigmates précités, il peut y avoir indication à le soumettre préventivement au traitement spécifique, en l'absence de

toute manifestation spécifique, soit antérieure, soit actuelle.

Cette seconde proposition soulève bien d'autres difficultés que la précédente. Elle est loin d'avoir été envisagée, étudiée, approfondie, comme elle ne manquera sûrement pas de l'être un jour. Elle est *neuve*, puis-je dire, et mon père, me semble-t-il, a été le premier à la poser et à la discuter comme il suit dans ses *Leçons cliniques*.

« Est-on autorisé, y a-t-il ou non avantage à prescrire préventivement la médication spécifique à des sujets sur qui on découvre tel ou tel stigmate dystrophique suspect d'hérédo-syphilis?

« Question grave, sur laquelle nous ne saurions encore être fixés, faute d'un nombre suffisant d'observations, et question qui a besoin d'être méditée, étudiée sous ses multiples et différentes faces.

« Je ne crains pas de le répéter, je le répète même à dessein, nous ne sommes pas en mesure de donner actuellement à cet intéressant problème, à ce problème que j'appellerai capital de par les conséquences qu'il comporte, une solution catégorique. Toutefois, dès à présent, nous pouvons affirmer qu'une question aussi complexe n'est pas susceptible de recevoir une solution collective pour tous les points qui la composent. Elle exigera des différenciations, des divisions, des groupements de cas qui devront être envisagés individuellement et à chacun desquels sera appropriée une solution particulière. Je m'explique et précise par quelques exemples.

« Certes, il serait irrationnel et excessif d'imposer indifféremment le traitement spécifique à tout sujet porteur de stigmates de dystrophie native, et cela pour quantité de raisons en tête desquelles se placent les trois suivantes :

« C'est, d'abord, que la syphilis n'est pas, tant s'en faut, la seule cause à laquelle soient imputables les stigmates en question.

« C'est, en second lieu, que, même sur des sujets issus de souche syphilitique, lesdits stigmates sont loin d'attester formellement un état de syphilis susceptible d'aboutir un jour ou l'autre à des complications redoutables. La preuve en est que certains de ces sujets contractent la syphilis de leur fait, ce qui démontre bien (réserves faites pour quelques exceptions dont il convient de tenir compte) qu'ils n'étaient pas nativement en état de syphilis.

« Puis, en troisième lieu, intervient la question d'âge qui acquiert en l'espèce un rôle majeur. Si l'on a affaire à un sujet déjà formé, adulte ou presque adulte, sur lequel rien de morbide ou d'irrégulier ne s'est produit jusqu'alors, ce serait vraiment un abus que de lui prescrire le mercure sous prétexte soit de prévenir ce qui n'est plus à prévenir, à savoir des dystrophies, des malformations, des arrêts de développement qui déjà sont hors de cause, soit de conjurer des explosions spécifiques ultra-tardives et, sinon impossibles, du moins peu probables. En pareille occurrence, que l'on surveille ledit sujet, qu'on le tienne en observation, prêt à agir à la moindre alerte, rien de mieux; mais c'est assez, et toute intervention thérapeutique préventive devient superflue.

« Je précise par un exemple :

« Voici, je suppose, un sujet de vingt à vingt-cinq ans, qui, indemne jusqu'alors de toute manifestation spécifique, se présente avec un crâne mal formé ou bien avec des dystrophies maxillo-dentaires du genre de celles que nous sommes habitués à rencontrer chez nos hérédo-syphilitiques, etc. Allons-nous, en raison de tels stigmates, mettre en œuvre le mercure à titre *préventif*? Non, certes, et personne, je crois, n'en aura l'idée. Ce sujet, simplement, observons-le, surveillons-le; au besoin même, avertissons-le, pour qu'il se tienne en garde contre des éventualités auxquelles, rigoureusement, il peut encore rester exposé; mais rien de plus. Le traiter comme on traite un syphilitique serait, me semble-t-il, vaine et stérile besogne.

« Et ainsi de suite. En sorte qu'il est des conditions (nombreuses, à coup sûr), où les stigmates ne donnent lieu à aucune indication préventive.

« Mais les choses ne se présentent pas toujours ainsi. Elles sont même différentes du tout au tout, alors qu'on a affaire soit à un nourrisson, soit à un enfant, c'est-à-dire à tout sujet jeune qui, en raison de son âge, se trouve encore sous le coup des assauts possibles d'une syphilis héréditaire ou d'atteintes pouvant intéresser son développement. C'est en de telles conditions que les stigmates de dystrophie peuvent devenir et deviennent souvent, non pas seulement des indices diagnostiques, mais de véritables *signaux de détresse*, comme je les ai qualifiés, et donnent lieu à des indications thérapeutiques d'un intérêt considérable. Qu'on en juge par les quelques exemples suivants.

« Soit un enfant qui vient de naître avec une grosse tête. N'y a-t-il pas risque que cette grosse tête aboutisse à une hydrocéphalie avec toutes les conséquences qui en dérivent? Voilà, je pense, un stigmate par excellence, un stigmate bien fait pour donner l'alarme et réclamer une intervention préventive. Quel médecin se résignerait à l'expectation en face d'une éventualité, d'une imminence de cet ordre et de cette gravité?

« Soit encore un enfant qui se soutient à peine sur ses jambes à l'époque où déjà il devrait marcher, ou bien qui en est à ébaucher quelques syllabes à l'époque où il devrait parler. Voilà encore des stigmates fonctionnels qui doivent sonner l'alarme, en dénonçant des retards de développement qui, sans nul doute, dérivent d'une tare héréditaire. Cette tare, convient-il de la laisser achever son œuvre, sans essayer de la combattre?

« Soit encore un enfant dont les dents ne poussent pas ou bien qui, à peine sorties des gencives, se gâtent, noircissent, « pourrissent », suivant l'expression populaire. Autre stigmate témoignant d'une tare héréditaire, destinée vraisemblablement à se traduire par d'autres manifestations plus sérieuses. Est-ce que ce stigmate ne devient pas une indication pour intervenir?

« Soit, enfin, un enfant qui ne grandit pas, qui reste infantile à l'âge où il devrait être pubère, qui conserve des testicules rudimentaires, qui, intellectuellement, constitue ce qu'on appelle un « arriéré ». Nous bornerons-nous à contempler cet infantilisme sans essayer de réagir contre lui?

« Voilà donc autant d'états de dystrophie native (et j'en pourrais citer d'autres) qui deviennent des indications à intervenir préventivement.

« On me dira peut-être, et d'ailleurs on m'a déjà dit : « Mais votre « intervention préventive n'est-elle pas, en l'espèce, illusoire et vaine, « en tant que s'adressant à des états de dystrophie, à des états de « dégénérescence qui n'ont rien de syphilitique? A quoi bon un « traitement spécifique contre des manifestations d'ordre non spéci- « fique? Ce sera là du mercure en pure perte. »

« A cela je répondrai : Non, ce ne sera pas là du mercure en pure perte, et pour deux raisons :

« D'abord, cette intervention préventive pourra aller au-devant de manifestations syphilitiques vraies, rien n'étant plus commun que l'invasion d'accidents dûment syphilitiques sur des enfants qui n'ont offert pour un temps que des stigmates de dystrophie.

« Et, en second lieu, il n'est pas dit qu'elle ne puisse (indirectement, mais n'importe) exercer une heureuse influence sur les accidents dystrophiques. Ces derniers, j'en conviens, sont d'ordre parasyphilitique, mais *qui sait où finit la syphilis et où commence la parasyphilis?* Je serais bien embarrassé, tout le premier, moi l'inventeur de la parasyphilis, pour lui fixer ses frontières. D'ailleurs, l'expérience est au-dessus des théories et elle nous apprend, en l'espèce, que le traitement spécifique a nombre de fois enrayé, amoindri, corrigé, voire réduit à néant, certaines dystrophies hérédo-syphilitiques. De cela, je citerai, à titre de spécimens, trois exemples qui me paraissent tout à fait probants :

« I. — Un enfant, issu de souche syphilitique, vient au monde avec une grosse tête, qui continue à grossir après la naissance.

« Il reste dans un état de chétivité et de non-développement qui finit par alarmer sa famille. Je suis consulté à ce moment et je prescris le traitement spécifique sous forme de frictions mercurielles et d'iodure. Résultat : La tête cesse de grossir, la croissance s'accentue, l'état général s'améliore. Bref, le petit malade se transforme littéralement, si bien qu'aujourd'hui c'est un bel enfant de cinq ans, bien portant et d'intelligence pour le moins moyenne.

« II. — Un ménage syphilitique donne naissance à une enfant qui m'est amenée seulement à l'âge de deux ans et huit mois. Cette enfant n'a jamais présenté le moindre accident syphilitique ; elle est de bonne santé et d'assez belle apparence. Mais trois stigmates traduisent sur elle la tare héréditaire, à savoir : dents irrégulières et cariées, tête volumineuse et front mal formé. En outre, elle ne parle absolument pas, ou plutôt et très exactement, son vocabulaire se borne à trois tronçons de mots : *Ma*, pour maman, *bou* pour bougie et *Ia*, pour appeler Julia, sa petite sœur. Je la soumets au traitement spécifique. Trois mois plus tard, l'enfant babille, puis ne tarde pas à parler.

« III. — De même, j'ai vu un enfant hérédo-syphilitique, qui était resté presque nain jusqu'à l'âge de dix ans, se mettre à grandir et à se développer quelques mois après avoir été soumis à la médication spécifique à propos d'une exostose récente du tibia. La croissance, qui semblait enrayée sur lui, subit très positivement une impulsion soudaine et remarquablement intense à dater du jour où le mercure et l'iodure furent mis en œuvre.

« Et de même encore pour d'autres observations analogues qu'il serait superflu de produire.

« Aussi bien ma conviction est-elle faite sur ce point, et je conclurai en disant que *la constatation de stigmates dystrophiques sur un enfant affecté ou seulement suspect d'hérédo-syphilis est une indication formelle du traitement spécifique*, et cela même en l'absence de manifestations spécifiques soit antérieures, soit actuelles. » (Professeur A. Fournier.)

III. — Troisième indication thérapeutique :

Lorsque, dans une famille entachée de syphilis, vient à naitre un enfant qui présente tel ou tel des stigmates dystrophiques sus-énoncés, l'indication formelle est de soumettre les parents à un traitement antisyphilitique prolongé, en vue de conjurer une influence permanente de l'hérédité spécifique sur des grossesses ultérieures.

Cette indication va ressortir en toute évidence des deux considérations suivantes :

I. — D'une part, il est avéré que l'influence héréditaire de la syphilis est susceptible de se continuer sur plusieurs grossesses, voire sur toute une série de grossesses, alors qu'elle n'est pas corrigée par le traitement. Il y aurait à citer des milliers d'observations dans lesquelles plusieurs grossesses d'une même famille entachée de syphilis ont abouti, en l'absence d'un traitement répressif, à des terminaisons analogues ou identiques, c'est-à-dire : avortements, accouchements avant terme d'enfants mort-nés, naissance d'avortons destinés à une mort prochaine, naissance d'enfants syphilitiques ou dystrophiés, etc. Parfois même cette série de désastres s'est élevée jusqu'à l'invraisemblance, comme dans les cas où l'on a vu de malheureuses femmes avorter cinq, huit, dix, onze fois de suite. Sans parler encore de ces cas monstrueux où dix-neuf grossesses se sont terminées par *dix-neuf morts* (Ribemont-Dessaignes), où *vingt-six grossesses n'ont fourni que cinq survivants, contre vingt et un morts* (Giraud-Teulon) !

A ne parler ici que des dystrophies proprement dites, il est absolument commun qu'elles se reproduisent sur plusieurs enfants issus de mêmes géniteurs, voire d'un seul géniteur infecté (père ou mère, n'importe). Ainsi, très fréquemment, on observe dans une même famille deux, trois, voire quatre enfants affectés de dystrophies diverses, telles que malformations dentaires, malformations du crâne ou du squelette, rachitisme, petitesse de taille, infantilisme ou même hydrocéphalie. Le Dr Jonathan Hutchinson, dans son livre sur les *Maladies de l'œil et de l'oreille consécutives à la syphilis héréditaire*, et mon père, dans ses *Leçons sur la syphilis héréditaire tardive*, ont cité maintes observations de ce genre. Plusieurs faits de même ordre se trouvent relatés dans cette thèse, celui notamment où un père infecté de syphilis donna naissance à quatre enfants hydrocéphales.

II. — D'autre part, il est non moins avéré que le traitement spécifique exerce sur l'hérédité syphilitique une influence atténuante, corrective, neutralisante, et cela, dans toutes les conditions possibles de provenance héréditaire, c'est-à-dire quelle que soit la source d'où provienne cette hérédité, que celle-ci procède du père ou bien de la mère ou bien des deux géniteurs à la fois. Aussi bien « n'est-ce pas par centaines, mais par milliers qu'on pourrait relever dans la science des observations correspondant au schéma que voici : Mari syphilitique ou ménage syphilitique. Plusieurs grossesses ayant abouti soit à des fausses couches, soit à la naissance d'enfants étiolés, chétifs, affectés ou non de symptômes syphilitiques, mais ne tardant pas à mourir. — A ce moment, intervention du traitement spécifique ; puis, dès lors, grossesses ultérieures donnant des enfants à terme, vivants, bien constitués et sains (1) ». Cette action neutralisante du traitement sur l'hérédité syphilitique semble même être une de celles qu'il est le plus facile de réaliser. Il est absolument rare qu'elle ne réponde pas à l'appel du médecin.

Or, elle s'exerce aussi bien sur la parasyphilis héréditaire que sur la syphilis héréditaire vraie. Cela encore est surabondamment démontré par l'expérience clinique. Car, on a vu quantité de fois (et l'on en trouvera plusieurs exemples dans ce qui précède) des enfants naître indemnes de toute tare héréditaire à la suite d'un traitement mercuriel suivi par leurs parents, alors que leurs aînés, procréés *avant* le traitement, avaient été affectés de dystrophies diverses et souvent multiples et souvent graves. Telle est une observation de

(1) Professeur A. Fournier, *L'hérédité syphilitique.*

mon père, se résumant en ceci : Jeune homme syphilitique marié prématurément après traitement très incomplet. Deux grossesses terminées par avortement. Troisième grossesse amenant un enfant hydrocéphale qui meurt en quelques jours. A ce moment, traitement sérieux et prolongé. Quatrième grossesse, un an plus tard, donnant un enfant sain.

Or, pour revenir à la question qui nous occupe, rapprochons les deux considérations qui précèdent : d'une part, reproduction très habituelle des dystrophies hérédo-syphilitiques alors que l'influence spécifique n'est pas combattue par le traitement ; et, d'autre part, atténuation, voire neutralisation de cette influence comme résultat très facilement et presque constamment obtenu du traitement spécifique. Puis, concluons sur le *Quid agendum*, alors que, dans un jeune ménage, un enfant vient à naître avec telle ou telle de ces dystrophies.

L'indication n'est-elle pas, en l'espèce, aussi formelle que logique ? Il n'est, ce me semble, qu'à invoquer le bon sens pour répondre ceci :

Puisque, d'une part, il y a danger que des dystrophies de même origine se reproduisent dans les grossesses ultérieures, et puisque, d'autre part, il y a toutes chances pour que le traitement spécifique conjure ce danger, il n'est qu'une chose à faire, c'est de *prescrire le traitement spécifique aux parents.*

Sans insister davantage, je dirai que c'est là une indication qui, rationnellement, s'impose, et qui, d'ailleurs, est légitimée par les résultats de l'expérience clinique.

IV. — Quatrième indication thérapeutique :

Au cas où une grossesse vient à se produire dans une famille dont un ou plusieurs enfants ont présenté tels ou tels stigmates de dystrophie native, l'indication formelle est de soumettre la mère au traitement spécifique pendant le cours de sa grossesse.

« Telle qu'elle se pose et s'impose en pratique, cette dernière éventualité (plus commune qu'on ne pense) se présente sous le schéma suivant, que je vais copier d'après nature.

« C'est un client qui vient vous consulter en vous racontant ceci :

« J'ai contracté la syphilis dans ma vie de garçon et je ne m'en « suis qu'assez légèrement traité. Je me suis marié prématurément, « sans doute, car ma femme a déjà eu deux grossesses malheu- « reuses. La première nous a donné avant terme un enfant petit, « chétif, malingre, qui s'est éteint en quelques jours. La seconde « a amené un enfant mieux constitué, mais hydrocéphale et bientôt « mort d'hydrocéphalie. Or, j'ai été imprudent, et voici derechef ma « femme enceinte. Je viens donc vous demander, monsieur le doc- « teur, s'il n'est rien à faire pour *prévenir* un troisième malheur. »

« En pareille situation, que faire ? Faut-il rester inactif, laisser les choses suivre leur cours, « courir la chance », comme on dit vulgairement? Ou bien faut-il essayer d'intervenir en vue de sauvegarder l'enfant par un traitement prescrit à la mère?

« On a beaucoup discuté sur ce point autrefois, mais aujourd'hui l'expérience s'est prononcée. Donc, sans revenir sur de vieilles querelles et des arguments cent fois ressassés, je me contenterai de vous dire qu'actuellement l'opinion presque générale est en faveur de l'intervention préventive par le traitement de la mère.

« C'est là une doctrine que Depaul soutenait autrefois, et j'ai la grande satisfaction d'être en plein accord sur elle avec tous les accoucheurs contemporains, MM. Tarnier, Pinard, Budin, Porak, Ribemont-Dessaignes, Maygrier, Bar, Champetier de Ribes, etc. Je me bornerai à vous la formuler comme il suit :

« Alors que l'influence syphilitique s'est attestée héréditairement dans une famille par tel ou tel des résultats nocifs qui lui sont habituels, il y a indication absolue, au cours d'une nouvelle grossesse, à prévenir un nouveau malheur par le traitement préventif de la mère (1). »

Or, la parasyphilis héréditaire ne bénéficie pas moins que la syphilis héréditaire vraie de cette intervention préventive, car bon nombre des observations qui nous montrent des enfants venant indemnes de syphilis à la suite d'un traitement institué en de telles conditions, nous les montrent *également indemnes de dystrophies natives*.

Il serait excessif toutefois, en l'espèce, d'attribuer à ce traitement de l'enfant par la mère une toute-puissance préventive qu'il ne sau-

(1) Professeur A. Fournier, *Leçons cliniques* (inédites).

rait avoir, et il ne faut lui demander que ce qu'il est capable de produire. D'abord, rationnellement comme de par l'expérience, on ne saurait en espérer d'effets sérieux que s'il est institué à une époque voisine du début de la grossesse. Puis, qu'est-il à en espérer contre des dystrophies embryonnaires, contre des malformations déjà accomplies dès l'initium de la vie fœtale? Comment pourrait-il réagir contre des lésions faites et définitives ?

Somme toute, il faut le prendre pour ce qu'il est, à savoir « une suprême ressource dans une situation presque désespérée, une dernière carte à jouer dans une partie plus que compromise ».

Et cependant, cette dernière carte, il ne faut jamais négliger de la jouer; car, plus d'une fois, cette intervention a été heureuse, jusqu'à modifier l'issue probable des choses.

Tous nos maîtres, en effet, sont d'accord sur ce point, que, même administré au cours de la grossesse, le traitement spécifique peut amender, corriger, voire neutraliser parfois l'influence hérédo-syphilitique. Sans doute, il compte des échecs, et l'on n'aurait que l'embarras du choix pour en citer. Mais il compte aussi des succès. Je dirai même qu'on l'a vu réussir dans ce qu'il n'y a pas d'exagération à qualifier de « mauvais cas », à savoir dans des cas de syphilis intense, grave, maligne. J'ai été vivement impressionné, pour ma part, par certains cas de cet ordre que j'ai observés à la clinique de Saint-Louis, notamment par le suivant que je ne puis résister au désir de citer :

Obs. 401 (personnelle). — Une jeune femme se présente avec un très large chancre phagédénique de la vulve et, de plus, elle se dit enceinte. Il est même à penser, d'après les renseignements qu'elle fournit, que ce chancre et cette grossesse sont d'origine contemporaine et dérivent du même rapport.

Bientôt surgit une effroyable poussée de syphilis maligne qui s'accuse par deux ordres de symptômes : d'une part, syphilides ulcéreuses confluentes, criblant le corps, creuses, absolument tertiaires d'aspect et devenant phagédéniques sur certains points; — d'autre part, *fièvre*, inappétence absolue, douleurs multiples et intenses, céphalée, affaiblissement, adynamie, véritable *état typhoïde*, etc.

Un traitement énergique est institué (injections de calomel, iodure de potassium à haute dose, injections de sérum, toniques, etc.).

Résultats :

1° La mère guérit de toutes ses lésions en l'espace de quelques mois et revient à la santé;

2° Pour la grossesse (chose étonnante), elle poursuit son cours;
3° Puis, naît un enfant à terme, vivant, bien conformé et d'assez bonne apparence.

Ainsi, voilà un enfant qui, issu d'un père syphilitique et d'une mère affectée d'une syphilis *maligne* datant de la conception, non seulement ne meurt pas, mais naît à terme, et naît non dystrophié, et, probablement aussi (mais ceci sous toutes réserves), non syphilitique. Car, pendant cinq mois, nous l'avons eu sous les yeux et n'avons pas eu à relever sur lui le moindre symptôme suspect.

Que de tels cas, aussi pleinement heureux, soient exceptionnels, je n'y contredis pas. Mais toujours est-il qu'ils peuvent s'observer et que déjà on en connaît un certain nombre d'analogues. En tout état de cause, ils sont singulièrement *encourageants* pour la méthode d'intervention préventive par traitement de la mère, et ils démontrent quelle précieuse sauvegarde cette méthode peut conférer à l'enfant contre les conséquences de tout ordre, spécifiques ou dystrophiques, qui sont de nature à dériver héréditairement de la syphilis.

Voilà donc, en somme, quatre ordres d'indications thérapeutiques, curatives ou surtout préventives, qui peuvent être fournies par la constatation des stigmates dystrophiques de l'hérédo-syphilis, et auxquels, conséquemment, se rattache le plus haut intérêt pratique.

TABLE DES FIGURES

TABLE DES MATIÈRES

PREMIÈRE PARTIE. — EXPOSÉ DES FAITS.

SECONDE PARTIE. — DISCUSSION.

1426-98. — Corbeil. Imprimerie Éd. Crété.

CORBEIL. — IMPRIMERIE ÉD. CRÉTÉ.

www.ingramcontent.com/pod-product-compliance
Ingram Content Group UK Ltd.
Pitfield, Milton Keynes, MK11 3LW, UK
UKHW022327190726
13856UKWH00001B/257

9 782013 551267